糖尿病视网膜病变
筛查与诊疗

主编 李志杰 杨滢瑞

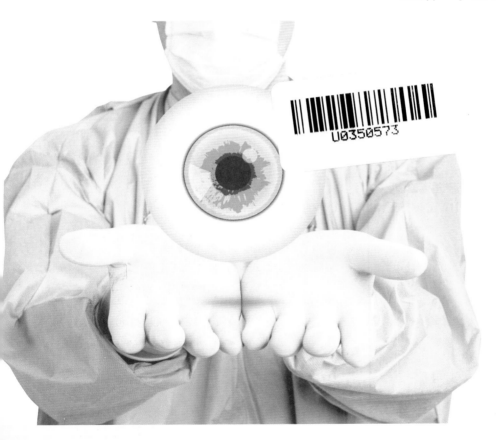

郑州大学出版社

图书在版编目（CIP）数据

糖尿病视网膜病变筛查与诊疗／李志杰，杨滢瑞主编. -- 郑州：郑州大学出版社，2024.12. -- ISBN 978-7-5773-0631-5

Ⅰ. R587.2；R774.1

中国国家版本馆 CIP 数据核字第 2024EG7238 号

糖尿病视网膜病变筛查与诊疗

TANGNIAOBING SHIWANGMO BINGBIAN SHAICHA YU ZHENLIAO

策划编辑	张　楠		封面设计	曾耀东
责任编辑	张　楠		版式设计	曾耀东
责任校对	吕笑娟　胡文斌		责任监制	朱亚君

出版发行	郑州大学出版社		地　　址	郑州市大学路 40 号（450052）
出 版 人	卢纪富		网　　址	http://www. zzup. cn
经　　销	全国新华书店		发行电话	0371-66966070
印　　刷	河南文华印务有限公司			
开　　本	787 mm×1 092 mm　1／16			
印　　张	18.5		字　　数	374 千字
版　　次	2024 年 12 月第 1 版		印　　次	2024 年 12 月第 1 次印刷

书　　号	ISBN 978-7-5773-0631-5		定　　价	89.00 元

作者名单

主　　编　李志杰　杨滢瑞

编　　委　裴晓婷　但汉东　范硕宁
　　　　　姚　溪　何绪琦　李森茂

编写秘书　裴晓婷

内容提要

本书详细介绍了糖尿病视网膜病变的流行病学、病理生理学、临床表现、诊断、治疗及管理。随着全球糖尿病发病率的增加，糖尿病视网膜病变已成为导致视力损害的主要原因之一。本书强调了早期筛查和早期诊断的重要性，通过早期发现无症状阶段的视网膜病变和黄斑病变，可获得最佳治疗效果。现代技术，如激光治疗、抗血管内皮生长因子和类固醇植入，显著减轻或阻断了视力损害，但早期干预仍是关键。

书中还讨论了糖尿病的基本知识，包括 1 型和 2 型糖尿病的特征、病因、流行病学及其与眼科疾病的关联。通过详细的眼球解剖和视网膜血管系统的介绍，读者能够更好地理解糖尿病如何影响眼部健康。书中提到的先进诊断技术，如光学相干断层扫描和荧光素眼底血管造影，有助于早期检测和监测糖尿病视网膜病变的发展。

此外，本书提供了综合的治疗策略，包括生活方式干预、药物治疗和手术，强调了患者教育和自我管理的重要性。通过多学科协作，眼科医生可以在糖尿病患者的眼部健康管理中发挥关键作用，帮助减少视力损害，提高患者的生活质量。

前　言

　　随着现代生活方式的变化，糖尿病的发病率正在快速增加，随之而来的是对糖尿病并发症防治措施的迫切需求。糖尿病视网膜病变已成为全球范围内导致视力损害和失明的主要原因之一，严重影响了患者的生活质量。因此，眼科医生和相关医疗专业人员对糖尿病视网膜病变的了解和研究显得尤为重要。

　　本书汇集了国内外最新的研究成果和临床经验，旨在为广大眼科医生、研究人员和相关医疗从业人员提供一个全面、深入的糖尿病视网膜病变知识平台。我们涵盖了从基础研究到临床实践的各个方面，详细介绍了糖尿病的基本知识、病理生理学、临床表现、诊断方法、治疗手段，以及长期管理策略。

　　本书特别强调了早期筛查和早期诊断的重要性。通过利用现代技术，如光学相干断层扫描和荧光素眼底血管造影，早期发现和干预糖尿病视网膜病变可以显著改善患者的预后。此外，我们还讨论了包括激光治疗、抗血管内皮生长因子治疗和类固醇植入等在内的多种治疗方法。

　　为了帮助读者更好地理解和应用这些知识，我们还提供了一些病例分析和操作指南，并总结了河南省人民医院等国内外多家医疗机构在糖尿病视网膜病变筛查和治疗中的成功经验和实践方法。

　　本书的编写得到了多位专家的支持和帮助，在此我们深表感谢。希望本书能够为糖尿病视网膜病变的防治工作提供有力的支持，促进相关研究和临床实践的发展，共同提高糖尿病患者的生活质量。

李志杰

2024 年 6 月

目　录

1

糖尿病的基本知识

第一节 概 述

糖尿病是一种以慢性高血糖为特征的代谢性疾病,主要由胰岛素分泌不足、胰岛素作用受损或两者并存引起。1 型糖尿病通常由自身免疫破坏胰岛 β 细胞导致胰岛素绝对不足;2 型糖尿病则主要与胰岛素抵抗和相对胰岛素分泌不足相关。糖尿病可能导致多种急慢性并发症,包括微血管病变(如视网膜病变、肾病变)和大血管病变(如心脑血管疾病)。

一、流行病学

糖尿病是全球范围内的重大公共卫生问题,近年来患病率持续上升。根据国际糖尿病联盟(International Diabetes Federation,IDF)报告,全球约有 4.63 亿成年人患有糖尿病,预计到 2045 年这一数字将增加到 7 亿。2 型糖尿病占所有糖尿病病例的绝大多数,与生活方式因素(如肥胖、缺乏运动)密切相关。图 1-1-1 展示了 2021 年和 2030 年(预测)的糖尿病患病率(按地区分类)。

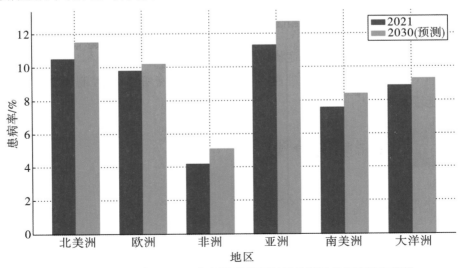

图 1-1-1 2021 年和 2030 年(预测)不同地区的糖尿病患病率和趋势

二、临床重要性

糖尿病患者的长期高血糖状态会损害多个器官系统,导致严重并发症,显著增加患者的死亡率和致残率。糖尿病的管理需要综合生活方式干预、药物治疗和长期监测,旨在控制血糖水平,预防或延缓并发症的发展。由于糖尿病对个人和社会造成的重大健康和经济负担,其预防、早期诊断和有效管理对公共卫生具有极其重要的意义。

三、糖尿病与眼科疾病的关联

1. 糖尿病视网膜病变(diabetic retinopathy,DR)　是糖尿病最常见和最严重的眼部并发症之一,是全球成年人视力丧失的主要原因之一。糖尿病患者中,长期的高血糖状态会导致视网膜血管损伤,引起微血管异常、渗漏、新生血管生成和视网膜缺血。糖尿病视网膜病变的临床表现从非增殖性糖尿病视网膜病变(non-proliferative diabetic retinopathy,NPDR)到增殖性糖尿病视网膜病变(proliferative diabetic retinopathy,PDR)不等,严重时可导致视网膜脱落、玻璃体出血,最终导致失明。

2. 糖尿病性黄斑水肿(diabetic macular edema,DME)　糖尿病性黄斑水肿是糖尿病视网膜病变的一种常见并发症,表现为视网膜黄斑区的水肿,会导致中心视力显著下降。糖尿病性黄斑水肿的治疗通常包括激光治疗、抗血管内皮生长因子(anti-VEGF)治疗和皮质类固醇植入等。

3. 其他眼部并发症　糖尿病还可能导致其他眼部并发症,如白内障和青光眼。糖尿病患者白内障的发生率高于一般人群,且可能提前出现。青光眼,特别是新生血管性青光眼,是糖尿病患者中一种严重的眼科并发症,需要及时诊治。

4. 糖尿病对眼部的全面影响　糖尿病不仅影响视网膜,还可能影响眼部的其他组织,如晶状体、角膜和视神经。长期血糖控制不良的糖尿病患者眼部并发症的风险更高。

由于早期糖尿病眼病可能无症状,定期眼底检查对于早期发现和治疗糖尿病视网膜病变至关重要。糖尿病眼病的管理需与内科疾病管理密切协作,控制血糖、血压和血脂是预防和延缓眼部并发症的关键。

第二节　糖尿病的分类

一、1 型糖尿病

1. 特点　1 型糖尿病(type 1 diabetes mellitus,T1DM)主要是一种自身免疫性疾病,其特点是胰岛 β 细胞被自体免疫反应破坏,导致绝对胰岛素缺乏。通常在儿童和青少年中发病,但也可在任何年龄出现。患者通常表现为多尿、多饮、体重下降和疲劳等症状,且需要终身注射胰岛素治疗。

2.病因　T1DM 的发生是由遗传和环境因素共同作用的结果。具有一定遗传倾向,某些 HLA 基因型与 T1DM 的风险增加有关。环境因素,如病毒感染(例如柯萨奇病毒和麻疹病毒)和早期饮食因素,可能触发或加速自身免疫反应。自身免疫过程涉及多种免疫细胞,包括 T 细胞和 B 细胞,它们针对胰岛 β 细胞的特定抗原产生免疫反应。

3.流行病学　全球范围内,1 型糖尿病的发病率存在显著地理差异,北欧国家和萨尔多瓦岛的发病率最高。近年来,1 型糖尿病的发病率在全球范围内稳步上升,特别是在儿童中。

与 2 型糖尿病相比,1 型糖尿病在全球糖尿病患者中所占比例较小,但由于其通常在年轻时发病,因此对患者的影响尤为显著。

二、2 型糖尿病

1.特点　2 型糖尿病(type 2 diabetes mellitus,T2DM)是最常见的糖尿病类型,通常与胰岛素抵抗和胰岛 β 细胞功能逐渐减退有关。与 1 型糖尿病不同,T2DM 患者在早期可能不需要外源性胰岛素治疗。T2DM 常见于中老年人,但近年来在年轻人和儿童中的发病率也在上升。

2.病因　胰岛素抵抗是 T2DM 的一个关键特征,通常与肥胖、不良饮食习惯和缺乏运动有关。遗传因素在 T2DM 的发病中也起着重要作用,多个基因变异与该病的易感性有关。T2DM 的发展还可能与环境因素、社会经济状态和生活方式因素紧密相连。

3.流行病学　T2DM 是全球范围内成人慢性疾病的主要原因之一,尤其在发展中国家和城市化地区更为常见。根据国际糖尿病联盟(International Diabetes Federation,IDF)的数据,全球有超过 4.63 亿成年人患有 T2DM。T2DM 的发病率随着年龄的增长而增加,但现在越来越多的年轻人和儿童被诊断出患有该病。

表 1-2-1 比较了 T1DM 和 T2DM 的特点。

表 1-2-1　1 型和 2 型糖尿病的比较

特征	1 型糖尿病(T1DM)	2 型糖尿病(T2DM)
发病机制	自身免疫破坏胰岛 β 细胞,导致胰岛素绝对不足	胰岛素抵抗和胰岛 β 细胞功能逐渐减退
主要病因	遗传(HLA 基因)、病毒感染、免疫反应	遗传、肥胖、不良饮食、缺乏运动
发病年龄	多在儿童和青少年期,但也可发生在任何年龄	多在中老年期,但年轻人和儿童发病率上升

续表 1-2-1

特征	1 型糖尿病（T1DM）	2 型糖尿病（T2DM）
起病方式	急性起病,症状明显	起病隐匿,早期可能无症状
主要症状	多尿、多饮、多食、体重减轻、疲劳	高血糖症状类似于 1 型,但通常不如 1 型明显,常与肥胖、高血压、血脂异常等代谢综合征相关
治疗方法	需要终身注射胰岛素	生活方式干预、口服降糖药、非胰岛素注射药物、晚期可能需要胰岛素
体重情况	多为体重减轻	多为超重或肥胖
并发症	糖尿病酮症酸中毒较常见	常见慢性并发症,如心血管疾病、糖尿病视网膜病变、神经病变

三、其他类型的糖尿病

1. 妊娠期糖尿病（gestational diabetes mellitus,GDM）　妊娠期糖尿病是指在妊娠期间首次发现或出现的高血糖状态,通常在妊娠晚期发现。妊娠期糖尿病的病因与妊娠期间激素变化导致的胰岛素抵抗有关,大多数患者在分娩后血糖水平会恢复正常。妊娠期糖尿病不仅增加了孕妇和胎儿的健康风险,如妊娠期高血压、早产和胎儿过大,还可能增加患者和后代未来发展 2 型糖尿病的风险。

2. 继发性糖尿病　继发性糖尿病是由其他医学状况或药物治疗引起的糖尿病,例如胰腺疾病、激素失调疾病,或长期使用糖皮质激素。这些情况可能导致胰岛素分泌减少或胰岛素抵抗增加,引发高血糖。继发性糖尿病的管理侧重于治疗原发疾病,并可能需要针对性的血糖控制策略。

3. 稀有类型的糖尿病　其他稀有类型的糖尿病,如成年发病青年糖尿病（maturity-onset diabetes of the young,MODY）,由特定的遗传变异引起。MODY 通常与家族遗传有关,其临床表现和治疗需求与 1 型和 2 型糖尿病不同。其他少见类型还包括胰腺外分泌功能不全相关糖尿病、遗传性胰腺炎等。

第三节　糖尿病的病理生理学

糖尿病作为一种慢性代谢性疾病,其核心特征是持续的高血糖状态。这一病理过程涉及多个生物学机制,包括胰岛素的分泌和作用、糖代谢、脂质代谢以及蛋白质代谢。糖尿病的病理生理学不仅是理解该病本质的关键,也是制定有效治疗策略的基础。

胰岛素的生物合成、分泌和作用机制是理解糖尿病中高血糖形成的关键。胰岛素是由胰岛 β 细胞分泌的一种重要激素，对维持血糖水平的稳定起着至关重要的作用。

胰岛素抵抗即机体对胰岛素的反应减弱，是 2 型糖尿病的主要特征之一。胰岛素抵抗可能涉及多个生物学途径和因素，包括脂肪细胞分泌的脂肪因子、炎症介质的作用，以及肝脏和肌肉组织的代谢异常。

糖尿病的其他病理生理学特征，如糖异生的增加和脂质代谢的改变，它们共同促成了糖尿病及其并发症的发展。通过深入理解这些过程，我们可以更好地认识到糖尿病治疗的复杂性和挑战性。

一、胰岛素分泌与作用机制

(一)胰岛素的合成与分泌

胰岛素由胰腺的 β 细胞合成，首先作为前胰岛素(preproinsulin)合成，然后转化为胰岛素前体(proinsulin)，最终裂解为活性胰岛素和 C 肽。胰岛素分泌主要受血糖水平控制。血糖升高时，胰腺 β 细胞通过葡萄糖转运蛋白 2(GLUT2)吸收葡萄糖，经过糖酵解作用产生 ATP，从而促使胰岛素的释放。胰岛素分泌也受到多种激素、神经信号和营养素的调节，如胰高血糖素、胰岛素样生长因子、脂肪酸和氨基酸等。

(二)胰岛素的作用机制

胰岛素通过与靶细胞表面的胰岛素受体结合发挥作用，激活胰岛素受体后引发一系列信号传导过程，最终影响细胞内多种代谢途径。

胰岛素主要在肝脏、肌肉和脂肪组织发挥作用，促进葡萄糖的利用和储存，抑制脂肪分解和糖异生作用。胰岛素还影响蛋白质合成，促进氨基酸的吸收和蛋白质在肌肉中的合成。

二、胰岛素抵抗

在 2 型糖尿病和某些代谢疾病中，胰岛素的正常作用受到干扰，称为胰岛素抵抗。胰岛素抵抗导致胰岛素信号传导途径的效率下降，使得细胞对胰岛素的反应降低，从而导致血糖水平升高。胰岛素抵抗的发生与遗传因素、肥胖、慢性炎症和生活方式等因素有关。图 1-3-1 介绍了胰岛素抵抗的机制。

通过深入理解胰岛素的分泌和作用机制，可以更好地揭示糖尿病的发病机理，并为糖尿病的预防和治疗提供科学依据。此外，这也有助于眼科医生理解糖尿病患者眼部并发症的发生机制，从而更有效地进行预防和管理。

胰岛素抵抗的机制

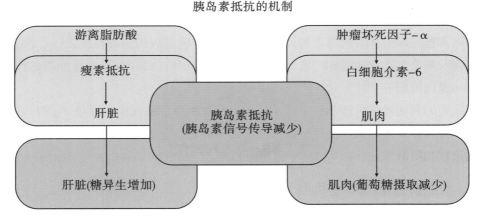

图 1-3-1   胰岛素抵抗的机制

图 1-3-1 详细展示了胰岛素抵抗的主要机制,包括脂肪细胞分泌的脂肪因子、炎症介质的作用,以及肝脏和肌肉组织的代谢异常。高水平的自由脂肪酸通过抑制胰岛素信号传导,减少葡萄糖的摄取和利用。瘦素抵抗(leptin resistance),由脂肪细胞分泌的瘦素调节食欲和能量平衡,常伴随胰岛素抵抗,影响能量代谢。肿瘤坏死因子-α(TNF-α)是一种炎症介质,通过激活 c-Jun 氨基末端激酶(JNK)信号通路,抑制胰岛素信号传导。白细胞介素-6(IL-6)与胰岛素抵抗相关,通过影响胰岛素受体底物(IRS)的功能,干扰胰岛素信号传导。胰岛素抵抗导致肝脏内糖异生增加,进一步升高血糖水平。肌肉作为主要的葡萄糖利用组织,胰岛素抵抗导致肌肉细胞摄取葡萄糖减少,影响全身葡萄糖代谢。

三、β 细胞功能衰竭

在 2 型糖尿病的发展过程中,胰腺 β 细胞功能逐渐衰竭,无法维持足够的胰岛素分泌以克服胰岛素抵抗。β 细胞衰竭可能由 β 细胞过度劳累、胰岛素合成与分泌的紊乱、细胞应激反应增强和 β 细胞凋亡加速等因素引起。β 细胞功能衰竭导致血糖调节能力进一步下降,加剧糖尿病的严重程度。图 1-3-2 介绍了 β 细胞功能衰竭的机制。

图 1-3-2 详细展示了 β 细胞功能衰竭的主要机制,包括长期胰岛素抵抗、胰岛素基因表达减少、氧化应激、内质网应激,以及细胞应激反应和炎症介质增加。长期胰岛素抵抗导致 β 细胞分泌大量胰岛素以维持血糖平衡,结果导致 β 细胞负担过重,功能逐渐衰竭。胰岛素基因表达减少和胰岛素分泌的调节失衡,使得 β 细胞无法维持正常的胰岛素水平。氧化应激通过产生过量的反应性氧化物(ROS)损害 β 细胞,影响其功能和存活。内质网应激在胰岛素大量合成和分泌过程中,因内质网负担增加而引发应激反应,导致 β 细胞凋亡。细胞应激反应和炎症介质增加进一步加速 β 细胞凋亡,导致胰岛素分泌减少。

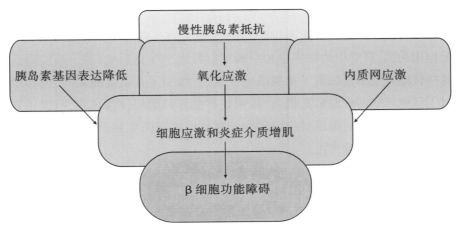

图 1-3-2　β 细胞功能衰竭的机制

四、胰岛素抵抗和 β 细胞功能衰竭的相互关系

胰岛素抵抗和 β 细胞功能衰竭相互作用,共同推动 2 型糖尿病的发展。在糖尿病早期,胰岛素抵抗首先出现,随后 β 细胞增加胰岛素分泌以补偿,但长期的高胰岛素负荷可能加速 β 细胞功能的衰竭。β 细胞功能衰竭的加剧使得血糖控制进一步恶化,形成恶性循环。通过了解胰岛素抵抗和 β 细胞功能衰竭之间的关系,可以更好地理解 2 型糖尿病的病理生理学基础。这对于制定有效的糖尿病预防和治疗策略至关重要,同时也有助于指导眼科医生在管理糖尿病患者眼部并发症时的临床决策。

五、糖尿病代谢紊乱

（一）高血糖

糖尿病的最主要特征是持续的高血糖状态,由胰岛素作用不足或胰岛素抵抗导致。高血糖会引起多种病理生理变化,包括糖化终产物(AGEs)的形成、氧化应激增加和炎症反应。这些变化会损害血管、神经和其他组织,导致糖尿病并发症的发展,如糖尿病视网膜病变、神经病变和肾病变。

（二）脂质代谢异常

糖尿病患者常常伴有脂质代谢异常,表现为血中甘油三酯水平升高、高密度脂蛋白(HDL)水平降低,以及低密度脂蛋白(LDL)颗粒变小密度增加。这些脂质代谢异常增加了心血管疾病的风险,是糖尿病患者主要的死亡原因。脂质代谢异常的机制包括胰岛素抵抗导致的脂肪分解增加和脂肪酸合成减少。

（三）其他代谢异常

糖尿病还可能导致蛋白质代谢紊乱，表现为蛋白质合成减少和分解增加。由于胰岛素的调节作用受损，肝脏中的糖异生和糖酵解过程也会受到影响，进一步加剧血糖控制困难。这些代谢紊乱不仅加剧了糖尿病的症状，也增加了并发症的风险，包括眼科并发症。通过了解糖尿病的代谢紊乱机制，特别是高血糖和脂质代谢异常，可以更好地理解糖尿病的病理过程及其对眼部健康的影响。这对于眼科医生在诊断和治疗糖尿病患者的眼科并发症中起着关键作用。

第四节 糖尿病的临床表现和诊断

糖尿病是一种复杂的代谢性疾病，其临床表现多样，早期诊断对于防治并发症和改善患者预后至关重要。

糖尿病的临床表现因个体差异和糖尿病类型而异。在一些病例中，特别是在 2 型糖尿病的早期阶段，患者可能长时间不出现任何症状。不过，常见的症状包括持续的口渴、频繁的排尿、体重减轻、疲劳和视力模糊。此外，由于高血糖引起的免疫功能受损，糖尿病患者可能更容易发生感染，如皮肤感染、泌尿系统感染和牙龈疾病等。

诊断糖尿病主要依靠血糖水平的测定。空腹血糖水平、餐后血糖水平和糖化血红蛋白（HbA1c）测试是糖尿病诊断中的关键指标。此外，口服葡萄糖耐量测试（OGTT）也被用于诊断糖尿病和糖尿病前期。

对于眼科医生来说，了解糖尿病的诊断方法对于早期识别和管理糖尿病相关的眼科并发症至关重要。

一、常见症状

（一）多饮

由于多尿导致的体液丢失，糖尿病患者会感到持续口渴并频繁饮水。多饮和多尿常常相伴出现，是由于身体试图通过增加水分摄入来平衡因多尿失去的水分。

（二）体重减轻

尽管糖尿病患者可能有食欲增加，但仍可能出现体重下降，特别是在 1 型糖尿病和未得到控制的 2 型糖尿病中。体重减轻的原因包括胰岛素缺乏导致的脂肪和肌肉分解增加，以及由于尿中排出过多葡萄糖导致的能量损失。

（三）疲劳和乏力

糖尿病患者常感疲劳，因为细胞不能有效利用葡萄糖。另外，由于夜间多尿影响睡眠,也可能导致白天的疲劳感。

（四）视力模糊

高血糖水平可能导致晶状体膨胀,影响视力,造成视力模糊。这种症状在血糖控制改善后通常会逐渐恢复。

（五）其他症状

糖尿病患者可能出现皮肤干燥、瘙痒,以及皮肤感染等问题。另外,由于糖尿病会影响神经系统,可能出现刺痛、麻木或疼痛等症状。

这些症状可能是糖尿病初期的警示信号,对于眼科医生来说,认识这些症状对于早期识别和引导糖尿病患者进行适当的检查和治疗至关重要。特别是视力模糊等眼科症状,可能是糖尿病视网膜病变等并发症的早期征兆。

二、诊断标准

（一）空腹血糖

空腹血糖（fasting plasma glucose,FPG）是在至少 8 h 的禁食后测量的血糖水平。根据美国糖尿病协会（ADA）标准,空腹血糖水平小于 100 mg/dL（5.6 mmol/L）为正常,100～125 mg/dL（5.6～6.9 mmol/L）为糖尿病前期,126 mg/dL（7.0 mmol/L）及以上则可能诊断为糖尿病。

（二）餐后血糖

餐后血糖（postprandial blood glucose,PBG）是指饭后 2 h 内的血糖水平。餐后血糖水平小于 140 mg/dL（7.8 mmol/L）通常被认为是正常的,而超过 200 mg/dL（11.1 mmol/L）可能提示糖尿病。

（三）糖化血红蛋白

糖化血红蛋白（hemoglobin A1c,HbA1c）反映了过去 2～3 个月的平均血糖水平。根据美国糖尿病协会（American Diabetes Association,ADA）的标准,HbA1c 水平小于 5.7% 为正常,5.7%～6.4% 为糖尿病前期,6.5% 或更高,通常可诊断为糖尿病。

（四）口服葡萄糖耐量测试

口服葡萄糖耐量测试（oral glucose tolerance test,OGTT）是通过服用一定量的葡萄糖溶液后,分别在 1 h 和 2 h 后测量血糖水平。OGTT 通常用于妊娠糖尿病的诊断以及在其他测试不确定时进一步确认糖尿病诊断。

（五）C 肽水平和自身抗体检测

在某些情况下,如 1 型糖尿病的诊断,可能需要测量 C 肽水平和自身抗体（如胰岛细胞抗体、胰岛素自身抗体）。

正确的诊断是控制糖尿病和防止其并发症的关键。这些诊断工具不仅对内科医生来说至关重要，也为眼科医生提供了识别糖尿病及其并发症的重要信息，尤其是在处理糖尿病视网膜病变等眼科问题时。

三、辅助检查

（一）血液检验

血液检验在糖尿病的诊断和监控中发挥重要作用。除了血糖和糖化血红蛋白的测定外，还包括血脂水平（如总胆固醇、低密度脂蛋白、高密度脂蛋白和甘油三酯）的检查。血肾功能指标（如血肌酐和尿素氮）的测定，有助于评估糖尿病患者的肾功能状态。

（二）尿液检验

尿液检验主要用于检测尿糖和尿蛋白，帮助评估糖尿病患者的肾脏健康状况。微量白蛋白尿（microalbuminuria）的检测是早期发现糖尿病肾病的重要手段。

（三）胰岛素水平和 C 肽测定

胰岛素和 C 肽的水平测定有助于判断胰岛 β 细胞的功能状况。这些检查在 1 型糖尿病和 2 型糖尿病的鉴别诊断中尤为重要。

（四）抗胰岛细胞抗体检测

在 1 型糖尿病的诊断中，抗胰岛细胞抗体（包括抗 GAD 抗体、抗胰岛素抗体等）的检测有助于确定自身免疫性糖尿病的存在。

（五）其他相关检查

心电图、眼底检查和足部检查等也是糖尿病患者常规健康评估的重要组成部分，有助于及早发现糖尿病的并发症。糖尿病患者还应定期进行血压和体重的监测，以评估治疗效果和调整治疗方案。

这些辅助检查方法不仅对内科医生在诊断和治疗糖尿病中至关重要，也为眼科医生提供了重要信息，特别是在识别和管理糖尿病相关眼部并发症，如糖尿病视网膜病变时。通过这些检查，医生可以更全面地评估糖尿病患者的整体健康状况，并采取适当的预防和治疗措施。

第五节　糖尿病的治疗和管理

糖尿病是一种慢性疾病，需要终身管理。其治疗目标是控制血糖水平，减少并发症的风险，并提高患者的生活质量。糖尿病的管理不仅包括药物治疗，还涉及生活方式的改变、持续的自我监测和患者教育。本章节将详细介绍糖尿病的综合治疗策略，包括药物治疗、饮食控制、体育锻炼以及血糖监测等。

糖尿病治疗的首要任务是通过各种方法维持血糖水平在正常范围内。对于 1 型糖尿病患者，由于体内不再产生胰岛素，因此需要终身注射胰岛素。而对于 2 型糖尿病患者，治疗可能包括口服降糖药、非胰岛素注射药物，以及在某些情况下，也可能需要胰岛素治疗。

除了药物治疗，生活方式的调整对于糖尿病的控制同样重要。适当的饮食调整、定期的身体锻炼和减重可以显著改善血糖控制，并减少并发症的风险。此外，血糖的自我监测是糖尿病管理中不可或缺的一部分，它可以帮助患者了解和调整其治疗方案。

糖尿病的管理还包括定期的医学检查和筛查，以及针对患者的教育和支持。这对于预防糖尿病并发症，如心血管疾病、糖尿病足、神经病变和糖尿病视网膜病变等至关重要。

对眼科医生而言，了解糖尿病的治疗和管理对于早期识别和处理与糖尿病相关的眼部问题尤为重要。

一、生活方式干预

（一）饮食管理

饮食管理是糖尿病治疗的核心，关键在于均衡摄入营养并控制总热量。建议患者选择富含纤维的食物，如全谷物、蔬菜和水果，以及低脂肪的蛋白质来源。减少摄入高糖、高脂肪和加工食品，有助于降低血糖峰值和改善胰岛素敏感性。饮食计划应根据个人的生活方式、偏好和营养需求定制，必要时可咨询营养师。

（二）运动和身体活动

运动对于控制血糖和改善胰岛素敏感性极为重要。建议糖尿病患者每周进行至少150 min 的中等强度运动，如快步走、游泳或骑自行车。运动计划应包括有氧运动和肌肉力量训练，以提高代谢效率和肌肉质量。增加日常活动量，如步行和使用楼梯，也是改善血糖控制的有效方式。

（三）体重管理

对于过重或肥胖的糖尿病患者，减重是改善血糖控制和整体健康状况的关键。适量的体重减轻（如总体重的 5%～10%）可以显著降低血糖水平，减少糖尿病并发症的风险。体重管理应通过持续的饮食调整和定期的体育锻炼来实现，必要时可寻求专业的营养和健身指导。

生活方式的改变不仅对糖尿病患者的血糖控制至关重要，也对预防糖尿病相关并发症,如心血管疾病、神经病变和眼科疾病等有显著益处。因此,医生和患者应共同努力,制定并执行个性化的生活方式干预计划。对眼科医生而言,了解患者的生活方式干预措施也有助于更全面地评估和管理糖尿病视网膜病变等眼科问题。

二、药物治疗

(一)口服降糖药

口服降糖药物是 2 型糖尿病治疗的主要手段。这些药物通过不同的机制作用于身体,以降低血糖水平。常用的口服降糖药包括磺脲类(如格列美脲)、大剂量糖苷酶抑制剂(如阿卡波糖)、二肽基肽酶-4(DPP-4)抑制剂(如西格列汀)、胰岛素促泌剂(如格列喹酮)和胰岛素增敏剂(如二甲双胍)。

(二)胰岛素疗法

1 型糖尿病患者由于完全缺乏胰岛素,因此需要终身注射胰岛素来控制血糖。2 型糖尿病患者在某些情况下也可能需要胰岛素治疗,尤其是在其他治疗方法无效时。胰岛素疗法包括短效、中效和长效胰岛素,以及预混合胰岛素,可根据患者的具体需求和血糖控制情况选择。

(三)非胰岛素注射药物

非胰岛素注射药物,如胰高血糖素样肽-1(GLP-1)受体激动剂(如利拉鲁肽)和肽酶抑制剂,可以提高胰岛素分泌,减少胰高血糖素分泌,并降低食欲。

(四)组合疗法

对于很多 2 型糖尿病患者,可能需要联合使用多种药物来有效控制血糖。组合疗法可以减少单一药物副作用的风险,同时提高治疗的效果。药物治疗是糖尿病管理的重要组成部分,需要根据患者的具体情况,包括血糖水平、并发症风险和个人偏好进行个性化调整。

有效的药物治疗配合生活方式的调整,可以显著改善患者的血糖控制,并减少糖尿病并发症的风险。对眼科医生而言,了解患者的药物治疗情况对于全面评估和管理糖尿病视网膜病变等眼科问题至关重要。

三、长期管理和并发症监测

(一)长期血糖控制

糖尿病的长期管理重点在于持续的血糖控制。定期监测 HbA1c 水平,可以评估过去几个月的平均血糖控制情况。良好的血糖控制有助于减少糖尿病长期并发症的风险,包括心血管疾病、肾脏疾病、神经病变和视网膜病变。

（二）规律的医疗检查

糖尿病患者应定期接受全面的医疗检查,包括血压、血脂、肾功能和足部检查。定期的眼底检查对于早期发现和管理糖尿病视网膜病变至关重要。

（三）并发症的预防和管理

预防措施包括维持血糖水平、控制血压和血脂、健康饮食、规律运动和戒烟。并发症的早期识别和管理,如足部护理和神经病变的治疗,可以避免病情恶化。

（四）自我管理教育和支持

糖尿病患者应接受有关疾病管理的教育,学习如何监测血糖、调整饮食和药物、识别并处理高低血糖症状。社会和情感支持对于患者坚持长期管理计划和改善生活质量非常重要。

（五）心理健康的关注

糖尿病患者可能会经历焦虑、抑郁和压力,这些心理因素可能影响他们的自我管理能力和治疗遵从性。必要时,应提供心理健康咨询和支持。

长期管理和并发症监测是糖尿病综合治疗计划的关键部分。通过定期的医疗检查和自我管理教育,以及对心理健康的关注,可以有效减少并发症的发生和进展,提高糖尿病患者的生活质量。对于眼科医生而言,了解糖尿病患者的长期管理和并发症监测对于提供全面的眼科护理非常重要,特别是在处理糖尿病视网膜病变等眼科并发症时。

第六节　糖尿病与眼部并发症

糖尿病不仅是一种全身性代谢疾病,也对眼部健康构成重大威胁。长期的高血糖状态可导致多种眼部并发症,从视网膜病变到白内障、青光眼乃至角膜病变,严重影响患者的视力和生活质量。眼科医生在糖尿病管理中扮演着关键角色,不仅需要识别和治疗这些并发症,还要与内科医生紧密合作,以确保全面的糖尿病控制和眼部健康。

一、糖尿病视网膜病变的风险因素和病理生理

（一）风险因素

1. 糖尿病持续时间　患病时间越长,发展糖尿病视网膜病变的风险越高。

2. 血糖控制不佳　持续的高血糖水平是糖尿病视网膜病变的主要风险因素。

3. 血压和血脂异常　高血压和血脂异常可加速视网膜病变的发展。

4. 妊娠　妊娠可能加速糖尿病视网膜病变的进展,特别是在血糖控制不良的情况下。

5. 遗传因素　家族糖尿病史可能增加糖尿病视网膜病变的风险。

（二）病理生理

1. 微血管损伤　长期高血糖导致视网膜微血管损伤,引起血管渗漏和闭塞。

2. 视网膜缺氧　微血管损伤导致视网膜组织缺氧,刺激新生血管生成。

3. 黄斑水肿　血管渗漏导致视网膜中心区（黄斑）水肿,影响中心视力。

4. 视网膜新生血管　缺氧刺激新生血管生成,这些脆弱的新血管容易出血和形成瘢痕组织,导致视力严重下降。

5. 炎症反应　糖尿病状态下的炎症反应也会加剧视网膜的损伤。

了解糖尿病视网膜病变的风险因素和病理生理对于预防和早期治疗糖尿病视网膜病变至关重要。对于眼科医生而言,这些知识有助于更好地评估糖尿病患者的风险,进行定期的眼底检查,并及时采取治疗措施以防止视力损失。同时,这也强调了与内科医生合作,共同管理糖尿病患者全身血糖、血压和血脂的重要性。

二、其他眼部并发症

（一）糖尿病性白内障

糖尿病患者发生白内障的风险较高,尤其是在血糖控制不佳的情况下。白内障的主要表现为逐渐加重的视力模糊和对光线的敏感度降低。治疗通常包括白内障手术,即摘除浑浊的晶状体并植入人工晶状体。糖尿病患者在白内障手术后需要更密切的监测,因为他们有更高的并发症风险,如术后眼内炎症或视网膜水肿。

（二）糖尿病性青光眼

糖尿病患者发生青光眼的风险增加,特别是新生血管性青光眼,这是一种严重的青光眼形式,与糖尿病视网膜病变密切相关。青光眼的主要症状包括视力逐渐下降和眼压升高。治疗方法可能包括药物、激光治疗或手术,以降低眼内压,预防或减缓视力损失。

（三）角膜病变

糖尿病可导致角膜神经功能障碍和感觉减退,增加感染和慢性角膜疾病的风险。治疗包括使用润眼剂、抗生素或消炎药物,以及在严重情况下采用更积极的干预措施。糖尿病患者的眼部并发症不限于视网膜病变,还包括白内障、青光眼和角膜病变等。这些并发症的管理要求眼科医生具有对糖尿病患者特有风险和症状的深入理解,并采取适当的预防和治疗措施。积极的眼科监测和及时干预对于维持糖尿病患者的视力和眼部健康至关重要。

第七节　小　结

一、糖尿病对眼科临床实践的影响

(一)对诊断的影响

糖尿病患者需进行定期的眼底检查,以早期识别糖尿病视网膜病变和其他眼部并发症。高血糖状态可能导致临时性的折光异常,影响视力检查和眼镜度数的准确性。眼科医生需要掌握糖尿病相关眼部病变的特征,如黄斑水肿的诊断和管理。

(二)对治疗的影响

糖尿病患者的眼部治疗需要考虑到其全身状况,如血糖控制和并发症的管理。白内障手术和激光视网膜治疗在糖尿病患者中可能需要更加谨慎的处理。某些药物,如抗血管内皮生长因子治疗,对糖尿病视网膜病变尤为重要。

(三)对患者教育和管理的影响

眼科医生在糖尿病患者的教育中扮演重要角色,需要提供有关眼部并发症的信息和预防指导。糖尿病患者需要理解血糖控制对预防眼部并发症的重要性。眼科医生应与患者的其他医疗提供者协作,以实现对糖尿病患者全面的眼部和全身健康管理。

糖尿病对眼科临床实践产生了深远的影响。高年资眼科医生在糖尿病患者的眼部健康管理中不仅需要专业的诊断和治疗技能,还需要深入理解糖尿病对眼部的影响,以及如何在全面的糖尿病管理框架内提供有效的眼科护理。通过跨学科合作和持续的患者教育,眼科医生可以帮助糖尿病患者保护他们的视力,并降低由糖尿病引起的眼部并发症的风险。

二、对未来研究和治疗策略的展望

(一)新型治疗方法的研究

未来的研究将专注于开发新型药物和治疗方法,以更有效地管理糖尿病及其眼部并发症。分子靶向治疗和基因治疗可能为糖尿病视网膜病变和其他并发症的治疗提供新的途径。高血糖诱导的炎症反应和氧化应激在糖尿病眼部并发症中的作用将是未来研究的重点。

(二)精准医学的应用

个性化医疗,基于患者的遗传背景、生活方式和疾病特征,将指导未来糖尿病治疗。通过精准医学的方法,可以为不同类型的糖尿病患者制定更有效的治疗方案和预防策略。眼科医生将能够根据个体患者的风险和疾病进展情况,提供更加个性化的监测和治疗。

（三）技术创新在诊断和监测中的应用

先进的成像技术,如光学相干断层扫描(optical coherence tomography,OCT),将提高糖尿病眼部并发症的早期诊断和监测能力。人工智能和机器学习技术在分析眼底图像和预测疾病进展方面的应用,将提高糖尿病视网膜病变的管理效率。

（四）跨学科合作的加强

未来的糖尿病管理将更加重视眼科医生与内分泌科医生、家庭医生和其他专业医疗人员之间的合作。通过团队协作,可以为糖尿病患者提供更全面、协调的治疗和管理方案,包括眼部健康和全身健康的综合考虑。

（五）患者教育和自我管理的强化

提高患者对糖尿病及其眼部并发症的认识,是未来研究和治疗策略的关键组成部分。通过教育和支持,患者将更加积极地参与自己的治疗和管理,从而改善治疗效果和生活质量。

未来的糖尿病和眼部并发症研究将侧重于开发新的治疗方法、应用精准医学、利用技术创新进行诊断和监测,以及加强跨学科合作。这些努力将使眼科医生能够更有效地管理糖尿病患者的眼部健康,同时也将提高患者的总体治疗效果和生活质量。

第二章 眼的解剖与健康眼底

第一节 概　述

在糖尿病的复杂病理生理过程中,眼部并发症是最常见也是最具挑战性的问题之一。对眼的解剖和健康眼底有一个全面的认识对于高年资眼科医生来说至关重要。这不仅有助于早期识别和管理糖尿病患者的眼部问题,也是进行有效干预和治疗策略制定的基础。

糖尿病视网膜病变作为最常见的微血管并发症,是眼科医生在临床实践中面临的一项重大挑战,它不仅是糖尿病患者视力减退甚至失明的主要原因,也是全球范围内视力丧失的关键因素之一,对患者生活质量影响深远。随着糖尿病患者数量的日益增加,糖尿病视网膜病变的流行趋势预计将进一步上升,这要求眼科医生对其有深入的理解和有效的管理策略。

糖尿病视网膜病变的发展涉及复杂的病理生理过程,包括微血管病变、视网膜缺血、增殖性和非增殖性改变等。这些变化会逐渐影响视网膜的功能,导致视力损害。因此,早期识别和干预是预防视力损害和改善患者生活质量的关键。

眼科医生在糖尿病视网膜病变的诊断、监测和治疗中扮演着至关重要的角色。他们不仅需要掌握先进的诊断技术和治疗方法,还需要与内分泌科、家庭医生和其他专业医疗人员密切合作,以提供全面的糖尿病管理。这包括定期的眼底检查、荧光素眼底血管造影、光学相干断层扫描检查等,以及激光光凝、抗血管内皮生长因子治疗和手术等治疗手段。

此外,眼科医生也需要在患者教育和自我管理方面发挥作用。通过教育患者了解糖尿病对眼部的影响,加强患者对病情的认识和自我监测,有助于早期发现问题并及时治疗。

综上所述,糖尿病视网膜病变不仅对患者的视力和生活质量构成严重威胁,也是眼科医生在临床实践中必须重点关注的问题。通过全面的眼底检查、跨学科合作、患者教育和适时的干预措施,眼科医生可以有效地管理糖尿病视网膜病变,减轻其对患者的影响。

第二节　眼球的基本解剖

一、眼球结构概述

眼球是一个精密的器官,负责光线的接收和视觉信息的传输。它由多个结构组成,每个部分都有其独特的功能和重要性。

（一）角膜

作为眼球的前部透明组织,角膜起到保护眼球和折射光线的作用。它的透明度和形状对视力质量至关重要。糖尿病患者中角膜的结构和功能可能会受到影响,从而影响视觉质量。

（二）虹膜睫状体

虹膜作为眼球前部的彩色结构,承担着关键的光学调节作用。它位于角膜后和晶状体前,围绕着瞳孔,其颜色和纹理的差异反映了色素细胞的分布和密度。根据最新研究,虹膜色素的分布不仅决定了眼睛的颜色,还与遗传因素、系统性疾病甚至某些眼部疾病的易感性相关联。

虹膜的结构复杂,由多层组织构成,包括前表面的纤维层、色素上皮层和背面的双层色素细胞。虹膜前表面的结构和纹理在最近的显微成像研究中显示出与眼压调节和角闭锁型青光眼的发病机制有着密切的联系。

虹膜中心的瞳孔是通过缩瞳肌(瞳孔括约肌)和散瞳肌(瞳孔开大肌)的协调运作来调节大小的。这两种肌肉的活动反映了自主神经系统的平衡,其中缩瞳肌受副交感神经控制,散瞳肌则受交感神经控制。在光线变化时,瞳孔的动态变化是视觉调节的关键,有助于保持视网膜上光线的聚焦和强度,从而影响视觉的清晰度和深度感知。

最新的研究表明,虹膜的功能不仅限于控制光线进入眼睛。它还在免疫反应、眼内液体动力学和眼部疾病的发病过程中发挥作用。特别是虹膜炎症,它在病理学上表现为免疫细胞的浸润和细胞因子的改变,这对于理解自身免疫性眼病和其治疗提供了新的视角。

因此,对虹膜的研究不仅限于其在光学调节中的作用,更涉及其在眼科疾病中的病理机制和潜在的治疗靶点。这些进展对于深入理解眼科学和提升眼科治疗水平具有重要意义。

（三）晶状体

晶状体是人眼中的一个关键光学元件,位于虹膜后方和玻璃体前方。它是一个透明、双凸形的结构,负责调节焦距以适应不同视距,这一过程被称为调节作用。晶状体的功能和健康状态对于保持清晰视觉至关重要。

晶状体的主体是由晶状体纤维构成的,这些纤维是高度专化的细胞,形成了晶状体的透明质体。晶状体的透明度是其功能的关键,任何影响其透明度的变化都可能导致视觉障碍,如白内障的形成。最新的显微成像技术已经揭示了晶状体纤维的微观结构和排列方式,为理解其透明度提供了新的视角。

晶状体的外围是晶状体囊,一层薄膜结构,它不仅提供了结构支撑,还参与调节晶状体的形状变化。晶状体囊的张力由睫状体通过睫状带控制。当睫状肌收缩时,晶状体囊的张力减小,晶状体变得更圆,焦距减小,适应近距离视物;当睫状肌放松时,晶状体囊的张力增大,晶状体变得更扁平,焦距增加,适应远距离视物。

晶状体的营养和代谢也是其功能维持的关键。晶状体本身没有血管,其营养主要通过房水提供。最近的研究表明,晶状体的代谢途径对维持其透明度和健康状态至关重要。代谢紊乱可能导致晶状体透明度下降,进而影响视力。

随着年龄的增长,晶状体可能会出现硬化和混浊,这是老化过程中自然发生的现象。然而,目前的研究也在探索如何延缓这一过程,以及如何更有效地治疗与晶状体相关的疾病,如白内障。

综上所述,晶状体的结构和功能是眼科学的一个重要领域。对晶状体的深入研究不仅对于理解视觉过程至关重要,也对于开发治疗相关眼病的新策略具有重要意义。位于虹膜后方,是一个透明的双凸形结构,主要负责调节焦距,以适应近距离和远距离视物。糖尿病可加速晶状体的老化,增加患白内障的风险。

(四)玻璃体

玻璃体是位于眼球后部的一种透明、凝胶状物质,占据了眼球内部大约 3/4 的空间。它的主要成分是水(占 98% ~99%),此外还含有玻璃体纤维、胶原蛋白、透明质酸及其他微量元素。玻璃体的结构和成分使其具有特殊的物理和生化特性,对眼球的健康和功能起着至关重要的作用。

从解剖学角度来看,玻璃体被玻璃体膜所包围,这是一层细致的结构,将玻璃体与视网膜、睫状体和晶状体分隔开。这种分隔对于保持眼内结构的完整性和稳定性非常重要。近年来的高分辨率成像技术进一步揭示了玻璃体膜的微观结构,为理解其在眼内稳定性中的作用提供了新的视角。

玻璃体的主要功能之一是维持眼球的形状和内部压力。它的凝胶状质地提供了必要的机械支撑,帮助眼球抵抗外部压力的变化。此外,玻璃体的透明性保证了光线可以无障碍地通过,达到视网膜。因此,任何影响玻璃体透明度的变化,如玻璃体混浊,都可能对视觉产生负面影响。

在代谢方面,玻璃体为视网膜提供了一种稳定的环境,有助于维持视网膜细胞的正常功能。它的组成和结构有助于调节眼内营养物质的传输和代谢废物的清除,对眼内环境的稳定起到了关键作用。

随着年龄的增长,玻璃体可能会发生退化和液化,这些变化可能导致视网膜脱落等严重眼病。最新的研究正集中在理解这些老化过程及其对视力的潜在影响,并探索治疗方法,以减少这些变化对视力的负面影响。

综上所述,玻璃体在保持眼球结构稳定、保护视网膜,以及维持眼内环境中发挥着至关重要的作用。对玻璃体的研究不仅增进了我们对眼科疾病的理解,也为治疗相关疾病提供了新的策略和方法。

(五)眼睑

眼睑是眼球的重要保护结构,具有多种关键功能,包括保护眼球免受物理伤害、帮助分泌和分布泪液,以及清除异物。眼睑的解剖结构复杂,包含多种组织类型,包括皮肤、肌肉、结缔组织、腺体和神经。

1.皮肤和次皮组织　眼睑的皮肤是全身最薄的,具有很高的灵活性和伸展性。次皮组织含有丰富的血管和神经,对于保持眼睑的正常功能至关重要。

2.肌肉组织　眼睑的主要肌肉包括提眼肌和眼轮匝肌。提眼肌负责控制上眼睑的抬起,而眼轮匝肌则负责闭眼。这些肌肉的协调运动对于眼睑的正常功能和眼部保护至关重要。

3.结缔组织和腺体　眼睑内含有多种腺体,包括泪腺和麦氏腺等。泪腺负责分泌泪液,维持眼表的湿润;麦氏腺则分泌油脂,帮助减少泪液的蒸发。

4.睫毛和毛囊　睫毛不仅提供美观,还有助于防止灰尘和其他微小颗粒物进入眼睛。

近年来的研究强调了眼睑在眼部健康中的作用,特别是在保持眼表稳定性和预防眼部疾病方面。例如,眼睑疾病如眼睑炎或泪腺功能障碍,会直接影响眼部的健康状况和视觉质量。此外,眼睑的微循环系统在眼部血液供应中也起着重要作用,对于维持眼部正常生理功能至关重要。

(六)泪腺

泪腺是眼部的重要附属器官,负责生产和分泌泪液。它位于眼球的上外侧,紧邻上眼睑。泪腺的结构可以分为两个主要部分:轨上泪腺和轨下泪腺。轨上泪腺是主要的泪液分泌部位,轨下泪腺则较小,分布在眼睑结缔组织中。

泪腺的基本结构是由泪腺小叶构成的,这些小叶由浆细胞、肥大细胞、淋巴细胞和泪腺上皮细胞组成。泪腺上皮细胞是泪液分泌的主要细胞类型,它们通过分泌水分、电解质和多种蛋白质来产生泪液。

泪液的主要功能是保持角膜和结膜的湿润,为眼睛提供润滑和营养。泪液中含有多种抗菌物质,如溶菌酶和免疫球蛋白,它们对抵御眼部感染起着至关重要的作用。此外,泪液还有助于清除眼表的异物和细胞残骸,维护眼部健康。

近年来的研究显示,泪腺功能的调节涉及复杂的神经内分泌机制。泪腺的分泌活动受自主神经系统的控制,其中副交感神经的刺激增加泪液的分泌,而交感神经的激活则抑制泪液的分泌。此外,各种激素和细胞因子也在泪腺功能的调节中发挥作用。

泪腺疾病,如泪腺炎或干眼症,可以严重影响泪液的质量和量,从而影响眼部健康。最新的研究在探索泪腺疾病的分子机制和治疗策略,以提高治疗效果并改善患者的生活质量。

因此,泪腺的结构和功能在眼科学中占有重要地位。深入理解泪腺的生理学和病理学对于预防和治疗眼部疾病至关重要。

二、眼球后部的重要结构

眼球后部包含了一些关键的视觉结构,它们共同协作,完成视觉信号的捕捉和传输过程。

(一)脉络膜

脉络膜是眼球中的一部分,位于视网膜和巩膜之间,是一个充满血管的薄膜。它是眼内三层涂层之一,包括从内到外的视网膜、脉络膜和巩膜。

1.结构特点　脉络膜由密集的血管、色素细胞和结缔组织组成。这些血管丰富的网络是眼内血液循环的重要组成部分,提供必要的营养和氧气给视网膜及其他眼内结构。色素细胞的存在有助于吸收多余的光线,防止光线在眼内散射,维持清晰的视觉。

2.功能

(1)营养供给:脉络膜是视网膜尤其是视网膜色素上皮和光感受器细胞的主要血液供应来源。它为这些细胞提供必需的营养和氧气,是维持视网膜正常功能的关键。

(2)温度调节:脉络膜内的血管还有助于调节眼内温度,为眼睛提供恒定的微环境。

(3)光线吸收:脉络膜中的色素细胞可以吸收散射光,提高视网膜的图像质量,减少眩光和提高对比度。

3.病理学意义　脉络膜的异常,如炎症、血管病变或肿瘤,可以严重影响视网膜的健康和视力。例如,脉络膜炎是一种影响视力的炎症性疾病,可能导致视网膜脱落或其他视觉损害。

4.研究进展　最近的眼科学研究在脉络膜的显微结构、血液动力学及其与眼部疾病之间的关联方面取得了显著进展。先进的成像技术,如光学相干断层扫描,使我们能够更详细地研究脉络膜的结构和功能,以及其在各种眼病中的角色。

（二）视神经

视神经,也被称作第二脑神经(CN Ⅱ),是连接眼睛和大脑的关键神经结构。它负责传递从眼睛接收的视觉信息到大脑的视觉皮层。

1. 结构

(1)解剖构造:视神经由多达百万条轴突组成,这些轴突来自视网膜神经节细胞。视神经起始于眼底,通过视网膜盘穿过眼球后壁,进入颅内。

(2)髓鞘:视神经的轴突被神经胶质细胞的髓鞘包裹,这种髓鞘结构有助于加速神经脉冲的传导速度。

(3)血液供应:视神经的血液供应主要来自周围的血管,尤其是脉络膜和视神经头周围的小动脉。

2. 功能

(1)视觉信息传递:视神经的主要功能是传递视网膜感光细胞接收到的光信号到大脑的视觉中枢,实现视觉感知。

(2)视觉处理:在视觉信息传递过程中,神经信号在多个级别上进行处理和整合,确保准确的视觉感知。

3. 病理学意义　视神经病变,如视神经炎或青光眼导致的视神经损害,可能导致视力减退甚至失明。视神经疾病的诊断和治疗是眼科学和神经科学的重要领域,涉及先进的成像技术和微创手术技术。

4. 最新研究　当前的研究集中在视神经损伤的修复和再生,以及青光眼和其他视神经疾病的早期诊断和治疗。先进的成像技术,如光学相干断层扫描,正在被用来更详细地研究视神经的微观结构和功能。

（三）视网膜

1. 视网膜的层次结构　视网膜是眼底最关键的感光组织,其复杂的层次结构和功能对于视觉过程至关重要。视网膜可以分为几个不同的层次,每个层次都承担特定的功能。从最外层到最内层依次如下。

(1)色素上皮层:这是视网膜的最外层,主要功能是吸收多余的光线,防止光线散射,并支持视杆细胞和视锥细胞的再生。

(2)感光细胞层:由视杆细胞和视锥细胞组成,负责捕捉光线并转换为电化学信号。视杆细胞适用于低光照环境,而视锥细胞则负责色彩视觉和日间视觉。

(3)双极细胞层:这些细胞接收来自感光细胞的信号,并将其传递给神经节细胞层。

(4)神经节细胞层:这层包含神经节细胞,它们处理视觉信息并通过视神经将信号传递到大脑。

2. 视网膜的功能　视网膜不仅仅是光信号的接收器,它还参与初步的视觉信息处理。例如,视网膜可以在局部区域内进行亮度对比增强,帮助我们在不同光照条件下保持视觉的清晰度和对比度。

在糖尿病患者中,高血糖水平可能导致视网膜微血管的病变,影响视网膜细胞的功能,进而导致视网膜病变。了解视网膜的这些层次结构和功能对于诊断和治疗糖尿病视网膜病变至关重要,可以帮助医生更好地理解病变的机制,并采取适当的预防和治疗措施。

3. 视网膜血管系统的解剖　视网膜的血液供应是保持其功能和健康的关键因素,特别是对于糖尿病患者来说,了解视网膜血管系统的解剖和生理特点尤为重要。

视网膜血管系统是眼内重要的血液供应系统,对于维持视网膜细胞的正常生理功能至关重要。这一系统的解剖结构复杂,其特点在于精确地控制血液流动以满足视网膜的代谢需求。

(1)主要血管:①中央视网膜动脉,起源于眼动脉,进入眼内后,通过视神经头进入视网膜中央。它分叉成多个分支,供应视网膜的内层。②中央视网膜静脉,伴随中央视网膜动脉行走,负责将血液从视网膜内层带回全身循环。

(2)血管分布:视网膜的血管主要集中在其内层,形成一种特殊的分层结构,以供应视网膜神经纤维层、神经节细胞层和内核层的血液需求。外层视网膜(主要是感光细胞层)的血液供应则依赖于脉络膜的血液循环。

(3)微循环系统:视网膜的微循环系统由毛细血管网络组成,这些网络在视网膜内部形成精细的血液分布,以满足细胞的具体需求。

(4)血液–视网膜屏障:视网膜血管系统具有独特的血液–视网膜屏障功能,这一屏障由紧密连接的内皮细胞组成,防止某些物质从血液进入视网膜。

4. 病理学意义　视网膜血管疾病,如糖尿病视网膜病变、视网膜静脉阻塞或视网膜动脉阻塞,都是常见的眼病,与血管系统的异常密切相关。对视网膜血管系统的研究有助于更好地理解这些疾病的病理机制,并开发有效的治疗策略。

5. 最新研究进展　当前的研究聚焦于视网膜血管系统的微循环调节、血管新生,以及在眼病中的角色,特别是在使用先进的成像技术(如荧光素眼底血管造影和光学相干断层扫描)方面。

(四)黄斑和视盘

本节专注于眼底两个关键区域:黄斑和视盘,它们在视觉功能中扮演着核心角色。黄斑是视网膜的一个关键区域,位于视网膜中央后部,对中心视力和颜色视觉至关重要。以下是黄斑的主要解剖结构和功能特点。

1. 黄斑的解剖结构

(1)位置和大小:黄斑位于视神经头的颞侧(外侧),直径约为 5.5 mm。

（2）中央凹（fovea centralis）：黄斑的中心是中央凹，这是视网膜上光感受最密集的区域，直径约为 1.5 mm。中央凹区域仅含有视锥细胞，这些细胞负责清晰的中心视力和颜色视觉。

2. 黄斑的功能

（1）中心视力：黄斑特别适于处理高分辨率的视觉信息，使我们能够阅读、识别面孔和细节。

（2）颜色感知：由于中央凹区域只含有视锥细胞，这使得黄斑是眼睛中感知颜色最敏感的部分。

3. 黄斑的微观结构

（1）视网膜各层：黄斑包含视网膜的所有层，但在中央凹区域，神经纤维层和神经节细胞层向外偏移，使得光直接照射到光感受器上，提高视觉的清晰度。

（2）色素上皮层：黄斑下方的色素上皮层在维持黄斑区域的视锥细胞健康方面起着关键作用。

4. 视盘的解剖结构

（1）位置：视盘位于视网膜的内侧中央区域，靠近黄斑。

（2）形状和尺寸：视盘通常为圆形或椭圆形，直径大约 1.5 mm。

（3）视神经头：视盘实际上是视神经头在眼底的表现，由视神经纤维聚集形成。

5. 视盘的功能

（1）视神经信号传输：视盘是视觉信号从视网膜传输到大脑的关键节点。视网膜上的神经节细胞的轴突汇集在此处，形成视神经。

（2）眼底检查的标志性结构：由于其独特的位置和形状，视盘常被用作眼底检查的重要参考点。

（3）血液供应：视盘的血液供应来自周围的视网膜血管和脉络膜血管。

6. 病理学意义　黄斑区域的疾病，如年龄相关性黄斑变性（age related macular degeneration，AMD），是导致中老年人视力丧失的主要原因。黄斑的病变还可能由遗传因素、环境因素和代谢性疾病引起。

视盘的异常，如视神经头水肿、视神经萎缩或视神经炎，常常是多种眼科和神经系统疾病的重要征兆。青光眼是最常见影响视盘的疾病之一，其特征是视神经头的改变和视野损失。

7. 最新研究进展　当前的研究正在探索黄斑退化的分子机制，以及如何通过药物、基因治疗或再生医学策略来治疗或预防黄斑疾病。先进的成像技术，如光学相干断层扫描，为我们提供了黄斑微观结构的详细视图，有助于早期诊断和治疗。

眼科研究正在探索利用先进的成像技术（如光学相干断层扫描）来评估视盘的微观

结构变化,以便早期诊断青光眼等疾病。此外,研究还在深入理解视盘在神经退行性疾病中的作用,以及如何通过保护视神经头来防止视力丧失。

8. 黄斑和视盘的临床重要性

(1)黄斑退化:随着年龄的增长,黄斑可能发生退化,导致中央视力减退,这是老年人视力丧失的主要原因。

(2)视盘的病变:视盘的异常,如视盘水肿,可能是严重眼病或神经系统疾病的早期征兆。

(3)常规检查重要性:定期检查黄斑和视盘对于早期发现和治疗眼病至关重要。

黄斑和视盘的特殊解剖结构和功能在维护视力和眼底健康中发挥着至关重要的作用。深入了解这些区域的特性对于诊断和治疗与之相关的眼病至关重要。

第三节　眼底的健康状态

一、正常眼底的特征

(一)视盘

视盘,也被称为视神经盘,是眼底检查中的关键区域。在正常情况下,视盘的直径约为 1.5 mm,边界清晰,呈现淡粉红色。视盘中央有一个小凹槽,称为视杯,其直径通常小于视盘直径的一半。视盘的颜色、视杯大小和视杯盘比例(C/D 比)在正常人群中存在一定的变异,但任何显著偏离正常范围的改变都可能提示潜在的眼部疾病,如青光眼。

(二)视网膜血管

正常的视网膜血管包括动脉和静脉,它们从视盘发出并分布于整个视网膜。在健康状态下,这些血管呈现规则的分支模式,动脉比静脉细,且颜色较浅。在视盘边缘,动脉与静脉的比例(A/V 比)通常为 2 ∶ 3。血管的走向、分支模式及其与视盘的关系对于诊断和监测某些眼科疾病(如糖尿病视网膜病变、高血压性视网膜病变)至关重要。

(三)黄斑

黄斑是视网膜的中心部位,负责清晰的中央视力和颜色视觉。在眼底检查中,黄斑区域位于视盘颞侧约 2.5 盘径的位置。正常的黄斑区呈淡黄色,中央有一个称为黄斑窝的小凹陷,这是视觉敏感度最高的区域。黄斑的完整性对于保持良好的视力至关重要,任何黄斑区的异常改变,如黄斑水肿或色素沉着,都可能导致视力下降或视觉畸变。

通过对视盘、视网膜血管和黄斑的详细观察,眼科医生能够评估眼底的整体健康状态,并及时识别可能的病理变化。

二、正常眼底的变异

(一)年龄相关变化

随着年龄的增长,眼底出现一系列自然变化。在老年人中,视盘可能出现边缘模糊和颜色淡化,这是由于神经纤维层的自然退化。黄斑区域可能出现色素沉着或脱失,反映了黄斑的生理老化。此外,视网膜血管随年龄增长可能出现轻微的硬化或弯曲,但这些改变通常不影响视力。

(二)种族差异

不同种族的人在眼底特征上存在一定差异。例如,亚洲和非洲人群的视盘可能呈现为较暗的色调,而视杯大小也可能因种族而异。此外,某些种族可能更易于发展特定的眼底疾病,如非洲裔人群更易患有青光眼。了解种族差异对于正确解读眼底检查结果至关重要。

(三)个体差异

即使在同一种族和年龄组内,个体之间的眼底特征也可能存在显著差异。这些差异可能包括视盘的大小和形状、视杯盘比例的差异,以及视网膜血管的走向和分支模式。个体差异的存在要求眼科医生在评估眼底时需要综合考虑患者的整体背景和历史信息。

通过理解年龄、种族和个体差异对眼底特征的影响,眼科医生可以更准确地评估眼底健康状况,并在必要时区分正常变异与病理性改变。

第四节 眼底检查技术

一、直接检眼镜

直接检眼镜是一种常用的眼底检查工具,能够提供眼底结构的高分辨率图像。该技术主要用于详细观察视盘、视网膜血管及黄斑区域。直接检眼镜允许眼科医生在近距离下观察细节,但其视野相对较小。在使用直接检眼镜进行检查时,通常需要患者的眼睛处于固定位置,且在某些情况下可能需要使用散瞳剂。

二、间接检眼镜

间接检眼镜提供更广阔的视野,使眼科医生能够观察到眼底的较大区域,包括周边视网膜。这种检查方式对于检查视网膜周边病变尤其重要。间接检眼镜通常结合头戴式设备和凸透镜使用,可在室内光线条件下进行。该技术的优势在于能够观察到更大范围的眼底结构,但其对细节的分辨率稍低于直接检眼镜。

选择直接或间接检眼镜主要取决于检查的目的和需要评估的眼底区域。在某些情况下,两种技术的结合使用可以提供更全面的眼底评估。了解不同检眼镜的特点和适应证对于进行准确的眼底检查至关重要。

三、荧光素眼底血管造影

荧光素眼底血管造影(fluorescein fundus angiography,FFA)是一种重要的眼科诊断工具,通过注射荧光素钠进入血液循环,并使用特殊的相机捕捉荧光素在眼底血管中流动的情况。荧光素眼底血管造影主要用于评估视网膜血管的状况,包括血管泄露、阻塞或新生血管的形成。在健康眼底的评估中,荧光素眼底血管造影能够帮助医生检测早期的血管异常,从而进行早期干预。

四、光学相干断层扫描

光学相干断层扫描是一种非侵入性成像技术,能够提供眼底组织结构的高分辨率横截面图像。光学相干断层扫描在评估正常眼底时尤为重要,因为它能够精确测量视网膜的厚度、观察视网膜层的完整性,以及检测黄斑区的微小变化。光学相干断层扫描对于诊断和监测黄斑病变和青光眼等疾病具有重要价值。

五、结合使用荧光素眼底血管造影和光学相干断层扫描

在健康眼底的评估中,结合使用荧光素眼底血管造影和光学相干断层扫描可以提供更全面的信息。荧光素眼底血管造影专注于血管状况的评估,而光学相干断层扫描则提供了眼底结构的详细图像。这种组合不仅可以帮助医生诊断眼底疾病,还可以用于监测治疗过程中的变化,特别是在糖尿病视网膜病变和黄斑变性等疾病的管理中。

第五节　糖尿病前的眼底改变

一、识别与糖尿病相关的早期眼底改变

(一)糖尿病前期的眼底检查

在糖尿病诊断之前,眼底的微小变化可能已经开始发生。这些早期的变化可能是糖尿病或其他代谢异常的早期指标。因此,对于有糖尿病风险的患者,定期进行眼底检查至关重要。早期发现和干预可以预防或减缓视力损失。

（二）早期眼底改变的特征

糖尿病前期的眼底改变可能包括微血管异常，如微动脉瘤、视网膜出血、软性渗出和视网膜水肿。这些改变通常发生在视网膜中央或黄斑区域。微血管异常可能导致视网膜的局部缺血，进而引起新生血管的生成和进一步的视网膜损伤。

（三）识别早期眼底改变的重要性

识别糖尿病前期的眼底改变非常重要，因为这些早期改变可能预示着更严重的糖尿病视网膜病变的发展。通过早期诊断，可以采取适当的干预措施，如改善血糖控制、血压管理和脂质水平调节，从而减缓病变的进展。

（四）眼底检查技术在早期诊断中的应用

为了识别糖尿病前期的眼底改变，可以采用几种眼底检查技术，包括直接和间接检眼镜、荧光素眼底血管造影和光学相干断层扫描。这些技术可以提供关于眼底微血管状态的重要信息，帮助医生评估病变的严重程度并制定相应的治疗计划。

通过早期识别和干预，可以显著降低糖尿病视网膜病变的风险，保护患者的视力和眼底健康。

二、糖尿病前期患者的眼底健康管理

（一）重视糖尿病前期的眼底检查

糖尿病前期患者由于其代谢状态的特殊性，对眼底健康构成潜在威胁。医生需重视这一阶段的眼底检查，以便及早发现微血管异常和其他可能的视网膜问题。定期的眼底检查不仅可以监测视网膜状态，还可以作为评估患者总体健康状况的一个窗口。

（二）管理策略

对于糖尿病前期的患者，管理策略应侧重于防止眼底病变的进一步恶化。具体如下。

1. 血糖控制　保持血糖在理想范围内是防止眼底问题的关键。

2. 血压和脂质管理　控制血压和脂质水平，以减少微血管损伤的风险。

3. 生活方式调整　鼓励健康饮食和适量运动，有助于改善整体代谢状态。

4. 定期监测　定期进行眼底检查，以及时发现任何进展或变化。

（三）教育和自我管理

教育糖尿病前期患者关于他们眼底健康的重要性是至关重要的。医生应指导患者识别糖尿病视网膜病变的早期症状，并鼓励他们定期进行眼底检查。此外，鼓励患者在生活方式选择上做出改变，以降低糖尿病和视网膜病变的风险。

（四）糖尿病前期的综合管理

糖尿病前期患者的眼底健康管理需要与他们的整体健康管理相结合。这包括与内分泌科医生、营养师和其他相关医疗专业人员的密切合作，以确保患者获得全面的护理和支持。

第六节 健康眼底的保健

一、生活方式因素对眼底健康的影响

（一）饮食的重要性

饮食对于维护眼底健康至关重要。富含抗氧化剂的食物，如深色蔬菜、水果和鱼类，可以减少氧化应激，从而预防视网膜病变。同时，控制糖分摄入对于预防糖尿病和其相关的眼部并发症也非常关键。

（二）运动与眼底健康

规律的体育活动对于维护良好的眼底血液循环同样重要。运动通过促进全身血液循环，改善眼部的血液供应，为眼底提供必需的氧气和营养，从而在维护眼底健康方面发挥关键作用。

研究显示，定期进行的有氧运动能有效降低患青光眼的风险，主要是通过运动帮助降低眼内压，因为高眼压是青光眼发展的重要因素。关于运动对年龄相关性黄斑变性的影响，尽管其直接作用尚未完全明确，但良好的血液循环和减少氧化应激被认为可能有助于预防年龄相关性黄斑变性。

此外，对于糖尿病患者而言，定期运动是控制血糖水平、从而降低糖尿病视网膜病变风险的重要手段。一般而言，建议进行中等强度的有氧运动，如快步走、骑自行车或游泳，每周至少150分钟的中等强度运动或75分钟的高强度运动通常被推荐。鉴于个体健康状况和生活方式的差异，制定个体化的运动计划显得尤为重要。对于有特定眼部疾病或其他健康问题的人群，运动计划应在医生的指导下进行。这种全面的方法强调了定期运动在维护眼底健康方面的重要性，并为眼科医疗实践提供了宝贵的指导。

总之，适度的运动有助于改善血液循环和降低高血压的风险，这对于预防糖尿病视网膜病变和其他眼底血管性疾病非常有益。定期进行体力活动也有助于维持健康的体重，进一步降低糖尿病发病风险。

（三）吸烟与眼底健康

吸烟被广泛认为是影响眼底健康的主要危险因素之一。烟草中的多种有害化合物，

特别是尼古丁和一氧化碳,对眼部结构和功能产生显著的负面影响,增加了多种眼底疾病的风险。

在年龄相关性黄斑变性的研究中,吸烟被视为一个主要的危险因素。研究数据表明,吸烟者患年龄相关性黄斑变性的风险是非吸烟者的 2~3 倍。这主要是因为烟草中的有害物质加速黄斑区的氧化应激和炎症过程,促进年龄相关性黄斑变性的发展。

对于视网膜血管健康而言,吸烟增加了视网膜血管阻塞的风险,并与糖尿病视网膜病变的发展有关,可能导致更严重的病变和视力损失。

关于吸烟与青光眼之间的联系,虽然直接关联仍在研究之中,但某些研究指出长期吸烟可能与青光眼的发病机制相关。

此外,吸烟也被认为是干眼症的一个危险因素,烟雾可刺激眼睛,导致泪液蒸发过快,从而加剧干眼症的症状。从公共卫生的角度来看,戒烟对降低这些眼底疾病的风险极为重要,研究表明,戒烟后,与吸烟相关的眼底健康风险会随时间降低。因此,在眼科医疗实践中,强调戒烟对于预防和管理眼底疾病至关重要。

总之,吸烟是眼底疾病,特别是年龄相关性黄斑变性和视网膜血管疾病的主要危险因素。戒烟可显著降低这些疾病的发生风险。

（四）眼部防护和定期检查

保护眼睛免受强光和紫外线的伤害,以及避免长时间的视屏幕工作,对于维护眼底健康也很重要。同时,建议定期进行眼底检查,尤其是对于有眼底病变风险的人群。

二、预防策略和眼底健康维护

（一）定期眼底检查的重要性

定期的眼底检查在眼科诊断中占据了基础而关键的地位,对于早期识别和管理眼底疾病发挥着重要的作用。这种检查能够揭示包括年龄相关性黄斑变性、糖尿病视网膜病变、青光眼,以及视网膜血管异常在内的多种疾病的早期征兆。特别是对于那些在早期阶段可能无症状的眼底疾病,定期的眼底检查能够在症状出现之前发现潜在的病变。例如,青光眼在早期可能不表现出明显的症状,但通过眼底检查可以发现视神经的异常变化。对于已经诊断出的眼底疾病患者而言,定期的眼底检查是监测疾病进展和治疗效果的关键环节。医生可以通过对视网膜和视神经盘的定期观察来评估疾病的活动性和治疗的适应性。近年来,眼底成像技术的进步,尤其是光学相干断层扫描,使得眼底检查变得更加精确和详细,从而能够提供视网膜层的高分辨率图像,有助于诊断微小的视网膜病变。

此外,眼底检查不仅局限于识别眼科疾病,它还可以反映出全身健康状况,例如糖尿病和高血压等全身性疾病在眼底检查中可呈现特定的变化。通过定期的眼底检查,医生不仅能够进行疾病的诊断和管理,还有机会教育患者有关眼底健康的重要性,增强他们对早期诊断和治疗的认识。

总之,定期的眼底检查对于早期识别和管理眼底疾病至关重要。这对于老年人群、糖尿病患者及有遗传性眼病风险的人群尤为重要。通过定期检查,可以及早发现视网膜变化和其他可能的问题。

(二)健康饮食与营养补充

均衡的饮食对于预防和管理眼底疾病非常重要。研究表明,富含抗氧化剂的食物,如绿叶蔬菜、水果、鱼类和全谷物,对预防年龄相关性黄斑变性和其他眼底疾病特别有益。这些抗氧化剂能够有效减少由自由基引起的氧化应激,进而保护视网膜细胞免受损害。

在眼底健康中,特定的营养素发挥着关键作用。欧米伽-3 脂肪酸,尤其是深海鱼类中的 DHA 和 EPA,是视网膜细胞膜的重要组成部分,对视网膜健康至关重要。叶黄素和玉米黄质,作为主要积累在黄斑区的类胡萝卜素,能吸收有害蓝光并保护眼睛免受光损伤。在某些情况下,特别是对于难以通过饮食摄取足够营养的老年人和某些疾病患者,营养补充品成为一种有效的选择。例如,专门针对年龄相关性黄斑变性的营养补充品,包含抗氧化剂、锌、叶黄素和玉米黄质,已被证明有助于减缓疾病的进展。因此,营养和饮食建议应根据个体的特定需求和健康状况进行个体化调整。例如,糖尿病患者可能需要更加关注血糖控制,以预防糖尿病视网膜病变的发展。通过这种方式,可以为眼底疾病患者提供最佳的营养支持,从而在眼科医疗实践中实现更全面的病人护理。总之,均衡的饮食,富含维生素、矿物质和抗氧化剂,对于维护眼底健康至关重要。

(三)避免有害环境暴露

环境因素在眼底疾病的发展中扮演了不容忽视的角色。眼睛长期暴露于紫外线(UV)与白内障和黄斑变性等眼底疾病的发展密切相关,因此,使用紫外线防护眼镜可以减少紫外线对眼睛的直接伤害,这成为推荐的预防措施。此外,数字设备发出的蓝光可能会加剧视觉疲劳并对视网膜造成潜在损害。尽管蓝光对眼底疾病的直接影响尚不明确,但是建议适当限制使用屏幕的时间和使用蓝光过滤镜。大气中的有害颗粒物和化学物质也被认为增加了眼底疾病的风险,尤其是与年龄相关性黄斑变性。吸烟被公认为黄斑变性和白内障等眼底疾病的风险因素,因此戒烟是预防这些疾病的重要措施。营养不良和缺乏运动也对眼底疾病的发展具有潜在影响,推荐维持健康的饮食习惯和定期运动以预防眼底疾病。特定职业的人群,如长时间暴露于强光或化学物质的工作环境中,可能面临更高的眼底疾病风险,采取适当的防护措施在这些情况下显得尤为重要。总而言之,强调避免有害环境暴露在预防眼底疾病中的重要性对于帮助专业人士和患者更好地理解并实施有效的预防措施至关重要。

（四）健康生活方式

健康生活方式对预防和管理眼底疾病有重要影响。首先，均衡的饮食对眼底健康至关重要，尤其是富含抗氧化剂的食物，如绿叶蔬菜、水果、鱼类和全谷物，被认为能降低年龄相关性黄斑变性和其他眼底疾病的风险。特别是那些富含 $\omega-3$ 脂肪酸、叶黄素和玉米黄质的食物，对维护眼底健康尤为有益。其次，规律的体育锻炼对眼底健康同样重要，它有助于改善血液循环和降低眼内压，从而预防青光眼和其他眼底疾病。此外，吸烟是黄斑变性和其他眼底疾病的主要危险因素，因此戒烟对降低这些疾病的风险至关重要。过度饮酒与眼底疾病的发展亦有关联，适度饮酒或避免酒精是预防这些疾病的重要措施。保护眼睛免受紫外线和蓝光的伤害也不容忽视，佩戴防紫外线眼镜和使用蓝光过滤镜是有效的预防措施。定期眼科检查对于早期诊断眼底疾病并及时开始治疗同样重要。最后，有效管理慢性疾病如糖尿病和高血压对预防眼底疾病至关重要，因为这些疾病可能加剧眼底的病理变化。总之，避免吸烟和过度饮酒，保持合适的体重，进行定期体育锻炼，这些健康生活方式有助于降低慢性疾病风险，同时也有助于预防眼底疾病的发展。

（五）心理健康与眼底疾病

近期的研究显示，长期的心理压力和焦虑可能增加患青光眼和年龄相关性黄斑变性等眼底疾病的风险，这些心理状态可能通过影响眼内压或血液循环而间接影响眼底健康。此外，抑郁症与视力下降之间存在显著的相关性，视力损失可能加剧抑郁症状，反之亦然。值得注意的是，眼底疾病本身，特别是那些严重影响中心视力的疾病，可能显著影响患者的生活质量，增加他们出现焦虑和抑郁的风险。因此，在治疗眼底疾病的同时，考虑患者的心理健康状况至关重要。提供心理支持和适当的心理健康干预应成为眼底疾病综合治疗计划的一部分。当前和未来的研究致力于揭示心理健康状态与眼底疾病之间的更多相互作用细节，以指导更有效的治疗策略。作为眼科医生，我们有责任提升患者对于这一关系的认识，并在必要时提供或推荐适当的心理健康服务，这不仅有助于提高对眼底疾病的治疗效果，还能提升患者的整体福祉。总之，心理压力和情绪问题也可能对眼底健康产生负面影响。保持良好的心理状态，必要时寻求心理健康专业人士的帮助，对维护眼底健康也很重要。

第七节 小 结

本章综合介绍了眼的基本解剖和健康眼底特征，如视网膜、视盘、视网膜血管和黄斑的结构与功能，并探讨了正常眼底在年龄、种族和个体间的变异性，强调了这些变异对临床诊断的重要性。章节还涵盖了眼底检查的先进技术，包括直接和间接检眼镜、荧光素眼底血管造影和光学相干断层扫描,这些技术在评估和监测眼底健康中至关重要。特别提到了糖尿病前期患者的眼底健康管理和早期眼底改变的识别,以及健康生活方式对预防和管理眼底疾病的影响。最后,本章对未来眼底健康研究和临床实践的发展方向提出展望,强调了个体化医疗和精准医疗背景下对眼底疾病筛查和管理策略的持续改进。

第三章 糖尿病视网膜病变的分类

第一节 概 述

一、糖尿病视网膜病变背景

糖尿病视网膜病变是全球范围内糖尿病患者最常见的并发症之一,同时也是成年人失明的重要原因。全球估计有将近1/3的糖尿病患者受到糖尿病视网膜病变的影响,而在这些患者中,约有1/3患有视力威胁的增殖性糖尿病视网膜病变或糖尿病性黄斑水肿。

糖尿病视网膜病变的发展与高血糖的持续时间密切相关,长期的高血糖会导致视网膜血管的微循环障碍。高血糖状态首先引起视网膜内皮细胞功能障碍,随后是血管的结构损害,包括毛细血管的闭塞与渗漏,最终导致视网膜的缺血和低氧,刺激新生血管的形成。新生血管虽然可以暂时改善视网膜的血供,但由于其壁薄易破,常导致玻璃体出血及视网膜脱离,这些情况未经及时治疗往往会导致永久性视力丧失。

糖尿病视网膜病变的诊断依赖于眼底检查和视网膜摄影,而光学相干断层扫描技术的应用更是提高了对糖尿病性黄斑水肿等病变的诊断精确性。早期诊断与分级系统对于制定治疗计划和监测病情进展至关重要。糖尿病视网膜病变的治疗策略随病情的不同而不同,从最初的血糖、血压和血脂控制,到需要采用激光光凝、抗血管内皮生长因子药物注射,甚至进行玻璃体手术。

近年来,随着抗血管内皮生长因子治疗的普及,糖尿病性黄斑水肿和增殖性糖尿病视网膜病变的治疗有了显著进展。研究表明,抗血管内皮生长因子药物如雷珠单抗和阿柏西普可以显著减少中央黄斑厚度和改善视力。此外,虽然激光治疗已不再是糖尿病性黄斑水肿的首选治疗方式,但它在控制某些类型的增殖性糖尿病视网膜病变中仍发挥着重要作用。

未来的研究将继续探索个体化治疗策略,以及如何利用新技术如人工智能(artificial intelligence,AI)来改进糖尿病视网膜病变的筛查和管理。人工智能在分析眼底图像、识别病变特征及其变化方面显示了巨大潜力,预计将在未来的糖尿病视网膜病变管理中发挥越来越重要的角色。

二、糖尿病视网膜病变的研究历史

(一)初步分类系统形成

在 1968 年的艾尔利之家(Airlie House)会议上,来自全美的眼科专家首次集结,制定了糖尿病视网膜病变的初步分类系统。这个会议在弗吉尼亚州的艾尔利之家举行,旨在通过共识建立糖尿病视网膜病变的描述和严重程度评估的标准化方法。这种初步的尝试为后续的研究奠定了坚实的基础,特别是在视网膜摄影和临床评估的标准化方面起到了关键作用。

(二)早期的糖尿病视网膜病变研究

20 世纪 70 年代末至 80 年代初,糖尿病视网膜病变研究(DRS)对艾尔利之家的分类进行了重大的修改和扩展。该研究利用标准化的视网膜摄影视野作为基准,详细定义了各种糖尿病视网膜病变的严重程度。DRS 的成果不仅提升了对糖尿病视网膜病变评估的准确性,也推动了进一步治疗研究的发展。

(三)早期糖尿病视网膜病变治疗研究

随后进行的早期糖尿病视网膜病变治疗研究(ETDRS)对 DRS 的分类方法进行了进一步的细化,引入了更为详细的分级系统,包括 13 个不同的糖尿病视网膜病变严重程度水平。ETDRS 特别引入了具有临床意义的黄斑水肿(clinically significant macular edema, CSME)的概念,并验证了激光治疗对 CSME 的疗效,这对糖尿病视网膜病变的治疗产生了重大影响。

(四)历史影响与进步

这些历史性的会议和研究不仅深化了对糖尿病视网膜病变的理解,而且为临床医生提供了评估和管理这一复杂疾病的重要工具。通过这些系统的实施,医生能够更准确地判断病情的严重性和适当的治疗时机,从而更有效地保护糖尿病患者的视力和生活质量。

如今,随着医学成像和数据分析技术的进步,糖尿病视网膜病变的分类和治疗方法持续在精细化和个性化治疗方向发展。对于未来,这一领域的研究者和临床医生面临的挑战和机遇在于如何利用这些新技术进一步改善糖尿病视网膜病变的诊断、监测和治疗效果。

第二节 分类系统的演变

一、艾尔利之家原始分类法

(一)主要特征

艾尔利之家原始分类法集中于视网膜病变的描述性特征,如微动脉瘤、出血、硬性渗出和新生血管等。这些详细的描述为评估疾病的进展和治疗反应提供了关键数据,使得该分类法成为后续研究的基石。

(二)临床和科研中的应用

该分类系统的广泛应用在科研和临床试验中极为重要,它帮助研究人员在统一的语言体系下进行交流,从而提高研究的准确性并促进了对糖尿病视网膜病变治疗策略的系统评估和改进。

(三)初始框架的重要性

艾尔利之家原始分类法为糖尿病视网膜病变的进一步研究提供了框架,使研究者能够更准确地记录和报告糖尿病视网膜病变的临床表现。这一点对比较不同患者群体的病变特征和治疗反应至关重要,它有助于更好地理解疾病的自然历史及治疗介入的效果。

艾尔利之家原始分类法是糖尿病视网膜病变研究和治疗历史中的一个里程碑,它不仅增强了研究的一致性和系统性,还为更详尽的分类系统如 DRS 和 ETDRS 的发展奠定了基础。这些研究进一步推动了糖尿病视网膜病变诊断和治疗策略的进步。

二、早期糖尿病视网膜病变治疗研究

ETDRS 在 20 世纪 70 年代末启动,这项研究对糖尿病视网膜病变的分类系统进行了显著的修改和扩展,特别强调了分类的详细程度和临床应用。ETDRS 提出了基于详细视网膜摄影和临床检查的 13 个不同糖尿病视网膜病变严重程度水平,这些水平从无明显视网膜病变(级别 10)到严重玻璃体出血(级别 85)不等。

(一)ETDRS 分类系统的特点

1. 定义　ETDRS 系统为每个严重程度级别提供了详细的定义和对应的标准视网膜摄影图像,这些标准化图像作为临床和研究的参考基准,大大提高了诊断的一致性和准确性。

2. 分级标准　ETDRS 采用了多个视野(通常为 7 个标准 30 度视野)的立体眼底照片

进行分级,通过这种方式可以更全面地评估视网膜的病变状态,从而提供更精确的病情分析。

3.黄斑区的关注　考虑到黄斑区病变直接关联到视力改变,ETDRS 特别强调了黄斑区的病变和黄斑水肿的诊断。这一点在糖尿病视网膜病变的管理中尤为重要,因为黄斑水肿是导致视力严重下降的主要原因。

(二)临床实践和研究中的应用

ETDRS 分类系统不仅在研究中被广泛采用,也逐渐影响到临床实践。特别是在评估和治疗黄斑水肿方面,ETDRS 的研究成果推动了激光治疗和抗血管内皮生长因子治疗策略的发展,显著改善了患者的治疗效果和视力预后。

通过这些详细的分类方法,ETDRS 不仅扩展了艾尔利之家的原始分类法,还为糖尿病视网膜病变的诊断和治疗提供了科学依据,极大地促进了该领域的发展。ETDRS 的成功展示了精确分类和分级对于疾病管理的重要性,为全球糖尿病视网膜病变的治疗策略提供了重要的指导。

第三节　糖尿病视网膜病变的现代分类

一、非增殖性糖尿病视网膜病变

非增殖性糖尿病视网膜病变代表了糖尿病视网膜病变的早期阶段,其特征为在没有新生血管形成的情况下,视网膜上出现的病变。根据病变的严重程度,非增殖性糖尿病视网膜病变可以被进一步细分为轻度、中度和重度,每个级别都依据视网膜的具体病变特征进行分类。

(一)非增殖性糖尿病视网膜病变的分类

1.轻度非增殖性糖尿病视网膜病变

(1)微动脉瘤:作为最早可见的病变征象,微动脉瘤是小血管壁的局部膨出,通常由血管内皮损伤引起。

(2)微小出血:在轻度非增殖性糖尿病视网膜病变阶段,可能观察到的是少量的点状出血。

2.中度非增殖性糖尿病视网膜病变

(1)增多的微动脉瘤和出血:随着病情的发展,微动脉瘤和视网膜出血在数量和密度上都有所增加。

(2)硬性渗出:表示脂质或蛋白质的沉积,通常呈现为黄白色斑点,表明显著的血管渗漏。

3.重度非增殖性糖尿病视网膜病变

（1）棉絮斑（cotton wool spots，CWS）：由局部视网膜缺血引起的白色斑点。

（2）视网膜内微血管异常（intraretinal microvascular abnormality，IRMA）：标志着视网膜的血供不足和缺血条件下的自我补偿尝试。

（3）出血和渗出的增加：重度非增殖性糖尿病视网膜病变的典型特征，提示病变的进一步加重。

（二）临床意义与管理

随着非增殖性糖尿病视网膜病变的进展，特别是在重度阶段，患者的视力可能显著受到影响。当病变累及黄斑区，视力可能出现严重下降。管理非增殖性糖尿病视网膜病变包括定期的眼底检查和利用视网膜成像技术（如荧光素眼底血管造影和光学相干断层扫描）来监控病变的进展。视情况可能需要采用激光光凝治疗或抗血管内皮生长因子治疗，以防止病变发展到更严重的增殖性糖尿病视网膜病变。

二、增殖性糖尿病视网膜病变

增殖性糖尿病视网膜病变是糖尿病视网膜病变的一种最严重形式，其主要特征是视网膜或视神经表面新生血管的形成。这些新生血管是对长期视网膜缺血和低氧状态的一种代偿性生长，但由于其脆弱性，易发生破裂导致玻璃体出血，严重时可能导致视网膜脱离。

（一）特征及并发症

1.新生血管　新生血管的形成通常发生在视网膜或视神经的表面，这些脆弱的血管容易破裂，导致玻璃体出血和其他并发症。

2.玻璃体出血　新生血管破裂后，血液流入玻璃体腔，导致从轻微到严重的视力丧失。这种出血在不接受治疗的情况下，可能导致持续的视力障碍和其他视网膜病变。

3.纤维血管增生　随着新生血管的形成，围绕这些血管可能发生纤维组织的增生，这可能导致视网膜牵拉和最终的视网膜脱离，是增殖性糖尿病视网膜病变患者中一种严重的并发症。

（二）管理与治疗

增殖性糖尿病视网膜病变的治疗通常涉及激光光凝术和抗血管内皮生长因子药物注射，这些治疗方法旨在减少新生血管的形成和进一步的血管渗漏，从而保护视网膜稳定。

1.激光光凝术　通过光凝异常新生血管和相关纤维组织，帮助稳定视网膜状况，防止进一步视力损失。

2.抗血管内皮生长因子治疗　这类药物通过抑制血管内皮生长因子,减少新生血管的生成和现有血管的渗漏,已成为增殖性糖尿病视网膜病变治疗的关键部分。

增殖性糖尿病视网膜病变的管理需要多学科的综合治疗策略,及时的诊断和有效的治疗对防止视力丧失和其他严重并发症至关重要。通过现代医学的进展,增殖性糖尿病视网膜病变的治疗效果有了显著提高,为患者提供了更好的视力保护和生活质量改善。

三、糖尿病性黄斑水肿

糖尿病性黄斑水肿是糖尿病视网膜病变中的一种常见且严重的并发症,主要由于中央视网膜区域(黄斑)的血管渗漏引起视网膜水肿。糖尿病性黄斑水肿对糖尿病患者的视力影响尤为显著,因为黄斑是负责中央视力的眼底区域。其分类主要包括局灶性和弥漫性两种,这两种类型的区分有助于指导更精确的治疗策略。

（一）糖尿病性黄斑水肿的分类

1.局灶性糖尿病性黄斑水肿　局灶性糖尿病性黄斑水肿通常是由特定微动脉瘤的渗漏引起的,这些渗漏点导致局部视网膜区域液体积聚。这种类型的糖尿病性黄斑水肿可以通过荧光素眼底血管造影清晰地识别出渗漏源,这对治疗计划的制定至关重要。

2.弥漫性糖尿病性黄斑水肿　弥漫性糖尿病性黄斑水肿涉及更广泛的视网膜区域,并通常与广泛的小血管异常有关,这些血管异常导致整个血视网膜屏障的破坏。在这种情况下,视网膜多区域的微血管渗漏,造成广泛的视网膜厚度增加,光学相干断层扫描在这种情况下尤其有助于诊断。

（二）治疗策略

针对糖尿病性黄斑水肿的治疗策略需要根据糖尿病性黄斑水肿的类型和严重程度来定制。常见的治疗方法如下。

1.激光治疗　主要用于治疗局灶性糖尿病性黄斑水肿,通过封闭渗漏的微动脉瘤来减少液体积聚。

2.抗血管内皮生长因子治疗　适用于各种类型的糖尿病性黄斑水肿,尤其是弥漫性糖尿病性黄斑水肿,可以有效减少血管渗漏和炎症,改善或稳定视力。

3.皮质类固醇治疗　在抗血管内皮生长因子治疗无效或不适合的情况下,皮质类固醇可以用来减轻视网膜的炎症和渗漏。

糖尿病性黄斑水肿是糖尿病视网膜病变中最具挑战性的并发症之一,要求眼科医生具备识别不同类型糖尿病性黄斑水肿的能力,并根据患者的具体情况选择最合适的治疗方案。持续的监控和综合治疗策略是改善视力预后的关键。

第四节 国际临床糖尿病视网膜病变严重程度量表

一、量表的优点

国际临床糖尿病视网膜病变严重程度量表是一种精简且实用的工具,其设计目的是为全球眼科医生和研究人员提供一个统一的评估标准,以便对糖尿病视网膜病变的严重程度进行分类和评估。该量表的简化使得它不仅易于理解和应用,而且具有很高的实用性,适合在全球范围内不同的医疗环境中使用。其主要优点如下。

1. 易于理解和应用 该量表通过简化分类级别和描述,使医生和研究人员能够快速准确地评估糖尿病视网膜病变的程度。这种简化有助于减少诊断过程中的误解和错误,特别是在多学科团队中工作时,能够确保各方面的专业人员都能对病情有一个清晰的理解。

2. 促进国际合作 统一的评估标准不仅便于进行国际间的研究比较,还有助于数据共享和全球卫生决策制定。通过这一量表,全球研究人员可以轻松比较不同研究和临床试验的结果,加速糖尿病视网膜病变的研究进展,提高研究的透明度和复现性。

3. 提高治疗决策的效率 清晰的病变级别可以帮助医生更快地确定最适合的治疗方案,无论是选择药物治疗、激光治疗还是手术干预。这种效率的提高对于糖尿病视网膜病变患者的治疗来说尤其重要,因为病情的快速进展可能迅速影响视力。

国际临床糖尿病视网膜病变严重程度量表是一个重要的工具,它不仅简化了糖尿病视网膜病变的分类过程,还通过提供一个共同的语言和标准,极大地促进了全球范围内对这一疾病的理解和管理。随着全球数据共享和合作的增加,这一量表的重要性将继续增长,对改善糖尿病患者的视力保护和治疗结果起到关键作用。

二、量表的详细内容

以下是该量表定义的不同分类级别及其对应的视网膜病变标准。

1. 无明显糖尿病视网膜病变 在详细的眼底检查中,未发现任何与糖尿病相关的视网膜病变迹象。

2. 轻度非增殖性糖尿病视网膜病变 存在少量微动脉瘤或极少量的视网膜出血。这是非增殖糖尿病视网膜病变的最初阶段。

3. 中度非增殖性糖尿病视网膜病变 视网膜出血数量较多,可见微动脉瘤及轻微的视网膜结构异常。这表明糖尿病视网膜病变有了明显的进展。

4. 重度非增殖性糖尿病视网膜病变 大量的视网膜出血,出现棉絮斑和微血管异常,表明视网膜缺血显著,且有高风险发展为增殖性糖尿病视网膜病变。

5.增殖性糖尿病视网膜病变　视网膜或视神经上出现新生血管,这些新生血管可能伴有或不伴有玻璃体或前房出血,是糖尿病视网膜病变中最严重的形式。

通过明确这些分类级别,医生和研究人员可以更有效地监测病情进展并及时作出相应的治疗决策,从而提高治疗效果和预后。此量表的使用有助于全球糖尿病视网膜病变的研究与管理,为病变的早期识别和治疗提供了重要的参考标准。

第五节　临床应用与研究影响

一、分类系统的临床重要性

糖尿病视网膜病变的分类系统对于临床医生在诊断、监测和治疗糖尿病视网膜病变中的应用至关重要。标准化的分类系统对医生帮助如下。

1.评估疾病严重程度　准确的分类能够帮助医生判断疾病的严重程度和进展速度,从而确定需要随访和检查的频率。

2.制定治疗计划　不同级别的糖尿病视网膜病变可能需要不同的治疗策略。例如,轻度非增殖性糖尿病视网膜病变可能仅需定期监测,而重度非增殖性糖尿病视网膜病变或增殖性糖尿病视网膜病变可能需要立即进行激光治疗或注射抗血管内皮生长因子药物。

3.预测疾病进展　分类系统可以帮助预测疾病的自然进展和治疗后的疗效,特别是在长期管理糖尿病视网膜病变的患者中。

4.研究和临床试验　在进行糖尿病视网膜病变相关的临床研究和试验时,统一的分类标准是评估新治疗方法有效性的关键。

二、未来趋势

随着医学技术的进步和对糖尿病视网膜病变更深入的理解,分类系统的未来发展趋势可能如下。

1.技术集成　利用先进的影像技术,如光学相干断层扫描和广角眼底摄影,可能进一步细化和改进分类标准,提供更详细的病变描述和更早期的病变检测。

2.个体化医疗　通过集成患者的遗传信息、生活方式和血糖控制情况,未来的分类系统可能更加个性化,能更精确地预测每位患者的疾病进展和治疗响应。

3.人工智能的应用　人工智能和机器学习的应用可能使分类系统自动化,提高诊断的准确性和效率。人工智能可以帮助分析复杂的眼底图像,自动识别和分类糖尿病视网膜病变的各个阶段。

4.国际标准化 进一步的国际合作和研究可以推动全球统一的分类标准,促进跨国研究和数据比较,以及全球疾病管理策略的标准化。

通过这些进步,糖尿病视网膜病变的分类系统未来可能更加精确和实用,有助于全球医疗提供者更好地管理这一常见但复杂的并发症。

第六节 小 结

糖尿病视网膜病变是全球糖尿病患者面临的主要并发症之一,严重影响患者的视力和生活质量。准确的分类系统在理解病症、指导治疗、预测疾病进展及评估治疗效果方面发挥着至关重要的作用。从1968年的艾尔利之家会议到现代的ETDRS和国际临床糖尿病视网膜病变严重程度量表,分类系统的不断完善和简化使得全球的医疗专业人士能够更有效地交流和协作。

现代分类系统,如ETDRS和国际量表,通过提供清晰的病变级别和标准,使眼科医生能够更准确地诊断病症,制定个性化的治疗计划,并更好地监控治疗效果。这些系统的进一步发展预计将融合先进的医学影像技术、人工智能和个体化医疗数据,提供更精细的病变评估和更精确的治疗指导。

展望未来,我们期待这些分类系统能够更加精确地反映糖尿病视网膜病变的复杂性,同时也希望它们能够在全球范围内得到标准化和广泛应用,从而在全球范围内改善糖尿病视网膜病变的管理和治疗效果。通过这些努力,我们可以更好地保护糖尿病患者的视力,提高他们的生活质量。

第四章 糖尿病视网膜病变的流行病学

第一节 概　述

一、糖尿病视网膜病变及其公共卫生意义

糖尿病视网膜病变是由长期未良好控制的糖尿病引起的视网膜疾病,是全球工作年龄人群失明的主要原因之一。高血糖水平对视网膜微血管的持续损害,导致了从微血管瘤和渗出物的非增殖性糖尿病视网膜病变到可能导致失明的增殖性糖尿病视网膜病变的一系列变化。全球糖尿病患病率的上升使糖尿病视网膜病变成为一个日益严峻的公共卫生问题,特别是在资源有限的低收入国家,糖尿病视网膜病变的预防和管理面临更大挑战。

随着科技进步和全球卫生政策的发展,糖尿病视网膜病变防治领域近年来取得了重大进展。早期筛查、新型治疗药物的开发及跨学科合作模式的建立,极大地提升了糖尿病视网膜病变患者的诊治效率和生活质量。尽管如此,糖尿病视网膜病变的管理仍然面临诸多挑战,包括早期诊断的普及率不高、患者对疾病管理认知不足以及全球不同地区之间医疗资源的不均等分布等。

二、研究重要性和目的

考虑到糖尿病视网膜病变对全球视力健康的深远影响,尤其是对于低收入国家而言,本章旨在全面评估糖尿病视网膜病变的流行病学模式、风险因素及防治策略,并着重探讨近年来科学研究和公共卫生政策在防治糖尿病视网膜病变方面的重大进展及其对未来研究方向的启示。通过对全球和地区流行状况的深入分析,本章旨在为制定针对性的预防措施、改进疾病管理策略以及指导公共卫生政策制定提供科学依据和策略建议。此外,本章还将关注糖尿病视网膜病变研究中存在的空白区域,探讨新的研究途径,以促进糖尿病视网膜病变预防、诊断和治疗方法的进一步发展,特别是在资源有限的环境中如何有效实施这些策略。

通过对糖尿病视网膜病变流行病学的全面分析,旨在提高全球公共卫生界对这一挑战的认识,同时也期望促进国际合作,共同应对这一影响日益严重的视力健康问题。

第二节 糖尿病视网膜病变的地区差异

糖尿病视网膜病变的全球分布揭示了公共卫生领域中一个复杂的挑战,不同地区的患病率和发病率显著不同。据世界卫生组织(WHO)报告,全球约有1亿糖尿病患者遭受糖尿病视网膜病变的影响,且这一数字预计将在未来几十年持续增加。这种增长在不同经济发展水平的国家表现出明显的地区差异性,尤其是在低收入国家中更为显著。

一、全球和地区患病率与发病率

全球范围内,糖尿病视网膜病变的患病率为25%~35%,但在不同国家和地区间变化巨大。这种差异不仅反映了糖尿病管理和公共健康系统的不同,也与生活方式、遗传倾向及社会经济状态紧密相关。例如,Jenkins等人的研究突出了全球糖尿病负担的增长与肥胖率的上升之间的联系;Burgess等人则强调了在非洲进行更多大型社区基础研究的必要性;Kawasaki等人和Looker等人的工作,为我们提供了关于亚洲、土著人群这些特定人群中糖尿病视网膜病变发病率和进展的宝贵见解。这些研究表明,地理和种族因素在糖尿病视网膜病变的流行病学中扮演着重要角色。

二、发展中与发达国家的流行病学比较

在对比发展中国家与发达国家的糖尿病视网膜病变流行状况时,显而易见的差异不仅体现在患病率和发病率上,更在于疾病的检测、管理和治疗上的不平等。由于资源限制,发展中国家,特别是农村和偏远地区的糖尿病患者面临较低的糖尿病视网膜病变早期诊断率和治疗延迟问题,而发达国家则通过更完善的健康体系和先进的治疗技术,如激光治疗和抗血管内皮生长因子注射,大大降低了糖尿病视网膜病变患者的视力损失和失明风险。

此外,发达国家在糖尿病及糖尿病视网膜病变的公共健康教育方面也更为先进,帮助提高了患者的疾病认知和自我管理能力。这强调了在全球范围内,尤其是在低收入和中等收入国家,提高糖尿病视网膜病变的诊断和治疗水平的紧迫性。

三、城乡分布情况比较

城市和农村环境中的糖尿病视网膜病变分布情况反映了疾病管理的不同挑战。城市居民可能由于更容易获得医疗服务和更高的生活标准,而享有相对较低的糖尿病视网

膜病变患病率。然而,城市化也带来了生活方式的变化,如不健康饮食和缺乏运动,这可能会增加糖尿病及其并发症的风险。反之,农村地区的糖尿病视网膜病变管理面临的主要挑战包括医疗资源的匮乏和患者对疾病认知的不足。这要求制定更具针对性的公共卫生策略,以提升这些地区对糖尿病视网膜病变的诊断和治疗能力。

许多研究都探讨了糖尿病视网膜病变在城市和农村环境中的发病率和影响,为我们深入了解不同环境中视网膜病变的相关差异和风险因素提供了宝贵的资料。

Raman 等人在印度农村地区进行的研究是安卡拉–奈斯拉拉亚糖尿病视网膜病变流行病学和分子遗传学研究Ⅲ(SN–DREAMS Ⅲ)的一部分,该研究报告称,在由农村和城市组成的混合人群中,糖尿病的患病率约为 11%。此外,Alemu 等人和 Brar 等人的研究分别比较了埃塞俄比亚和印度农村和城市人口的视网膜病变患病率。显示城市居民视网膜病变的患病率明显高于农村患者(16.1% *vs.* 5.0%)Brar 等人发现,城市和农村地区糖尿病视网膜病变的总体患病率相似,分别为 17.4% 和 14.0%

总之,糖尿病视网膜病变在城市和农村人口中的分布不尽相同,在发病率、风险因素和获得医疗服务方面也存在差异。了解这些差异对于制定有针对性的干预措施和改善不同环境下糖尿病患者的治疗效果至关重要。显然,糖尿病视网膜病变的流行病学研究揭示了复杂的地区差异,需要国际社会的共同努力,以提高全球范围内糖尿病及其并发症的诊断和治疗水平。此外,加大对糖尿病视网膜病变预防和管理公众教育的投入,特别是在低收入和中等收入国家,对于减轻糖尿病视网膜病变的全球负担至关重要。

第三节 糖尿病视网膜病变的人群差异

糖尿病视网膜病变的风险受到多种因素的影响,其中年龄、性别和种族是影响其发病情况的重要社会人口学因素。这些因素在不同地区和人群中的组合差异解释了糖尿病视网膜病变全球分布的多样性。对这些差异的深入理解对于制定有针对性的预防和治疗策略至关重要。

一、不同年龄组糖尿病视网膜病变发病情况

年龄是影响糖尿病视网膜病变发病的核心因素,特别是在有长期糖尿病病史的老年患者中。随年龄增长,人体代谢功能和血管健康状况逐步下降,增加了糖尿病视网膜病变发展的风险。在不同的年龄段,糖尿病视网膜病变的发病率和进展速度呈现不同的趋势。例如,中国研究显示,60~69 岁年龄组糖尿病视网膜病变患病率达到峰值,而俄罗斯研究则观察到 60~64 岁年龄组患病率上升后,在更老年龄组中有所下降。

此外,研究还探讨了在特定人群中糖尿病视网膜病变的患病率,例如 1 型糖尿病儿

童,在 10~14 岁的儿童中糖尿病视网膜病变的患病率为 2%,在 15~19 岁的青少年中为 10%。针对年轻患者,尤其是 1 型糖尿病儿童和青少年,糖尿病视网膜病变的患病率虽然较低,但仍需关注。儿童和青少年中糖尿病视网膜病变的早期预防和管理对于避免疾病长期影响至关重要。

二、性别在糖尿病视网膜病变风险中的作用

性别差异对糖尿病视网膜病变风险的影响是一个复杂的研究领域。虽然部分研究未发现明确的性别与糖尿病视网膜病变风险之间的关联,但也有研究却表明,相对于女性,男性可能面临更高的糖尿病视网膜病变发展和进展风险。此外,印度的一项研究报告称,与女性相比,男性患有重度糖尿病视网膜病变的风险更高这种差异可能与生理、激素,以及与性别相关的生活方式因素有关。

对性别因素影响糖尿病视网膜病变风险的研究表明了对疾病预防和管理策略的性别敏感性的需求,以及进行更深入研究以明确性别如何影响糖尿病视网膜病变的必要性。

三、种族和遗传背景对糖尿病视网膜病变风险的影响

种族和遗传背景对糖尿病视网膜病变的风险产生了显著影响,一些种族群体如非裔美国人和拉美裔相比白人有更高的糖尿病视网膜病变发病率。这些差异反映了遗传易感性、生活方式、糖尿病管理,以及社会经济状态等多重因素的影响。

特定的遗传变异,如 AKR1B1 基因内的变异,与不同种族群体中糖尿病视网膜病变的风险有关这强调了进一步探索种族和遗传因素在糖尿病视网膜病变发展中作用的重要性,以及这些发现对于开发个性化治疗和管理策略的潜在价值。

综合上述分析,糖尿病视网膜病变的人群差异突出了对年龄、性别、种族和遗传因素在糖尿病视网膜病变预防、诊断和治疗中的综合考虑的重要性。为了有效减轻糖尿病视网膜病变在全球不同人群中的负担,需要基于对这些社会人口学因素的深入理解来开发和实施更为精准和有针对性的公共健康干预措施。此外,持续的研究努力是理解这些复杂相互作用并最终实现个性化医疗的关键。

第四节　糖尿病视网膜病变的长期趋势和未来预测

过去几十年中,随着对糖尿病及其并发症认识的增加和治疗方法的改进,糖尿病视网膜病变的管理和预防取得了一定的进展。早期筛查程序的推广和先进治疗技术的应用,如激光治疗、抗血管内皮生长因子疗法等,已经在一定程度上减缓了糖尿病视网膜病

变的进展和视力损失另外,技术进步,特别是人工智能在糖尿病视网膜病变筛查中的应用,显著提高了糖尿病视网膜病变的检出率和知晓率,在一定程度影响了糖尿病视网膜病变的患病率。其次,全球化的生活方式变化,特别是不健康饮食习惯的普及、体育活动的减少,以及肥胖率的增加,加剧了糖尿病的流行,从而间接增加了糖尿病视网膜病变的发病风险。我们提供了一个基于历史研究和流行病学模型的概述,描述糖尿病视网膜病变患病率随时间变化的趋势。

一、1980 年—1990 年

在这个时期,随着糖尿病患病率的逐渐上升,糖尿病视网膜病变开始被认识为一种重要的公共卫生问题。尽管缺乏全球统一的监测系统,但早期研究显示,糖尿病视网膜病变在糖尿病患者中的普遍性不容忽视,患病率在不同国家和地区有显著差异,在20% ~50% 波动。

二、2000 年—2010 年

在这一时期,全球对糖尿病和糖尿病视网膜病变的关注显著增加。一系列流行病学研究揭示,随着糖尿病患病率的持续增长,糖尿病视网膜病变的患病率也在相应上升。根据不同地区的研究,糖尿病视网膜病变的患病率在全球范围内大约在25% ~35% ,但在某些高糖尿病负担国家,这一数字可能更高。

三、2011 年—2020 年

这一时期,随着公共卫生策略的改进和筛查技术的进步,对糖尿病视网膜病变的早期诊断和治疗有了更大的重视。尽管这有助于提前发现和治疗糖尿病视网膜病变,从而可能减缓患病率的增长速度,但全球糖尿病患者人数的增加仍然推动了糖尿病视网膜病变患病人数的增长。据估计,全球约有 1 亿糖尿病患者受到糖尿病视网膜病变的影响。

随着全球人口老龄化和糖尿病患病率上升,预计糖尿病视网膜病变的患病人数将显著增加。根据国际糖尿病联盟(International Diabetes Federation,IDF)的预测,到 2045 年全球糖尿病患者将从 2021 年的 5.39 亿增加到 7.80 亿考虑到糖尿病视网膜病变是糖尿病患者中普遍存在的并发症,我们可以预计,糖尿病视网膜病变的患者数量将按比例增长。具体预测模型可能依据人口增长、老龄化趋势,以及糖尿病患病率变化等因素来构建,提供对未来几十年糖尿病视网膜病变患病率可能的增长趋势的量化估计。

总之,尽管在糖尿病视网膜病变的预防和治疗方面已取得一定成就,但鉴于其流行趋势和患病人数的预期增长,未来几十年糖尿病视网膜病变将继续是全球眼科健康领域面临的重大挑战之一通过综合应用现有的医学知识、技术创新以及有效的公共卫生策略,可以为减轻糖尿病视网膜病变的负担提供新的思路和解决方案。

第五节 风险因素分析

对糖尿病视网膜病变的发展而言,糖尿病控制策略的效果不仅体现在对血糖、血压和血脂的直接管理上,还涉及通过这些控制手段间接影响病程进展的机制。下面详细探讨这些控制策略是如何具体影响糖尿病视网膜病变发展的。

一、糖尿病相关风险控制的影响

(一)血糖控制

良好的血糖控制对于预防糖尿病视网膜病变的发展至关重要。长期高血糖状态会导致视网膜血管内皮细胞功能障碍,促进炎症和氧化应激反应,最终导致视网膜血管的结构和功能损伤。通过维持血糖水平在正常范围内,可以减少这些病理过程,延缓或阻止糖尿病视网膜病变的进展。此外,良好的血糖控制还能减少糖尿病其他并发症的风险,如糖尿病肾病,这也间接降低了糖尿病视网膜病变发展的风险。

(二)血压控制

高血压不仅是心血管疾病的重要风险因素,也直接影响视网膜血管的健康。高血压会增加视网膜血管的通透性,导致血管渗漏和视网膜水肿,这些都是糖尿病视网膜病变发展的早期标志。通过抗高血压治疗维持血压在正常范围内,可以减轻对视网膜血管的压力,降低糖尿病视网膜病变的风险。

(三)血脂控制

血脂异常,尤其是高水平的胆固醇和甘油三酯,对视网膜血管同样有害。这些血脂成分的积累可以导致血管硬化,影响血流,增加视网膜缺血的风险。此外,血脂异常还可以加剧血管内皮细胞的损伤,促进炎症反应,这些因素共同推动糖尿病视网膜病变的发展。因此,通过饮食、运动和药物治疗等手段控制血脂水平,可以有效降低糖尿病视网膜病变的风险。

总之,糖尿病控制对于预防和管理糖尿病视网膜病变具有重要意义。通过针对性的干预措施,可以有效控制糖尿病本身及其并发症,从而减轻糖尿病视网膜病变的发展风险,改善患者的视力预后和生活质量。这强调了在糖尿病患者的综合管理中,对血糖、血压和血脂的控制不应被忽视。

二、糖尿病类型和病程长度的影响

(一)糖尿病类型对糖尿病视网膜病变的影响

1 型糖尿病通常发生在儿童和青少年中,其特点是胰岛 β 细胞的自身免疫破坏,导致绝对胰岛素缺乏。由于 1 型糖尿病患者往往从较年轻的年龄开始就需要进行胰岛素治疗,他们在一生中暴露于糖尿病的时间较长,因此糖尿病视网膜病变的累积风险相对较高。与此相对,2 型糖尿病通常在成年后期发病,与胰岛素抵抗和相对胰岛素分泌不足有关。2 型糖尿病患者可能在无症状的高血糖状态下生活多年,未被诊断和治疗,当发现时病情可能已经较为严重。此外,2 型糖尿病患者通常伴有其他代谢综合征成分,如高血压和高血脂,这些也是糖尿病视网膜病变的独立风险因素。因此,尽管 2 型糖尿病患者在诊断时的年龄较大,但他们发展糖尿病视网膜病变的速度可能与 1 型糖尿病患者相似,特别是在血糖控制不佳的情况下。

日本糖尿病并发症学会(JSDC)调查了 2 型糖尿病个体中糖尿病视网膜病变的发生率和进展情况,强调了长期随访和糖尿病类型对视网膜病变过程的影响。此外,对 2 型糖尿病孕妇的研究显示了孕期糖尿病视网膜病变的进展,强调了这一人群面临的独特挑战。

此外,研究报告显示 1 型和 2 型糖尿病患者的糖尿病视网膜病变患病率都很高,其中很大一部分人会患有某种程度的视网膜疾病。《青少年糖尿病搜寻队列研究》揭示了 2 型糖尿病个体中糖尿病视网膜病变的高患病率,强调了在这一人群中早期检测和管理的重要性。

总之,糖尿病类型对糖尿病视网膜病变的影响是多方面的,每种类型的糖尿病对这种威胁视力的并发症的发展都是独特的挑战和风险因素。了解 1 型和 2 型糖尿病相关的独特特征和风险概况对于定制干预措施和管理策略以应对多样化患者群体中糖尿病视网膜病变的复杂性至关重要。

(二)病程长度的影响

糖尿病的病程长度是影响糖尿病视网膜病变发展的另一个重要因素。无论是 1 型还是 2 型糖尿病,患病时间的增长都与糖尿病视网膜病变风险的增加密切相关。长期的高血糖暴露导致视网膜微血管损伤累积,增加了糖尿病视网膜病变发展的可能性。研究已探讨糖尿病病程对糖尿病视网膜病变发展和严重程度的影响,提供了关于疾病持续时间与视网膜病变之间关系的宝贵见解。

例如,Falck 等人的研究显示,与没有视网膜病变的个体相比,有视网膜病变的个体糖尿病病程显著更长,表明较长的疾病持续时间与糖尿病视网膜病变的存在可能有关。同样,Nagi 等人发现,非增殖性视网膜病变与糖尿病病程有关,强调了疾病持续时间作为视网膜病变风险因素的重要性。

Tapp 等人强调,糖尿病病程反映了总体血糖控制和随时间的风险因素暴露,表明较长的疾病持续时间可能导致发展糖尿病视网膜病变的风险增加。研究还报告了视网膜病变的患病率与糖尿病持续时间为 10~20 年的患者中红细胞醛糖还原酶水平增加之间的相关性,进一步支持疾病持续时间对糖尿病视网膜病变的影响。

Cohen 等人的研究指出,糖尿病病程是年轻患者发展视网膜病变的独立风险因素,强调了在评估控制对视网膜病变效果时考虑疾病持续时间的重要性。还有研究发现,较长的糖尿病病程与糖尿病视网膜病变的更高患病率和严重程度相关,强调了疾病持续时间在视网膜病变进展中的重要性。

总之,糖尿病病程在糖尿病视网膜病变的发展和严重程度中扮演着关键角色。理解疾病持续时间对视网膜病变的影响对于早期检测、监测和管理策略至关重要,以减轻糖尿病患者中视力威胁并发症的风险。

三、遗传因素和家族史

遗传因素和家族史在糖尿病视网膜病变的发展中扮演着重要角色,这一点在多项研究中得到了证实。研究指出,糖尿病视网膜病变的遗传易感性不仅与单个基因的变异有关,而且与多个基因的相互作用及环境因素的共同影响有关。

(一)遗传易感性

遗传学研究发现,多个基因位点与糖尿病视网膜病变的易感性相关。例如,与血管生成、炎症反应和血糖调节相关的基因,如血管内皮生长因子、高级糖基化终产品物受体(RAGE)和内皮型一氧化氮合酶(eNOS)等基因的变异,已被发现与糖尿病视网膜病变的发展密切相关。这些基因的变异可能影响个体对糖尿病的代谢反应,进而影响视网膜的血管结构和功能,加速糖尿病视网膜病变的进展。研究已经调查了遗传多态性对不同人群中糖尿病视网膜病变易感性的影响。

例如,研究发现 2 型糖尿病中血管内皮生长因子基因的一个常见多态性与糖尿病视网膜病变相关,暗示血管内皮生长因子可能是糖尿病视网膜病变的潜在易感基因。同样,通过基因组学和转录组学预测糖尿病视网膜病变的易感基因,强调了理解这一状况的遗传架构的重要性。

如 Abhary 等人的系统性的 Meta 分析,强调了遗传因素在确定糖尿病视网膜病变易感性以及 1 型和 2 型糖尿病患者之间糖尿病视网膜病变发病率差异中的重要性。另外,Liew 等人的研究指出,对风险因素的不同反应、种族差异和家族聚集作为遗传因素与糖尿病视网膜病变易感性有关。

进一步地,研究已探索与糖尿病视网膜病变相关的特定遗传变异,如 *ZNRF*1、

COLEC12 和 *CYL1BP*1 基因中的变异,为不同人群中糖尿病视网膜病变易感性的遗传基础提供了见解如 eNOS 基因多态性的识别,提供了与糖尿病视网膜病变风险增加相关的遗传标记的宝贵信息。

总之,关于糖尿病视网膜病变遗传易感性的持续研究强调了遗传因素与这一严重并发症发展之间的错综复杂的联系。通过阐明糖尿病视网膜病变易感性的遗传决定因素,研究人员旨在推进预防、早期检测和管理策略的个性化方法,这些方法将针对个体的遗传背景量身定制,促进糖尿病视网膜病变的早期诊断,预防不必要的视力损伤。

(二)家族史的影响

糖尿病视网膜病变的发生不仅与遗传因素有关,家族史也是一个重要的风险指标。具有糖尿病视网膜病变家族史的个体,其发展为糖尿病视网膜病变的风险显著高于没有家族史的个体。这可能是因为家族成员共享相似的遗传背景和生活环境,这两者都可能对糖尿病视网膜病变的发展产生影响。因此,详细了解患者的家族病史,特别是直系亲属中糖尿病视网膜病变的发生情况,对于评估个体发展糖尿病视网膜病变的风险至关重要

研究一致显示,有糖尿病家族史的个体发展糖尿病视网膜病变的风险增加。例如,LALES 研究揭示,有糖尿病家族史的个体,每增加一年,糖尿病视网膜病变风险高出 8%。同样,一项关于动脉粥样硬化风险的社区研究表明,在有糖尿病家族史的非糖尿病个体中,糖尿病视网膜病变风险增加。

此外,研究强调了有糖尿病家族史的个体中糖尿病视网膜病变发展的遗传和表观遗传基础糖尿病家族史与更高的糖尿病视网膜病变风险相关联,暗示了对这一状况的可能遗传易感性。另外,基于家族的研究已经识别出病人亲属中可能受疾病影响的临床特征,强调了糖尿病视网膜病变易感性的遗传成分。

进一步地,研究调查了家族史与糖尿病视网膜病变严重程度之间的关系,报告了正面家族史与糖尿病及糖尿病视网膜病变的严重程度显著相关。年龄、高血压、体重及糖尿病家族史等因素被识别为糖尿病视网膜病变的重要风险因素。此外,糖尿病家族史的存在与糖尿病性黄斑水肿的存在强烈相关,进一步强调了家族易感性对糖尿病视网膜病变的影响。

总之,糖尿病家族史的存在是糖尿病视网膜病变发生和进展的一个关键风险因素。理解家族易感性对糖尿病视网膜病变易感性的影响对于早期检测、个性化管理策略和针对性干预以减轻这一糖尿病致残并发症的影响,至关重要。

四、危害性行为生活方式

近年来,越来越多的研究关注到生活行为方式,包括饮食、运动、依从性和睡眠质量,

对糖尿病视网膜病变发展的影响。

（一）不健康的饮食习惯

饮食习惯对糖尿病及其并发症的发展具有深远的影响。高糖、高脂肪的饮食模式会加剧血糖和血脂异常，这是糖尿病视网膜病变发展的重要风险因素。相反，富含全谷物、膳食纤维、新鲜水果和蔬菜的饮食有助于改善血糖控制，降低血压，从而可能减少糖尿病视网膜病变的风险，抗氧化剂、ω-3 不饱和脂肪酸等营养素对预防糖尿病视网膜病变具有潜在益处，因为它们可以缓解氧化应激和炎症，这是糖尿病视网膜病变发展的关键途径。

（二）较低的活动水平

规律的身体活动能够改善胰岛素敏感性，帮助控制血糖水平，对预防和管理糖尿病及其并发症至关重要。运动通过减少体内炎症反应和氧化应激，以及改善血脂水平，有助于降低糖尿病视网膜病变的风险。此外，运动还能促进血液循环，改善视网膜微血管的健康状况。

（三）依从性低

患者对于糖尿病管理计划（包括用药、饮食、运动等）的依从性对控制糖尿病进展及其并发症至关重要。不良的依从性会导致血糖控制不佳，增加糖尿病视网膜病变等微血管并发症的发生风险。此外，定期眼底检查对于早期发现糖尿病视网膜病变并采取适当治疗措施至关重要，因此，对定期眼科检查的依从性也是预防糖尿病视网膜病变进展的关键因素。

（四）睡眠质量差

越来越多的证据表明，良好的睡眠质量对于糖尿病患者的总体健康至关重要。睡眠不足或睡眠障碍（如睡眠呼吸暂停）可能导致胰岛素抵抗加重，血糖控制恶化。此外，睡眠不足还与系统性炎症和氧化应激增加有关，这些因素都可能促进糖尿病视网膜病变的发展。因此，保证充足和高质量的睡眠是糖尿病患者管理方案中的一个重要方面。

研究表明，睡眠时间和睡眠质量与糖尿病、胰岛素抵抗和血糖控制不良有显著相关性，这表明睡眠模式与糖尿病视网膜病变的发生有潜在关系，睡眠时间长短与糖尿病视网膜病变的风险增加有关，这凸显了充足睡眠对控制糖尿病及其并发症的重要性。Lou 等人发现，睡眠质量差与糖尿病血管并发症（包括视网膜病变和神经病变）有关。Altaf 等人报告说，阻塞性睡眠呼吸暂停是糖尿病视网膜病变发生和发展的一个危险因素，强调了解决糖尿病患者睡眠障碍的重要性。

总之，流行病学研究表明，睡眠质量、睡眠时间和睡眠障碍与糖尿病视网膜病变的发生和发展之间存在潜在联系。了解睡眠模式对视网膜病变的影响对于全面管理糖尿病和改善糖尿病患者的预后至关重要。

（五）酒精消费

饮酒对糖尿病视网膜病变发病的影响一直是流行病学研究中的一个热点。饮酒是一种常见的行为,会对健康产生各种影响,包括对糖尿病患者发生视网膜病变风险的潜在影响。

Zhu 等人对观察性研究进行了 Meta 分析,研究酒精摄入量与糖尿病视网膜病变风险之间的关系。研究发现,饮酒与患糖尿病视网膜病变的风险有关,这凸显了酒精摄入对视网膜健康的潜在影响。相反,Young 等人在 1984 年进行了一项研究,探讨饮酒在男性糖尿病患者视网膜病变的发生和发展中的作用,该研究对随机挑选的 296 名 20～59 岁男性糖尿病患者进行了为期五年的前瞻性研究,旨在了解饮酒与视网膜病变之间的关系。

此外,Tanasescu 和 Hu 还讨论了 2 型糖尿病患者饮酒与冠心病风险之间的关系。该研究强调了适量饮酒对降低糖尿病风险的潜在益处,表明酒精摄入、糖尿病和心血管健康之间存在复杂的相互作用。

总之,流行病学研究表明,饮酒与罹患糖尿病视网膜病变的风险之间存在潜在联系。了解酒精摄入对视网膜健康的影响对于全面管理糖尿病和改善糖尿病患者的治疗效果至关重要。

五、其他相关因素

在探讨糖尿病视网膜病变的风险因素时,除了肥胖和生活方式之外,还有一系列相关因素可能对糖尿病视网膜病变的发展产生影响。

（一）高血压

高血压是另一个与糖尿病视网膜病变发展密切相关的因素。它可能加剧视网膜血管的损伤,促进糖尿病视网膜病变的进展。高血压通过增加血管的渗透性和脆弱性,导致视网膜出血和水肿,加剧视网膜缺氧状况,进而促进新生血管的形成,这是增殖性糖尿病视网膜病变的主要特征。

高血压与糖尿病视网膜病变之间的关系一直是流行病学研究关注的主题,研究旨在了解血压控制对糖尿病患者视网膜病变的发生和发展的影响。Venkataswamy 等人研究了在泰兰加纳州眼科诊所就诊的糖尿病患者对糖尿病视网膜病变的认识和评估,研究报告称,高血压患者中视网膜病变的发病率较高,这凸显了高血压与糖尿病视网膜病变之间的潜在联系。而也有研究发现,高血压不是糖尿病患者的重要风险因素,这表明使用降压药可能是这一关系中的混杂因素。

总之,流行病学研究表明,高血压与糖尿病视网膜病变的发病风险之间存在潜在关系。了解血压控制对视网膜健康的影响对于全面管理糖尿病和改善糖尿病患者的治疗效果至关重要。

（二）心理压力

长期的心理压力和焦虑状态不仅对个人的心理健康造成影响，还被认为是糖尿病及其并发症的风险因素。心理压力可以通过激活应激激素如皮质醇，干扰血糖控制，增加炎症水平，从而可能加剧糖尿病视网膜病变的发展。管理压力和采取放松技巧，如冥想和深呼吸，可能有助于降低糖尿病视网膜病变的风险。

心理压力与糖尿病视网膜病变的关系主要集中在视力受威胁的糖尿病视网膜病变患者所经历的社会和情感压力上。这些压力与增强的社会和情感挑战相关联，可能会导致功能水平显著下降，尤其是在同时存在糖尿病视网膜病变和心理社会问题的个体中。这种情况可能导致治疗不合理，糖尿病控制恶化，糖尿病视网膜病变进展加速，进一步加剧心理社会压力。这种恶性循环凸显了需要包括管理心理社会压力因素在内的综合方法，以减轻其对糖尿病视网膜病变进展和整体疾病管理的影响。

此外，氧化应激在糖尿病视网膜病变的发病机制中起着关键作用，各种研究表明，氧化应激和炎症是疾病发展的重要贡献因素。这些因素是相互关联的，表明管理心理压力可能会影响氧化应激水平，进而影响糖尿病视网膜病变的进展。例如，有研究讨论了褪黑素通过调节自噬、炎症和氧化应激对糖尿病视网膜病变的保护机制，突出了心理、代谢和生化因素在疾病进展中的复杂相互作用。

总之，心理压力对糖尿病患者产生多方面的影响，可能通过涉及社会和情感压力以及促进氧化应激的机制，加剧了糖尿病视网膜病变的风险和进展。将心理压力管理作为糖尿病视网膜病变管理的一部分，可能提供更全面的治疗和预防方法，强调心理健康在糖尿病及其并发症整体护理中的重要性。

第六节　预防和筛查

在糖尿病视网膜病变的管理中，预防和筛查扮演着至关重要的角色。这些措施不仅可以早期识别疾病，还可以通过早期干预来阻止或减缓疾病的进展，从而减少视力损失和盲度的风险。

一、筛查的重要性

（一）早期筛查的关键作用

糖尿病视网膜病变的早期发现对于防止视力丧失至关重要。流行病学研究反复证明，在糖尿病视网膜病变的早期阶段进行干预可以显著降低视力丧失的风险。早期诊断和及时治疗不仅可以防止疾病进展到更严重的阶段,还可以显著提升患者的生活质量,强调了筛查在疾病管理中的核心地位。

（二）预防疾病进展的重要手段

通过定期的糖尿病视网膜病变筛查,医疗专业人员能够有效监测疾病的进展,并在其发展至更严重阶段前提供适当的治疗。这种预防性干预被流行病学研究证实为减少糖尿病视网膜病变的严重程度和延缓其进展的有效方法。定期筛查使得医生能够及时识别出需要干预的早期病变,从而避免或延缓由糖尿病视网膜病变引起的视力损害。

（三）有利于优化资源分配

筛查程序在识别最需要治疗的个体方面起到了决定性作用,有助于医疗资源能够被更加高效地分配给那些风险最高的患者。这种资源优化策略不仅提升了治疗效率,还提高了医疗系统对糖尿病视网膜病变管理的整体效能。流行病学研究表明,有效的筛查和治疗分配策略可以最大化医疗资源的利用,减少糖尿病视网膜病变导致的视力损失,同时确保公共卫生资源得到合理的应用和分配。

糖尿病视网膜病变筛查在防止视力丧失、监测疾病进展,以及优化医疗资源分配中扮演着至关重要的角色。在流行病学研究的支持下,筛查已成为糖尿病视网膜病变管理中不可或缺的一环,其对于提升患者生活质量和改善公共卫生体系的效能具有深远的影响。

二、筛查方法

（一）直接眼底检查

直接眼底检查作为传统的糖尿病视网膜病变筛查方法,依赖于医生的专业技能,医生对患者散瞳后使用眼底镜可直接观察视网膜变化。虽然这种方法为识别视网膜变化提供了直接路径,但是流行病学研究指出,由于医生操作主观性影响,可能存在诊断的差异性,因此有必要提高检查标准化。

（二）数字化眼底摄影

数字化眼底摄影利用高清相机拍摄眼底照片,不仅实现了检查结果的电子化存储和远程传输,也极大地便利了远程诊断和疾病监测。流行病学研究显示,这一方法能有效扩大筛查覆盖范围,提升了筛查程序的接受度和参与率,是现代糖尿病视网膜病变筛查中的一项重要技术进步。

（三）荧光素眼底血管造影与光学相干断层扫描

荧光素眼底血管造影和光学相干断层扫描为糖尿病视网膜病变的诊断提供了更为深入的视网膜血管和视网膜层次图像。荧光素眼底血管造影在识别新生血管和微血管渗漏方面特别有用,而光学相干断层扫描则对评估糖尿病性黄斑水肿尤为重要。流行病学研究强调,这些高级成像技术对于精确诊断和制定个性化治疗策略具有关键作用。

（四）人工智能辅助诊断

人工智能在糖尿病视网膜病变筛查中的应用展现出显著的潜力,人工智能算法可以自动、快速、准确地分析眼底照片,识别糖尿病视网膜病变征兆。流行病学研究强调了人工智能在提升筛查效率、减少人为误差,以及扩大筛查覆盖率,特别是在资源有限地区的巨大潜力,展望了人工智能技术在公共卫生策略中的重要地位。有研究表明,利用人工智能、机器学习和深度神经学习分析糖尿病患者视网膜图像的自动分析算法,提高了糖尿病视网膜病变检测的速度和准确性。

人工智能在糖尿病视网膜病变筛查中的应用,显著提高了糖尿病视网膜病变筛查的准确性、效率和可及性,为未来的糖尿病视网膜病变管理提供了美好前景。

总之,从传统的直接眼底检查到利用人工智能的最新技术,糖尿病视网膜病变筛查方法的不断进步不仅促进了疾病早期发现和有效治疗,也在流行病学研究中提供了重要的数据支持,为全球糖尿病视网膜病变预防和管理策略的制定和优化提供了科学依据。

三、预防策略及流行病学研究的贡献

糖尿病视网膜病变作为一种常见的糖尿病并发症,其预防和管理对于防止视力损失至关重要。通过综合应用多种预防措施,可以有效减少糖尿病视网膜病变的发生和进展。以下是针对糖尿病视网膜病变的主要预防策略,以及流行病学研究在这些策略评估和实施中的重要作用。

（一）血糖控制的中心地位

控制血糖水平是预防糖尿病视网膜病变的核心策略。严格的血糖管理能显著降低糖尿病视网膜病变发生的风险,并减缓其进展。定期监测血糖、采用合理的饮食计划、保持规律的体育活动,以及适时的药物干预是实现血糖控制的关键措施。美国糖尿病控制与并发症试验中心（Diabetes Control and Complications Trial, DCCT）和英国前瞻性糖尿病研究（United Kingdom Prospective Diabetes Stady, UKPDS）等流行病学研究已经证实了良好血糖控制对于减少糖尿病视网膜病变风险的重要性,为血糖管理在糖尿病视网膜病变预防中的核心作用提供了坚实的科学依据。

（二）血压和血脂的综合管理

除了血糖控制外,血压和血脂的管理也对预防糖尿病视网膜病变至关重要。适当控制血压和调节血脂水平能够有效降低视网膜微血管损伤的风险。健康的生活方式调整,如低盐饮食和规律运动,以及必要时的药物治疗,是实现这一目标的有效途径。流行病学研究显示,血压和血脂控制在糖尿病视网膜病变预防中的作用不容忽视,突出了综合性代谢控制策略的重要性。

（三）定期眼科检查的必要性

定期进行眼科检查对于早期发现和干预糖尿病视网膜病变具有决定性的意义。建议所有糖尿病患者至少每年进行一次眼科检查,以便及时发现任何可能的视网膜问题。流行病学研究支持定期眼科检查在降低糖尿病视网膜病变相关视力障碍中的重要作用,强调了早期诊断和治疗的价值。

（四）流行病学研究的重要贡献

流行病学研究在评估和验证糖尿病视网膜病变预防策略的效果方面发挥了关键作用。这些研究不仅提供了关于各种预防措施效果的直接证据,还帮助公共卫生决策者了解疾病负担、识别风险因素,并指导预防策略的制定和优化。通过流行病学研究,我们能够更准确地预测糖尿病视网膜病变的趋势,更有效地分配医疗资源,并最终减少因糖尿病视网膜病变引起的视力损失。

第七节　公共健康政策和干预

随着对糖尿病视网膜病变影响深度的认识,公共健康政策和干预措施在控制其流行中扮演着关键角色。有效的政策和干预不仅可以减少新病例的发生,还可以帮助已经患病的患者管理病情,减缓疾病进展。

一、现有的公共健康政策

许多国家已经实施了针对糖尿病和糖尿病视网膜病变的公共健康政策,旨在提高公众对这些疾病的认识,促进早期诊断和及时治疗。这些政策通常包括以下几个方面。

1.提高筛查率　政府和健康组织推广定期眼科筛查,尤其是针对高风险群体,如糖尿病患者,以便早期发现糖尿病视网膜病变。

2.健康教育　通过公共健康宣传,提高人们对糖尿病及其并发症,特别是糖尿病视网膜病变的认识。教育内容包括糖尿病视网膜病变的预防、早期发现的重要性以及可用的治疗选项。

3.改善医疗服务可及性　通过提供财政支持,改善基础设施和培训专业人员,确保所有患者都能获得必要的眼科服务。

4.改善医疗资源分配　政府和非政府组织相互合作,向偏远和资源有限的地区提供必要的医疗资源,包括筛查和治疗设备以及相关专业技术人员。

5.政策支持和资金投入　政府和相关机构应提供必要的政策支持和资金投入,用于糖尿病视网膜病变预防和治疗项目,研究和技术创新。

二、推荐的公共卫生策略和干预措施

为了进一步加强糖尿病视网膜病变的控制和管理,以下是一些推荐的公共卫生策略和干预措施。

1. 加强跨学科合作　鼓励内科、眼科和其他相关专业之间的合作,以提供综合的糖尿病和糖尿病视网膜病变管理。

2. 使用新技术提高筛查效率　利用人工智能和远程医疗技术,提高糖尿病视网膜病变筛查的准确性和效率,尤其是在资源有限的地区。

3. 制定个性化的治疗计划　基于患者的具体情况,包括疾病的严重程度、个人健康状况和生活方式,制定个性化的治疗和管理计划。

4. 社区参与和患者教育　在社区层面进行健康促进活动,增强患者对自我管理的能力,包括血糖控制、健康饮食和定期检查。

5. 利用数字媒体增强互动性教育　通过社交媒体、在线论坛和教育平台,向糖尿病患者和公众提供关于糖尿病视网膜病变预防和管理的信息,开发互动应用程序和在线工具,以提高患者对疾病管理的参与度和兴趣。

6. 针对青少年的预防项目　在学校和社区推广针对青少年的预防项目,以增强他们对健康生活方式重要性的认识,从而降低未来发生糖尿病和糖尿病视网膜病变的风险。

通过这些公共健康政策和干预措施的实施,可以在更广泛的层面上减轻糖尿病视网膜病变的负担,提高患者的生活质量,同时减少因糖尿病视网膜病变引起的视力损失和盲度。这要求政府、医疗保健提供者、研究人员和公众共同努力,采取综合措施应对这一挑战。

第八节　研究空白和未来方向

尽管关于糖尿病视网膜病变的研究取得了显著进展,但仍存在许多研究空白和需要深入探索的领域。以下是当下研究局限性及未来的研究方向。

一、目前研究的局限性

(一)遗传因素的复杂性

糖尿病视网膜病变的发展涉及复杂的遗传因素。尽管一系列与糖尿病视网膜病变相关的遗传变异已被确定,但对于这些遗传因素的相互作用及其与环境因素之间相互影响的理解仍然有限。特别是,遗传表达的差异、基因调控网络,以及外显子与非编码 RNA

之间的相互作用揭示了一个复杂的遗传调控图谱。为了克服这一挑战,跨学科研究尤为重要,特别是结合生物信息学、遗传学和眼科学的力量。同时,提倡利用单细胞测序技术、CRISPR基因编辑和机器学习等先进技术,来揭示遗传复杂性,有助于识别新的风险因子和治疗靶点。

(二)个体化治疗的缺乏

目前的糖尿病视网膜病变治疗往往采用标准化的方法,忽视了患者之间在遗传背景、生活习惯及并发症等方面的个体差异。为了实现治疗的个体化,鼓励通过增加对患者遗传背景、代谢特征和生活习惯的研究来推动治疗策略的转变。此外,进行包含不同人群的临床试验,以测试个体化治疗策略的有效性,是确保研究结果普适性的关键步骤。

(三)早期诊断的挑战

尽管筛查技术有所进步,糖尿病视网膜病变早期诊断仍然充满挑战。新的诊断技术,如深度学习支持的视网膜成像,提高了对早期变化检测的精确度。同时,国际合作下对早期糖尿病视网膜病变诊断标准和方法的统一和推广,对提高诊断的准确性和一致性至关重要。

(四)预防策略的有效性证据不足

尽管健康生活方式在预防糖尿病视网膜病变中的重要性已被广泛认可,但关于具体预防措施的有效性证据有限。倡导设计多中心、长期随机对照试验,评估饮食、运动等预防措施的实际效果。同时,强调在全球范围内推广经证实有效的预防策略,特别是在资源有限的地区,包括提高公共卫生教育、支持生活方式改变以及加强早期筛查。

通过上述改进,可以为未来的糖尿病视网膜病变研究提供更明确的方向,同时为临床治疗和公共卫生策略的制定提供坚实的科学基础。这不仅有助于促进对糖尿病视网膜病变更深层次的理解,也有助于改善患者的治疗效果和生活质量。

二、未来的研究方向

(一)深入理解遗传和环境因素的相互作用

尽管遗传因素在糖尿病视网膜病变的发展中起着关键作用,环境因素同样不可忽视。未来的研究需要更深入地探索遗传因素与环境因素如何相互作用影响糖尿病视网膜病变的风险。全基因组关联研究(Genome-Wide Association Studies,GWAS)和表型组学研究将是理解这些复杂相互作用的有力工具。例如,通过GWAS可以识别与糖尿病视网膜病变相关的新遗传标记,而表型组学研究有助于揭示这些遗传变异如何在特定的环境背景下表达和作用。

（二）发展个性化治疗策略

个体差异在糖尿病视网膜病变的发展和治疗响应中起着至关重要的作用。因此，开发基于个体特定风险因素（如遗传背景、疾病严重程度和生活方式等）的个性化治疗方案，是未来研究的一个重要方向。这可能包括利用生物标志物来预测治疗效果，或开发新的治疗方法，以针对个体的病理特征进行定制化治疗。

（三）提高早期诊断的准确性

早期和准确的诊断对于防止糖尿病视网膜病变进展至严重阶段至关重要。人工智能和先进成像技术的结合，为早期诊断提供了新的可能性。人工智能算法可以通过分析大量眼底影像，学习识别糖尿病视网膜病变的早期标志，从而提高筛查的灵敏度和特异性。

（四）评估预防措施的长期效果

虽然多种预防措施已被提出用于减少糖尿病视网膜病变的风险，但它们的长期效果仍需进一步评估。通过大规模的前瞻性队列研究，可以更准确地评估生活方式改变、血糖控制等预防措施对糖尿病视网膜病变发生和进展的长期影响。

（五）探索新的治疗靶点

随着对糖尿病视网膜病变病理过程的深入了解，识别新的治疗靶点和开发新药物成为可能。研究糖尿病视网膜病变病理过程中的新分子机制，如炎症途径、氧化应激反应和血管生成等，将有助于发现新的治疗靶点，为开发更有效的治疗策略提供科学依据。

通过这些未来的研究方向，我们可以期待在糖尿病视网膜病变的预防、诊断和治疗方面取得更大的进步，从而不仅能够提高患者的生活质量，也能够为全球减轻糖尿病视网膜病变负担做出重要贡献。这些研究将需要跨学科的合作、创新思维和充分利用新兴技术。

第九节　小　结

糖尿病视网膜病变作为糖尿病最常见的并发症之一，在全球范围内对患者的视力和生活质量构成了严重威胁。通过深入分析糖尿病视网膜病变的流行病学特征，我们认识到随着糖尿病患病率的全球性增长，糖尿病视网膜病变的负担预计将持续上升，尤其在资源有限的低收入及中等收入国家中更为显著。关键的风险因素包括但不限于血糖、血压和血脂的控制不当，以及遗传因素、不良生活方式等。这些发现强调了定期筛查和有效血糖控制在预防糖尿病视网膜病变进展中的重要性，同时也凸显了公共健康政策和干预在提高筛查率和公众教育方面的关键作用。

　　针对未来的研究和政策制定,建议加强对糖尿病患者的早期筛查和干预,尤其是在识别为高风险的个体中,以及推广基于个体风险评估的个性化治疗计划。此外,对糖尿病视网膜病变遗传易感性的进一步研究将有助于揭示新的风险因素,为治疗靶点的发现提供依据。实施包含健康教育、筛查和医疗服务改进的综合性公共健康政策,以及鼓励跨学科合作,将是应对糖尿病视网膜病变挑战的关键策略。

　　综上所述,尽管糖尿病视网膜病变的管理取得了进步,但面临的挑战依然重大。通过加大研究力度,实施有效的公共健康干预,并倡导健康生活方式,我们可以期待在将来有效减轻糖尿病视网膜病变的负担,显著改善患者的视力和生活质量。这一切需要政府、医疗保健提供者、研究者和公众的共同努力和持续关注。

第五章　糖尿病视网膜病变的影像学表现

第一节　概　述

及时识别和治疗糖尿病视网膜病变至关重要,以预防病情恶化和减少致盲风险。持续的公共健康努力和研究也必须强化,以提高对糖尿病视网膜病变的认识、改善筛查程序,并发展新的治疗方法,以应对这一日益严峻的全球健康挑战。

影像学在糖尿病视网膜病变诊断和管理中承担重要角色。

1. 眼底照相　作为最传统的影像学方法之一,允许医生记录病变的初始状态并追踪随访变化,为长期监控糖尿病视网膜病变提供了基础。

2. 光学相干断层扫描　光学相干断层扫描的出现代表了一个技术飞跃,为医生提供了一种非侵入性的方式来获得视网膜的高分辨率截面图像,特别是在评估糖尿病性黄斑水肿方面显示出其独特的优势。近年来,光学相干断层扫描技术已经得到进一步的优化,如 Swept-Source OCT,提供了更快的扫描速度和更深的穿透力,为深入理解视网膜和脉络膜的病理改变提供了更多的细节,成为评估视网膜厚度和黄斑水肿的首选方法。

3. 光学相干断层扫描血管造影　光学相干断层扫描血管造影(optical coherence tomography angiography,OCTA)是另一项革命性技术,其发展允许医生无需造影剂即可详细观察到血管流动,为观察微血管异常提供了更安全、更详尽的手段。识别非灌注区域和新生血管,这对糖尿病视网膜病变的诊断和监控至关重要。

4. 荧光素眼底血管造影　荧光素眼底血管造影能够详细描绘出微血管的渗漏和闭塞,成为一个重要的里程碑,它通过注射荧光造影剂并捕捉其在视网膜血管中流动的图片,为医生提供了检测微血管异常(如微血管瘤和视网膜新生血管)的手段。然而,荧光素眼底血管造影的使用受限于其侵入性和造影剂相关的潜在副作用。

第二节 影像技术的历史和发展

一、传统影像技术

眼底照相和荧光素眼底血管造影是糖尿病视网膜病变诊断和管理中的传统影像技术,各自在临床应用中扮演着关键角色。

1. 眼底照相 是识别和监测糖尿病视网膜病变的基本工具。利用高分辨率相机系统,它能够捕捉视网膜的详细图像,显示出微血管异常、出血、微动脉瘤和黄斑区变化等病理特征。这种技术对于糖尿病视网膜病变的早期检测尤为重要,因为及时的识别可以促进早期干预,减少严重视力丧失的风险。超宽视野眼底摄影技术的发展进一步增强了眼底照相的诊断能力,使医生能够观察到更广泛的视网膜区域,从而提高了对周边视网膜病变的检测率。随着技术的发展,新的诊断工具如扫描激光眼底成像(scanning laser ophthalmoscopy,SLO)提供了更高的图像清晰度和操作便捷性,使得这些传统影像技术在现代医疗实践中仍然保持着重要地位。

2. 荧光素眼底血管造影 则提供了一种更为深入的诊断手段。通过注射荧光造影剂,并使用特定波长的光来激发造影剂发光,荧光素眼底血管造影可以详细显示血管的通透性、泄漏情况和新生血管的存在,这对于评估增殖性糖尿病视网膜病变及其治疗方案尤为重要。此外,荧光素眼底血管造影在识别和评估糖尿病视网膜病变中的微血管异常如微血管瘤的出血、毛细血管非灌注区和新生血管的位置方面提供了至关重要的信息,这些信息对于制定激光光凝或抗血管内皮生长因子药物治疗策略至关重要。

二、现代影像技术

近年来,现代影像技术如光学相干断层扫描和光学相干断层扫描血管造影在糖尿病视网膜病变的诊断和管理中的应用取得了显著进展。这些技术的进步极大地提高了我们识别和监测糖尿病视网膜病变的能力,特别是在糖尿病黄斑水肿的评估和治疗反应监控方面。

1. 光学相干断层扫描 是一种使用近红外光波的非侵入性影像技术,能够提供视网膜层次结构的精细横截面图像。光学相干断层扫描对于识别和量化黄斑区水肿、视网膜层分离及其他视网膜结构改变特别有效。这一技术已成为糖尿病性黄斑水肿诊断的金标准,其测量结果对于指导抗血管内皮生长因子和激光治疗提供了重要依据。

2. 光学相干断层扫描血管造影 是一种更先进的影像技术,它能够无需造影剂即可提供关于视网膜和脉络膜血流的微观视图。光学相干断层扫描血管造影通过分析样本光束的反射和散射变化,捕获微血管的血流动态,对于揭示视网膜微血管异常、非灌注区域及新生血管极为重要。光学相干断层扫描血管造影的引入显著提高了早期微血管改变的检测能力,尤其是在无需对患者进行造影的情况下,提供了一种安全、高效的检查方法。

随着技术的持续发展,光学相干断层扫描和光学相干断层扫描血管造影不仅在临床上用于疾病的诊断和监测,还在临床试验中评估新治疗方法的效果中发挥着日益重要的作用。这些技术的进步为糖尿病视网膜病变的个体化治疗提供了可能,通过更准确地识别疾病的特定阶段和风险因素,帮助优化治疗计划,以期达到最佳的视力保护效果。

第三节 眼底照相

一、标准眼底摄影和超宽视野成像

标准眼底摄影和超宽视野成像技术是在糖尿病视网膜病变的诊断和监测中应用广泛的影像工具,各具其独特的优势和应用场景。

1. 标准眼底摄影 依靠高质量的摄影设备,在标准视野范围内(通常为30°~50°)捕捉视网膜图像。这种方法可以详细展现视网膜的中心区域,如黄斑和视盘,是识别糖尿病视网膜病变中心性病变的关键技术。标准眼底照相适用于大多数临床场合,特别是在常规的糖尿病视网膜病变筛查和基线评估中,提供了关于病变状态的重要视觉信息。

近年来,超宽视野成像技术显著扩展了眼底检查的能力,通过提供高达200°的视网膜视野,一次性展现了几乎整个视网膜,包括常规方法难以观察到的周边区域。这种技术的主要优势在于其能够检测传统眼底摄影可能遗漏的周边视网膜异常,如新生血管、周边出血或撕裂,这对于全面评估糖尿病视网膜病变的病变程度及其进展非常关键。

2. 超宽视野成像 已经被证明对于监测糖尿病视网膜病变的全貌尤为重要,它不仅可以用于早期发现病变,还能监控已知病变的进展,为治疗效果的评估提供了更广阔的视角,医生能够观察到更广泛的视网膜区域。此外,这一技术对于制定激光光凝或抗血管内皮生长因子治疗的策略具有显著的临床意义,因为它允许医生评估治疗前后的周边视网膜状况,确保治疗覆盖所有受影响区域。研究表明,使用超宽视野成像技术可以提高糖尿病视网膜病变的检测率,尤其是在病变初期或进行中,增强医疗提供者对疾病进展的了解,从而提早进行干预,预防可能的视力丧失。该技术已被证实可以揭示更多的病变,尤其是在传统方法可能遗漏的周边区域,从而优化了糖尿病视网膜病变的整体管理。

二、临床应用

通过眼底照相,医生可以准确地将糖尿病视网膜病变分类为非增殖性糖尿病视网膜病变和增殖性糖尿病视网膜病变,进一步按照病变的严重程度细分。这种分类至关重要,因为它直接影响治疗策略的选择和疾病管理的优先级。同时,眼底照相在糖尿病视网膜病变的远程医疗中发挥重要作用。

1. 在糖尿病视网膜病变分类方面　眼底照相为医生提供了关键的视觉证据,帮助他们确定病变的特定特征,如微血管瘤、出血、硬性渗出和新生血管等。例如,非增殖性糖尿病视网膜病变的诊断依赖于这些非增殖性病变的发现,而增殖性糖尿病视网膜病变的识别则是基于新生血管或玻璃体出血的证据。根据这些信息,医生可以制定相应的管理策略,包括基本的糖尿病管理到具体的眼科干预措施,如激光治疗或抗血管内皮生长因子注射。

2. 在远程医疗应用方面　眼底照相技术尤其在低资源环境中显示出其价值。通过数字化眼底相机捕获的图像可以被远程传送至专家处进行评估,这一过程称为远程眼底筛查。这种筛查方法对于提高糖尿病视网膜病变的识别率和治疗的及时性至关重要,尤其是在那些缺乏足够眼科专家的地区。研究表明,通过远程医疗进行眼底筛查可以显著提高筛查覆盖率,降低视力丧失的风险,并且是成本效益显著的健康干预措施。

三、影像特征

微动脉瘤、出血、和黄斑水肿是糖尿病视网膜病变在影像学上的三个关键特征,它们在诊断和监测糖尿病视网膜病变过程中具有重要的指示作用。

1. 微动脉瘤　是糖尿病视网膜病变的早期病变之一,通常在眼底照相中表现为小的、圆形的红色点状结构。这些微小的扩张点反映了微血管内皮的局部受损,是微血管通透性增加和血管壁的结构破坏的直接表现。研究表明,微动脉瘤的数量和大小与糖尿病视网膜病变的进展密切相关,并可用于评估疾病严重程度。

2. 出血　特征在眼底照相中通常显示为不规则的红色斑点或斑块。这些出血可按其在视网膜的位置分为点状出血或火焰状出血。点状出血通常位于视网膜内层,而火焰状出血因其形状和位置通常位于神经纤维层。出血的存在通常指示了疾病的活跃进展和视网膜微血管的显著病理变化,是进行进一步干预治疗的重要依据。

3. 黄斑水肿　在眼底照相中表现为黄斑中心凹区域的模糊和隆起,是黄斑区功能受损的直接表现,常伴有视力严重下降。

第四节 自适应光学和眼底自体荧光成像

一、自适应光学的应用

自适应光学（adaptive optics，AO）技术在糖尿病视网膜病变的高分辨率视网膜成像中展现出巨大潜力。通过实时校正眼球的光学畸变，自适应光学使得科研人员能够获得远超传统成像技术的视网膜图像清晰度和分辨率。这种技术的进步不仅促进了对视网膜疾病更精确的理解，也为临床诊断和治疗策略的制定提供了新的工具。

1. 微血管的细节观察　利用自适应光学技术，研究者能够观察到糖尿病视网膜病变患者视网膜微血管的微细结构变化，如微动脉瘤和血管异常的精确图像。这种高分辨率成像为识别和监测糖尿病视网膜病变提供了前所未有的细节水平，从而有助于早期诊断和评估疾病进展。

2. 视网膜细胞的活动状态　自适应光学技术可详细显示视网膜的细胞结构，包括单个视锥细胞和视杆细胞的排列与健康状况。这一功能在评估视网膜病变如色素上皮脱落或感光细胞损伤中尤为重要。研究表明，自适应光学可以用来评估视网膜功能障碍的早期标志，这对于糖尿病视网膜病变的管理和干预具有重要意义。

3. 神经细胞损伤的评估　糖尿病视网膜病变的神经退行性变化可以通过自适应光学进行详细观察。研究已经表明，糖尿病视网膜病变患者的视网膜神经纤维层在病程早期即可能出现厚度变化，而自适应光学技术可以精确测量这些变化，从而帮助医生评估疾病的神经退行性影响。

这些研究和应用展示了自适应光学技术在改进糖尿病视网膜病变诊断和监控方面的重要作用，特别是在揭示疾病早期微观变化和提供治疗前后的详细反馈上的潜力。随着这项技术的进一步发展和应用，预计将对糖尿病视网膜病变的管理产生显著影响。

二、眼底自体荧光成像的应用

眼底自体荧光成像（funds autofluorescence，FAF）是一种重要的诊断工具，专门用于评估视网膜色素上皮细胞（retinal pigment epithelium，RPE）的健康状态。这种技术利用视网膜色素上皮细胞内的脂褐素自然发光的特性，无需外加造影剂即可展示视网膜色素上皮细胞的功能状态和结构改变。眼底自体荧光成像在诊断和监测糖尿病视网膜病变及其他与视网膜色素上皮细胞功能障碍相关的视网膜疾病中发挥着至关重要的作用，尤其是在如下方面。

1. 视网膜色素上皮细胞损伤和病变区域的识别　眼底自体荧光成像能够清楚显示

视网膜色素上皮细胞损伤或退化的区域,这些区域在成像中通常表现为异常的荧光信号。荧光增强可能表明脂褐素的积聚,而荧光减少则可能指示视网膜色素上皮细胞的损失或功能下降。

2. 监测病变进程　眼底自体荧光成像对监测视网膜色素上皮细胞的代谢变化及其与疾病进程的相关性提供了独特见解。随着疾病的进展,视网膜色素上皮细胞的荧光特性会发生变化,这些变化有助于判断疾病的活跃程度及其对治疗的响应。

3. 评估疗效　眼底自体荧光成像不仅用于疾病诊断,还是评估治疗效果的有力工具,尤其在追踪抗血管内皮生长因子等治疗干预的长期影响方面。通过比较治疗前后的眼底自体荧光成像,医生可以直观地评估视网膜色素上皮细胞的健康恢复情况及视网膜功能的改善。

近年来的研究加深了我们对眼底自体荧光成像在视网膜疾病中的应用价值的理解。例如,Schmitz-Valckenberg 等在 2011 年的研究中详细探讨了眼底自体荧光成像在监测年龄相关性黄斑变性进展中的角色,并强调了它在理解视网膜色素上皮细胞功能障碍在病理过程中的核心作用。此外,Holz 等在 2017 年的研究中展示了眼底自体荧光成像在评估年龄相关性黄斑变性治疗反应中的应用,证实了这一技术在现代眼科临床实践中的重要性。

总之,自适应光学和眼底自体荧光成像技术为视网膜疾病的诊断和监测提供了强大的工具,特别是在揭示疾病早期细微变化和评估病理机制方面具有重要价值。这些高级成像技术的应用有助于更精准地定位病变、监控病程进展并评估治疗效果。

第五节　光学相干断层扫描

一、光学相干断层扫描在糖尿病视网膜病变中的应用

光学相干断层扫描在糖尿病视网膜病变的诊断和管理中扮演着至关重要的角色。作为一种先进的非侵入性成像技术,光学相干断层扫描能够提供视网膜层次极其详细的横截面图像,使得医生能够精确地评估视网膜的结构变化,尤其在糖尿病性黄斑水肿的监测中表现出其独特的优势。

光学相干断层扫描的应用极大地改善了对糖尿病性黄斑水肿的诊断和监控。通过光学相干断层扫描,医生能够直观地观察到视网膜厚度的增加、囊性空间的形成以及视网膜下液体的积聚,这些都是糖尿病性黄斑水肿发展的明显标志。研究显示,光学相干断层扫描对于检测糖尿病性黄斑水肿中微细的视网膜变化比传统的眼底照相更为敏感和精确。

光学相干断层扫描在评估视网膜神经纤维层(retinal nerve fiber layer,RNFL)的厚度变化中也显示出其价值。视网膜神经纤维层的变化通常反映了神经退行性变化,这在糖尿病视网膜病变的早期阶段尤为重要。研究发现,糖尿病视网膜病变患者的 RNFL 厚度在病程早期就可能发生变化,而光学相干断层扫描能够有效地捕捉这些变化,为早期干预提供了可能。

光学相干断层扫描的新型应用如光学相干断层扫描血管造影进一步扩展了其在糖尿病视网膜病变中的应用范围。光学相干断层扫描血管造影可以无需造影剂即可观察视网膜和脉络膜的血流情况,为检测视网膜微血管的异常提供了新的视角。这一技术的发展为糖尿病视网膜病变的微血管异常提供了更早的诊断窗口,有助于更早地进行治疗干预,从而可能减缓疾病进展。

二、糖尿病性黄斑水肿的光学相干断层扫描特征

在光学相干断层扫描成像中,糖尿病性黄斑水肿是通过一系列详细的视网膜结构变化来诊断的,包括视网膜厚度的增加、囊性空间的形成以及视网膜下积液的出现。这些特征反映了黄斑区液体积聚所导致的结构异常,对糖尿病性黄斑水肿的诊断和管理至关重要。

1. 视网膜厚度增加   光学相干断层扫描图像清晰显示视网膜中央凹区域的厚度显著增加,这是糖尿病性黄斑水肿的一个显著特征。黄斑区的厚度变化是由于黄斑区微血管的渗漏和液体积聚所致。这种增加的视网膜厚度与患者的视力下降密切相关,并可用于评估疾病的严重程度及治疗反应。

2. 囊性空间形成   在糖尿病性黄斑水肿的光学相干断层扫描图像中,可以观察到多个囊性空间,这些是小的、界限清晰的含液体的空腔。这些囊性空间的形成是由视网膜内层微血管的通透性增加和内部流体动态失衡引起的。长期存在的囊性空间可能导致永久的视网膜结构损伤和功能下降。

3. 视网膜下积液   糖尿病性黄斑水肿中视网膜下积液的出现是液体在视网膜色素上皮细胞和视网膜界面之间积聚的结果。在光学相干断层扫描图像中,这种积液表现为视网膜的局部隆起,影响光感受器的排列和功能,进而影响视力。视网膜下积液的持续存在是视力严重下降的一个重要因素,需密切监控其动态变化以指导治疗。

第六节　光学相干断层扫描血管造影

一、技术原理和优点

光学相干断层扫描血管造影是基于传统光学相干断层扫描的创新扩展,它通过检测

光波反射信号的变化来显现血液流动,为视网膜和脉络膜血管提供详细的成像。这种技术尤其适用于糖尿病视网膜病变及其他视网膜疾病的诊断和管理,其主要优势如下。

1.无需造影剂的成像　光学相干断层扫描血管造影不需要静脉注射造影剂(如传统的荧光素眼底血管造影所需),从而避免了潜在的过敏反应和其他并发症。这一特性使其对患者更为安全,特别是对于那些有可能对造影剂成分敏感的患者。

2.高分辨率和快速扫描　光学相干断层扫描血管造影能够以非常高的分辨率捕捉血管图像,这一点对于识别微小的视网膜血管异常尤其重要。快速扫描减少了因长时间保持静止而可能导致的患者不适及成像质量下降的风险。

3.层次化视网膜分析　光学相干断层扫描血管造影能够区分视网膜的不同层次,并对每一层的血管状态进行详细评估,这对于理解糖尿病视网膜病变等复杂疾病的病理变化至关重要。

4.动态监测功能　光学相干断层扫描血管造影可以用于动态监测疾病的进展或治疗反应,使医生能够实时调整治疗方案以优化患者的视力保护。

光学相干断层扫描血管造影的这些优势使其成为现代眼科实践中不可或缺的工具,特别是在管理复杂视网膜疾病如糖尿病视网膜病变时。这些特性不仅提高了诊断的准确性,也为患者提供了更为安全和舒适的检查经历。

二、临床应用

光学相干断层扫描血管造影在糖尿病视网膜病变的诊断中,尤其是在检测微血管变化方面,展现了其独特的诊断价值。光学相干断层扫描血管造影的高分辨率和非侵入性特性使其能够详细描绘微血管的状态,包括但不限于以下关键变化。

1.微血管阻塞　光学相干断层扫描血管造影通过无需造影剂的方式清晰地显示微血管阻塞,这对于评估视网膜中的血液供应状况及其对视力的潜在影响至关重要。微血管阻塞的检测有助于医生了解疾病的早期变化,从而采取适时的干预措施。

2.非灌注区域　光学相干断层扫描血管造影能精确标定视网膜中血液供应不足的非灌注区域,这些区域常常预示着视网膜组织的缺氧和功能损害。非灌注区域的大小和位置是判断病变严重程度和制定治疗计划的关键指标。

非灌注区在光学相干断层扫描血管造影影像中表现为缺乏正常血流的区域,通常显示为图像中的暗区或信号空白区。这些区域是血管闭塞导致的血流中断的直接结果,反映了视网膜供血的严重不足。非灌注区的存在不仅标志着糖尿病视网膜病变的严重程度,还可能预示着视力损失的风险。光学相干断层扫描血管造影的使用可以精确地定位这些区域,并监测其在疾病进展或治疗过程中的变化,为临床决策提供支持。

3.新生血管的检测　光学相干断层扫描血管造影对视网膜新生血管的识别尤其有

效,可以区分位于视网膜表面或视网膜内的新生血管。这些新生血管是糖尿病视网膜病变进展到增殖性阶段的重要标志,常常涉及更高的出血和视网膜脱落风险。通过光学相干断层扫描血管造影,医生可以在无需造影剂的情况下,早期识别并监测这些新生血管的发展。

在光学相干断层扫描血管造影中,新生血管表现为异常的血管网络,这些血管网络通常位于视网膜表面或视网膜内部,具有不规则的形态和扩张的血管结构。这些新生血管区域在光学相干断层扫描血管造影中以增强的血流信号显示,这一特征对于早期识别极为关键,因为未治疗的新生血管是导致严重视网膜并发症如视网膜脱离和玻璃体出血的主要原因。研究表明,光学相干断层扫描血管造影能够比传统影像技术更早地检测到这些血管异常,从而有助于及时介入,减少病情恶化。

近年来的研究进一步强调了光学相干断层扫描血管造影在糖尿病视网膜病变管理中的重要性。例如,研究指出光学相干断层扫描血管造影在识别早期微血管异常和监测抗血管内皮生长因子治疗效果方面显示出高度的敏感性和特异性。这些研究包括来自Ishibazawa等人的工作,他们展示了光学相干断层扫描血管造影在揭示糖尿病视网膜微血管结构变化方面的能力。

三、光学相干断层扫描和光学相干断层扫描血管造影的比较

光学相干断层扫描和光学相干断层扫描血管造影是近年来在糖尿病视网膜病变诊断和管理中具有显著影响的影像学技术。每种技术都有其独特的优势,它们的结合使用可以极大地增强对糖尿病视网膜病变复杂病变的理解和评估。

1. 光学相干断层扫描的优势 光学相干断层扫描是一种非侵入性的影像技术,提供精细的视网膜横截面图像,能够精确测量视网膜厚度,监测囊性变化和视网膜下积液等结构异常。这些详细的视网膜结构信息对于诊断糖尿病性黄斑水肿至关重要,并可用于评估抗血管内皮生长因子和其他治疗策略的效果。研究表明,光学相干断层扫描在监测糖尿病性黄斑水肿治疗后的视网膜厚度变化中特别有效,这对于指导临床治疗调整极为重要。

2. 光学相干断层扫描血管造影的优势 光学相干断层扫描血管造影通过分析光波的反射差异来描绘血流,提供无需造影剂即可获得的视网膜和脉络膜血管图像。这使光学相干断层扫描血管造影在识别微血管异常、非灌注区域和新生血管等病变方面显得尤为有用。光学相干断层扫描血管造影的使用提高了诊断糖尿病视网膜病变早期微血管变化的灵敏度,并且对评估疾病进展和治疗反应提供了重要视角。

3. 结合光学相干断层扫描和光学相干断层扫描血管造影的临床应用 将光学相干断层扫描和光学相干断层扫描血管造影结合使用,医生可以获得一个关于糖尿病视网膜

病变结构和功能的全面视图,从而能够更精确地评估病情并制定治疗计划。例如,光学相干断层扫描可用于跟踪糖尿病性黄斑水肿治疗的结构改变,而光学相干断层扫描血管造影则补充了微血管状态的详细信息,特别是在传统影像技术可能未能揭示的早期微血管损伤方面。

第七节　荧光素眼底血管造影

荧光素眼底血管造影继续作为糖尿病视网膜病变诊断和监控的金标准技术,特别是在识别和详细描述视网膜血管的病理变化方面。近年来的研究进一步强调了荧光素眼底血管造影在糖尿病视网膜病变管理中的关键作用,特别是在增殖期阶段。

1.血管渗漏的精确识别　荧光素眼底血管造影的高灵敏度使其能够详细描绘微小的血管异常和渗漏点,这对于识别早期疾病标志及其后续管理至关重要。例如,通过定量分析荧光素在眼底血管造影图像中的渗漏强度,医生能够判断激光光凝或抗血管内皮生长因子疗法的需求。

2.新生血管的发现　在糖尿病视网膜病变中,新生血管的形成是导致严重视力损害的主要原因之一。荧光素眼底血管造影提供了一种无与伦比的方法来识别这些潜在危险的新生血管结构,从而指导如激光治疗这样的干预措施,以防止进一步的血管泄漏和视网膜脱离。

3.非灌注区域的定量分析　荧光素眼底血管造影可以清晰地标示出非灌注区域,即血液流动受阻或缺失的视网膜区域。这些区域的存在和大小是判断糖尿病视网膜病变进展和疗效反应的关键指标。随着影像处理技术的进步,对荧光素眼底血管造影图像的自动分析使得非灌注区域的评估更加精确和一致。

4.其他成像技术　尽管荧光素眼底血管造影在糖尿病视网膜病变诊断中具有不可替代的作用,但结合光学相干断层扫描和光学相干断层扫描血管造影等其他成像技术使用时,能为糖尿病视网膜病变的全面评估提供更多的解剖和功能信息。特别是光学相干断层扫描血管造影在无需造影剂的情况下提供血管图像,与荧光素眼底血管造影的功能相辅相成,为复杂病例的管理提供了更全面的视角。

第八节　影像技术在疾病管理中的应用

一、影像技术在疾病监测、疗效评估和治疗指导中的作用

影像技术在疾病管理中的多功能角色是不可替代的,特别是在疾病监测、疗效评估

和治疗指导方面具有显著的影响。这些技术使医生能够进行精确的诊断、实时监控治疗效果,并为患者制定个性化的治疗方案。

1. 疾病监测 例如,在糖尿病视网膜病变的管理中,通过定期利用光学相干断层扫描和光学相干断层扫描血管造影等先进影像技术,医生可以监控病变的动态变化,如视网膜层的微结构异常和血管完整性的损害。研究表明,光学相干断层扫描血管造影能够精准地揭示视网膜中的微血管阻塞和非灌注区域,这对于早期识别疾病进展至关重要。

2. 疗效评估 影像学技术,尤其是光学相干断层扫描和光学相干断层扫描血管造影,能够为治疗后的效果提供可靠的反馈。例如,光学相干断层扫描用于评估抗血管内皮生长因子治疗后的糖尿病黄斑水肿患者中视网膜厚度和囊性空间的变化,从而帮助医生评估治疗效果,并调整后续治疗策略。

3. 治疗指导 详细的影像学数据不仅提供了疾病的解剖细节,还反映了功能状态,为临床决策提供了坚实的基础。例如,荧光素眼底血管造影和ICGA在指导激光光凝治疗时,能够帮助确定治疗的具体区域,确保治疗的精确性和安全性。

综合使用这些先进的影像技术不仅增强了对疾病本质的理解,还极大提高了治疗方案的制定和执行效率,这些都显著提升了患者的治疗预后和生活质量。

二、临床决策中影像技术的综合应用

影像技术在临床决策中的综合应用是提高糖尿病视网膜病变管理效果的关键。通过精确结合不同影像模式,医生能够获得关于视网膜病变的详尽信息,从而优化诊断与治疗策略。

1. 多模态影像分析 光学相干断层扫描提供关于视网膜结构的详细信息,尤其是在识别黄斑区的结构变化如黄斑水肿方面极为重要。而光学相干断层扫描血管造影通过无创的方式提供关于视网膜和脉络膜血流的动态信息,特别是在识别微血管异常和非灌注区域方面具有不可替代的优势。当这些技术与荧光素眼底血管造影结合时,可以详细描绘血管的渗漏和新生血管,进一步增强疾病严重程度的评估。

2. 数据驱动的精准医疗 通过定期收集和分析光学相干断层扫描和光学相干断层扫描血管造影等影像数据,医生能够追踪病变的进展,识别病情恶化的早期迹象。这种方法使得治疗方案能够及时调整,以防止病情的进一步恶化。例如,通过定量分析非灌注区的增大或视网膜厚度的变化,医生可以及时调整治疗策略,如增加或减少抗血管内皮生长因子药物的注射频率。

3. 个性化治疗方案的制订 利用详细的影像分析,可以根据患者具体的病变特点和进展速度制订治疗计划。不同患者的视网膜病变模式和响应治疗的方式可能不同,通过精细的影像评估,医生能够为每位患者选择最合适的治疗方法,例如选择最适宜的激光治疗区域或调整抗血管内皮生长因子治疗的间隔。

总之,影像技术的综合应用不仅提高了诊断的精确性,也为制定个性化的治疗方案提供了科学依据,从而显著提升了治疗效果和患者的生活质量。这种多方位、数据驱动的治疗方法正在成为现代眼科医疗的重要趋势。

第九节　未来发展趋势和研究方向

一、影像技术创新趋势

影像技术的未来发展预计将革命化地提高糖尿病视网膜病变及其他眼病的诊断和管理水平。结合近年来的科学研究和技术进步,以下是一些主要的创新趋势。

1. 高分辨率和深度成像　技术的进步将使未来的影像设备不仅能提供更高的空间分辨率,还能达到更深层次的成像能力。例如,自适应光学技术的进一步完善可能允许临床医生详细观察到单个视网膜细胞的变化,这对于早期诊断和监测疾病的微观进展至关重要。

2. 人工智能集成　人工智能的集成将极大提高影像分析的自动化程度和精确性。通过深度学习和机器学习模型,人工智能可以自动识别糖尿病视网膜病变的早期标志,如微动脉瘤和黄斑水肿,提高诊断速度和准确性。此外,人工智能算法的进步将有助于个性化医疗,通过分析大量数据预测病情的进展和治疗反应。

3. 多模态成像技术　未来的多模态成像系统将整合光学相干断层扫描、光学相干断层扫描血管造影、荧光素眼底血管造影等多种技术,提供更全面的视网膜血管信息。这种综合应用能更精确地评估视网膜病变的状态和治疗需要,特别是在处理复杂的眼底疾病时。

4. 便携式和可穿戴设备　随着技术的微型化和智能化,更多的便携式和可穿戴影像设备将被开发,使得在日常生活中的视网膜状况监测成为可能。这将特别适用于偏远地区和资源有限的环境,通过提供方便快捷的检查方式,帮助减少因病情晚期诊断而导致的严重视力损失。

总之,影像技术的这些创新发展不仅将提升诊断和治疗的精确度和效率,还将大幅扩展眼科医生的能力,使他们能够更有效地管理疾病,并为患者提供更优质的视力保护措施。

二、对未来研究方向的展望

未来的研究应当聚焦于进一步的技术创新和新治疗策略的开发。特别是集成人工智能的影像分析工具,有望进一步改善疾病的早期检测和治疗过程的自动化,减轻医疗专业人员的负担,提高诊断和治疗的精确性和效率。此外,随着个性化医疗的发展,未来的影像学研究也应着重于如何更好地将影像数据与患者的遗传信息和生活方式因素结合,以发展更加个性化的管理策略。

人工智能技术的引入,特别是在自动图像分析和解释方面的应用,正在成为可能,并通过算法如深度学习模型来提高糖尿病视网膜病变筛查的效率和准确性。随着人工智能技术的引入,糖尿病视网膜病变的影像分析已经变得更为自动化和精确。人工智能系统可以快速分析大量的眼底图像,自动识别出糖尿病视网膜病变的早期征兆,显著提高筛查的效率和准确性。例如,深度学习模型已经在多个研究中证明了其在识别和分类糖尿病视网膜病变方面的有效性。展望未来,随着新技术的不断涌现和现有技术的持续优化,预计将进一步提升糖尿病视网膜病变的临床管理能力。研究人员正在探索更先进的影像技术和人工智能应用,以实现更早期的病变识别、更精确的疾病分级和更有效的治疗监控。未来,随着新技术的不断涌现和现有技术的持续优化,预计会有更多的创新用于改善糖尿病视网膜病变的临床管理。这包括将人工智能与现有的影像技术结合,开发更先进的自动化工具,以及探索全新的影像技术,如更高分辨率的成像系统和更精细的血管分析技术。

三、疾病早期识别和精准医疗

随着医学影像技术的持续进步和精确度的提升,早期识别和精准医疗的前景正变得越来越实际。以下是扩展的详细信息,结合了近10年的研究进展。

1. 早期识别　近年来,影像技术的创新,尤其是在高分辨率和功能成像领域的发展,已经使得医生能够在疾病最初阶段就检测到微小的变化。例如,先进的光学相干断层扫描和光学相干断层扫描血管造影技术已在糖尿病视网膜病变的早期诊断中显示出极大的潜力,通过检测微血管的异常和视网膜结构的早期变化来识别疾病风险。

2. 精准医疗　随着个性化医疗的推进,影像技术在实现精准医疗中的角色变得尤为重要。通过人工智能技术对大量影像数据进行分析,可以预测治疗效果,从而优化治疗计划。

3. 整合数据分析　影像数据与其他生物医学数据(如基因数据、蛋白质组学和代谢组学数据)的集成分析,正在开辟疾病综合管理的新路径。这种跨学科的数据整合不仅能够提供更深入的疾病机制洞见,而且有助于开发更为精确的治疗方法。

总之,随着影像技术和数据分析工具的不断进步,未来医疗将越来越依赖于这些技术来实现疾病的早期识别和精准治疗。这不仅能改善病人的治疗效果,还有助于降低医疗成本和提高患者生活质量。

第十节　小　结

影像学在糖尿病视网膜病变的管理中发挥了至关重要的作用,其技术的演进极大地增强了我们对这一疾病的理解和处理能力。从传统的眼底照相和荧光素眼底血管造影到先进的光学相干断层扫描和光学相干断层扫描血管造影,每项技术的引入都标志着糖尿病视网膜病变诊断精度的提高和治疗策略的进步。这些技术不仅提高了微血管异常的检测率,也使得疾病监测更为精确,尤其是在评估治疗效果和决定治疗方案调整时。

第六章 妊娠期糖尿病视网膜病变

第一节 概 述

妊娠期糖尿病是一种仅在妊娠期出现的糖尿病,其特征是胰岛 β 细胞功能不足和胰岛素抵抗的增加。全球约有 7% ~ 11% 的孕妇受此影响,且该病状在 40 岁及以上的孕妇中更为常见,患病率显著升高。研究显示,妊娠期间胰岛 β 细胞未能适应对增加的胰岛素需求,而遗传和环境因素也在妊娠糖尿病的发病机制中扮演关键角色。

妊娠期间发生的广泛且深刻的生理变化,如显著的激素水平波动和心输出量的增加,对胎儿的发展至关重要,但同时也增加了代谢性疾病的风险。此外,糖尿病视网膜病变作为妊娠糖尿病的严重并发症之一,已在全球范围内的孕妇中见增加的流行程度和严重性。

近年来的研究表明,妊娠糖尿病不仅可能加剧已有的视网膜问题,还可能在怀孕期间触发新的病变。Widyaputri 等(2022)和 Castellanos-Canales 等(2022)的研究进一步强调,在有先存糖尿病的孕妇中糖尿病视网膜病变的患病率和进展速度显著增加,尤其是在资源有限的环境中。基于这种风险,已有研究建议在产科诊所中引入糖尿病视网膜病变筛查程序,以提高对这一潜在严重并发症的诊断率,从而预防因糖尿病视网膜病变引起的视力损失。

本章旨在通过深入分析现有文献,探讨妊娠糖尿病期间糖尿病视网膜病变的病理生理机制、诊断方法及治疗选项。特别关注孕期视网膜病变的早期识别和管理策略,以提供更有效的预防和治疗方案,旨在减少妊娠糖尿病患者的糖尿病视网膜病变风险并改善其生活质量,从而为全球公共健康策略的制定提供科学依据和指导。通过这样的详细探讨和文献回顾,本研究希望能够填补现有研究中的空白,并提出新的研究方向和治疗策略,进一步深化我们对妊娠糖尿病及其并发症的理解。

第二节　病理生理基础

一、妊娠期糖尿病的病理生理机制

妊娠期糖尿病是孕期的一个重要健康问题,其特点是在妊娠期出现或首次发现葡萄糖不耐受。妊娠期糖尿病的病理生理机制涉及各种因素的复杂相互作用。

1. 渐进性胰岛素抵抗　是妊娠糖尿病发生的一个关键病理生理机制。

2. 胰岛 β 细胞功能障碍　在产后妊娠糖尿病和随后发展为 2 型糖尿病(T2DM)中都起着核心作用。妊娠糖尿病的病理生理学与 2 型糖尿病有相似之处,这表明妊娠糖尿病可能是孕期 2 型糖尿病的早期阶段。

3. 肥胖　与肥胖相关的氧化应激和全身炎症被认为是导致妊娠糖尿病发生的重要机制。

4. 镁水平　镁水平的改变也与妊娠糖尿病有关,低血清镁水平可能在胰岛素抵抗和妊娠糖尿病的病理生理学中发挥作用。

5. 脂肪　脂肪组织功能障碍、脂肪因子也与妊娠糖尿病的病理生理学有关,凸显了脂肪组织在妊娠糖尿病发展中的作用。

6. 遗传因素　已被确认在妊娠糖尿病中发挥着重要作用,导致孕期母体葡萄糖不耐受以及母亲和后代的相关并发症。

7. 其他　有研究认为,胎盘中的线粒体融合是一种适应机制,可优化妊娠糖尿病胎儿–胎盘代谢平衡。

总之,妊娠糖尿病的病理生理机制是多因素的,涉及胰岛素抵抗、胰腺 β 细胞功能障碍、氧化应激、炎症、遗传因素、镁水平改变和脂肪组织功能障碍。了解这些机制对于早期发现、管理和预防妊娠糖尿病以确保孕期母体和胎儿的最佳预后至关重要。

二、妊娠期生理变化对视网膜的影响

(一)主要影响因素

妊娠是一段特殊时期,其间女性体内会发生一系列复杂的生理变化,这些变化对视网膜健康会产生直接和间接的影响。

1. 视网膜血管变化　首先,妊娠期间的血液容量和心输出量显著增加,这可以导致眼底血管的血流增加,进而影响视网膜的血管状态。其次,妊娠期间激素水平的波动,特别是雌激素和孕激素的升高,可能会影响血管的渗透性,增加视网膜血管的渗漏,从而加剧或诱发糖尿病视网膜病变。

研究表明,怀孕期间视网膜血管会发生变化。光学相干断层扫描血管造影属于非侵入性成像技术,使用这种技术在怀孕第三季度检测到显著的浅层和深层毛细血管丛灌注密度变化,突显了孕期视网膜微血管的动态性质。一项前瞻性研究通过光学相干断层扫描血管造影探索了怀孕不同孕周的视网膜和脉络膜微血管变化。这项研究发现,孕妇与非孕妇在视网膜微血管参数方面存在显著差异,揭示了怀孕对眼睛健康的影响。

2. 孕期激素波动　特别是孕酮水平的升高,对视网膜和大脑功能的影响可能与激活谷氨酸能回路有关。研究显示,孕期雌激素和孕酮水平的变化与血液中谷氨酸水平之间存在相关性,这提供了支持激素变化可能影响谷氨酸能回路的生化证据。此外,另一项研究发现,在孕期,大鼠海马区额外突触 GABAA 受体的表达和功能发生变化,这些变化与孕酮水平变化密切相关,进一步支持孕期激素水平变化通过影响神经传递物质的活动影响神经功能。这些研究结果强调了孕期激素波动对视网膜功能潜在影响机制的复杂性和多样性。

3. 炎症反应与血液凝固状态改变　妊娠还会导致体内的炎症反应和血液凝固状态的改变,这些改变可能会加剧视网膜微血管的损伤,促进糖尿病视网膜病变的发展。具体来说,妊娠期间的炎症因子水平升高,可能增加视网膜血管的炎症反应,而血液凝固状态的改变则可能增加微血栓的形成风险,进一步损伤视网膜微血管。

4. 营养变化　孕期额外的营养补充对视网膜也会造成一定影响。研究强调了母体摄入 ω-3 脂肪酸等营养物质对婴儿视网膜发育的重要性。此外,孕期和哺乳期的 DHA 作为大脑和视网膜发育的关键成分,其作用也得到了证实。

（二）妊娠期视网膜变化的时间线

一般而言,在怀孕期间,视网膜的变化是由多种生理和病理因素引起的。这些变化可以随着怀孕的进展而发展,并可能影响母亲的视力和眼睛健康。以下是妊娠期间视网膜变化的时间线详细信息。

1. 怀孕初期（第一季度）　怀孕早期,可能会观察到微小的血管变化,这通常与血压的初期下降相关。研究表明,第一季度内,视网膜动静脉比例（AVR）的降低可能预示着后期可能发生的先兆子痫。

2. 怀孕中期（第二季度）　视网膜的血管直径在怀孕中期可能会有所增加,这与周围血压的变化相一致。研究还发现,怀孕中期是检测和管理糖尿病视网膜病变等现有眼病的关键时期。

3. 怀孕晚期（第三季度）　可能会见到更明显的视网膜血管变化,例如血管扩张,这可能与孕期高血压症状有关。研究显示,视网膜动脉的扩张在孕晚期更为常见,可能与高血压和子痫前期有关。

4. 产后　产后视网膜的状态通常会逐渐恢复到孕前状态,但在某些情况下,如糖尿病视网膜病变,可能会有持续的或永久性的变化。一项研究表明,产后的视网膜血管直径会逐渐恢复到孕前水平,但在一些高风险的病例中,如有严重的孕期高血压,视网膜病变可能会持续存在。

总之,怀孕期间视网膜的变化涉及多种生理和病理过程,这些变化可能与孕期血压波动、激素水平变化及其他因素如母体营养和血管适应等相关。了解这些影响对于确保孕产妇和胎儿在怀孕期间及之后的眼睛健康至关重要。因此,为了保护孕妇和胎儿的健康,建议孕期和产后进行定期的眼科检查。

三、妊娠期糖尿病视网膜病变的病理机制及特异性变化

在过去15年中,对妊娠期糖尿病视网膜病变(gestational diabetic retinopathy,GDMR)的病理生理机制的研究已取得显著进展。

研究表明,高血糖和氧化应激是引发妊娠期糖尿病视网膜病变的主要因素,这两者通过促进氧化应激反应和增强炎症反应,干扰微血管的正常功能,从而加速病变的发展。

高级糖基化终产物(AGEs)及其与受体(RAGE)的相互作用在妊娠期糖尿病视网膜病变发展中扮演了关键角色。这种相互作用增强了细胞内的炎症和氧化应激,加速了视网膜细胞的损伤和死亡。

炎症在妊娠期糖尿病视网膜病变的进展中也扮演着至关重要的角色。在糖尿病状态下,激活的炎症细胞和炎症介质可能增加视网膜血管的通透性,导致视网膜水肿和视力下降。与此同时,血管内皮生长因子的上调表达与新生血管的形成和视网膜水肿密切相关,成为治疗妊娠期糖尿病视网膜病变的另一个重要靶点。

微血管异常,包括微血管闭塞、血管渗漏和微血管瘤的形成,都是妊娠期糖尿病视网膜病变的典型表现,这些情况可以通过现代成像技术观察到,为妊娠期糖尿病视网膜病变的诊断和治疗提供了重要信息。以下是妊娠期糖尿病视网膜病变的病理生理机制。

(一)妊娠期微血管损伤与内皮功能障碍

最近有关妊娠期糖尿病视网膜病变的文献强调了这一特殊人群微血管损伤和内皮功能障碍之间错综复杂的关系。研究表明,妊娠期糖尿病,尤其是伴有糖尿病视网膜病变时,会带来微血管并发症的重大风险,包括视网膜血管变化和内皮功能障碍。妊娠期糖尿病视网膜病变中内皮功能障碍的发病机制复杂,涉及高血糖诱导的血管内皮生长因子表达及随后对内皮细胞的损伤等机制。这种对内皮细胞的损伤导致糖尿病视网膜病变的进展,最终导致微血管改变和视网膜变薄。

有研究表明,妊娠糖尿病孕妇,尤其是视网膜病变孕妇,视网膜血管和多普勒指数发生了变化。此外,糖尿病视网膜病变与糖尿病肾病等全身性微血管并发症之间的关联强调了妊娠期糖尿病内皮功能障碍的系统性。此外,妊娠期间的血流动力学变化也可能加

剧视网膜病变。例如,增加的血流和改变的血管反应性可能导致视网膜血管的非正常扩张和渗漏,从而促进糖尿病视网膜病变的发展。

了解这些并发症的发生机制,对于制定有针对性的治疗策略,减轻妊娠期糖尿病妇女的内皮功能障碍对母体和胎儿健康的影响至关重要。

(二)妊娠期糖尿病视网膜病变的氧化应激与炎症途径

氧化应激和炎症通路在妊娠糖尿病视网膜病变的发生和发展中起着至关重要的作用。最近的文献提示这些机制在促成妊娠期糖尿病视网膜血管病理生理变化中具有重要作用。以活性氧(ROS)生成和抗氧化防御机制之间失衡为特征的氧化应激已被确定为糖尿病视网膜病变中视网膜血管损伤的关键驱动因素。这种氧化应激会激活各种信号通路,导致内皮功能障碍和炎症反应,从而进一步加剧视网膜损伤。

研究表明,感光细胞和视网膜星形胶质细胞是糖尿病诱导的视网膜氧化应激和局部炎症的主要贡献者,这凸显了不同视网膜细胞类型妊娠期糖尿病视网膜病变发病机制中错综复杂的相互作用。这些细胞在高糖条件下会产生炎性细胞因子和活性氧,进一步强调了氧化应激在视网膜病理学中的作用。

此外,在糖尿病视网膜病变模型中,已证实促炎症介质和氧化应激相关酶参与了血液-视网膜屏障的破坏,强调了炎症途径对视网膜血管通透性的影响。白细胞介素-1β和白细胞介素-6等炎症介质的失调,以及氧化应激的增加,都会导致视网膜屏障的破坏,加剧妊娠期糖尿病视网膜病变的视网膜损伤。另外,慢性低度炎症状态通过促进白细胞浸润和细胞因子如肿瘤坏死因子α和各种化学因子的上调,加剧视网膜细胞的损伤。

总之,了解妊娠期糖尿病视网膜病变中氧化应激和炎症通路的分子机制,对于制定有针对性的治疗干预措施至关重要,这些干预措施可减轻视网膜损伤,改善妊娠期糖尿病妇女的母体和胎儿预后。

(三)妊娠期糖尿病视网膜病变的激素变化与免疫系统调节

妊娠糖尿病视网膜病变期间的激素变化和免疫系统调整是近期研究的重点,揭示了糖尿病孕妇的内分泌因素、免疫反应和视网膜健康之间错综复杂的相互作用。

有研究强调了激素波动,尤其是怀孕期间的激素水平波动,在影响糖尿病视网膜病变的进展和严重程度方面所起的作用。催乳素和胰岛素样生长因子 I (IGF-I)等激素与糖尿病视网膜病变的发病机制有关,其水平的变化可能会影响妊娠糖尿病妇女视网膜并发症的发生和发展。

此外,妊娠期间免疫系统的适应性被认为会影响糖尿病视网膜病变的进程,某些细胞因子和炎症介质在视网膜血管变化和疾病进展中发挥作用。妊娠期免疫系统的激活可能会导致血液-视网膜屏障破坏、血管生成过程和纤维血管增生,从而影响糖尿病孕妇糖尿病视网膜病变的发病机制。抗胰岛素抗体和炎症标志物的存在与高血糖导致视网膜病变进展的风险增加有关。了解免疫系统对妊娠的反应及其对视网膜健康的潜在影响,对于制定有针对性的干预措施以预防和控制该人群的糖尿病视网膜病变至关重要。

(四)妊娠期糖尿病视网膜病变的代谢控制

研究显示,良好的代谢控制在预防和控制妊娠糖尿病视网膜病变中起着关键作用。Gardner 和 Seema 等人的研究强调,通过强化代谢控制可以显著降低糖尿病患者新发视网膜病变的风险,并减缓已有并发症的发展。此外,糖尿病的病程、年龄、血浆葡萄糖水平、血脂水平、血压水平、HbA1c 和肥胖也被认为是糖尿病视网膜病变的风险因素。

总之,充分的代谢控制已被证明可以减缓糖尿病视网膜病变的进展,这突出了严格血糖控制在管理糖尿病患者视网膜并发症中的重要性。然而,实现最佳代谢控制可能具有挑战性,必须在实施强化控制策略时考虑到严重低血糖的风险。

(五)妊娠期血液动力学改变

有研究探讨了血液动力学变化、血流速度和多普勒评估在糖尿病视网膜病变进展风险中的作用。Karami 等人、Sander 等人和 Hota 的研究表明,通过多普勒评估测量的血流动力学变化和血流速度的变化对妊娠期糖尿病视网膜病变风险有显著影响,这些血管变化可能导致视网膜血管的剪切应力增加,进而可能加剧糖尿病视网膜病变。先进的多普勒成像技术提供了更详细的动力学理解,帮助预测妊娠糖尿病患者的糖尿病视网膜病变并发症。

总之,糖尿病视网膜病变的病理生理基础涉及多种机制,包括微血管损伤、血管内皮功能障碍、血流动力学改变、氧化应激增加和炎症途径的激活。妊娠期间,这些病理过程可能因为妊娠引起的生理变化而被加剧。这些多因素的病理生理基础为开发新的治疗策略提供了可能,对于预防和治疗妊娠期糖尿病视网膜病变具有重要意义。

第三节　筛查与早期诊断

一、妊娠期糖尿病的筛查建议

妊娠早期筛查糖尿病是专业组织提出的一项重要建议,特别是对于那些已被诊断为糖尿病或糖尿病前期状态的女性。对于高危人群,如果初筛结果为阳性,则在第二和第三个孕期进行重复筛查。国际糖尿病和妊娠研究小组协会强调了筛查、诊断和治疗妊娠糖尿病的重要性,认为这是一项具有成本效益的措施。具体推荐如下。

1. 已知糖尿病患者　妊娠确诊后尽早进行首次糖尿病视网膜病变筛查,随后根据首次筛查结果和疾病历史确定后续筛查的频率。

2. 妊娠期糖尿病患者　虽然妊娠糖尿病患者糖尿病视网膜病变的风险相对较低,但仍建议在诊断妊娠糖尿病后进行至少一次眼底检查,以排除任何未被诊断的视网膜病变。在妊娠过程中,如果存在糖尿病视网膜病变或者出现视力问题,建议增加筛查的频率,以密切监测病情的变化。

研究表明,早期筛查妊娠糖尿病对改善妊娠结局至关重要。此外,虽然可能没有足够的证据建议在妊娠 24 周前进行筛查和治疗,但一些组织(如美国妇产科医师协会)仍建议在妊娠前三个月进行基于风险因素的筛查。Horvath 等人进行了一项系统回顾和 Meta 分析,结果表明,对妊娠糖尿病的治疗大大降低了肩难产和先兆子痫等并发症的发生率。

总之,妊娠糖尿病的早期筛查对于识别高危人群和实施适当的干预措施以改善妊娠结局至关重要。尽管在筛查建议方面存在一些差异,但人们一致认为早期发现和管理妊娠糖尿病对确保母婴健康的重要。这些策略和干预措施的组合使用可以为妊娠期间的糖尿病患者提供更全面的视网膜病变管理方案,从而降低视力丧失的风险。

二、妊娠期糖尿病视网膜病变筛查的重要性

妊娠期糖尿病视网膜病变的临床表现可类似于非妊娠期的糖尿病患者,但妊娠可能加速病变的进展。因此,妊娠期糖尿病视网膜病变的筛查在预防视力丧失方面扮演着至关重要的角色。妊娠期间的生理和代谢变化可加速糖尿病视网膜病变的进展,增加严重视网膜病变的风险。早期识别和干预是防止视力严重损害的关键,尤其是在具有糖尿病历史的妊娠女性中。未经治疗的糖尿病视网膜病变可导致不可逆的视网膜损伤和永久性视力丧失,因此,针对该群体的定期筛查对于早期诊断、评估疾病进展和及时治疗至关重要。

正如多项研究强调的那样,孕期糖尿病视网膜病变筛查是糖尿病管理的一个重要方面。研究强调,在怀孕前和怀孕期间必须进行糖尿病视网膜病变筛查,如有指征,应及时进行激光治疗。在妊娠期和产后进行仔细监测对优化视力和妊娠结局至关重要。孕期并发高血压疾病也被认为是糖尿病视网膜病变恶化的重要风险因素,另外,最初的糖化血红蛋白升高、妊娠早期的代谢控制以及视网膜病变的基线水平,均会影响糖尿病视网膜病变的进展。因此,定期筛查在监测这些风险因素和确定是否需要及时干预以防止视网膜病变恶化方面起着至关重要的作用。

总之,妊娠期糖尿病视网膜病变筛查对于糖尿病妇女视网膜病变的早期发现、风险评估和及时治疗至关重要。定期筛查可以识别风险因素,便于采取适当的干预措施,最终有助于改善患者的视力和妊娠结局。

三、推荐的筛查时间和频率

在怀孕期间,对妊娠期糖尿病视网膜病变的筛查和干预是至关重要的。以下是一些关键的筛查和干预时点及相关细节。

1. 怀孕前和怀孕初期筛查　研究推荐在怀孕的第一季度进行初次糖尿病视网膜病变筛查,特别是对于那些有已知糖尿病史的妇女。这有助于早期发现任何视网膜病变,从而及时进行治疗以防止视力丧失。

2. 个性化的筛查计划　研究显示,基于个体的病情发展和风险评估制定个性化的筛查计划可以更有效地管理糖尿病视网膜病变。这包括根据个人的病情严重程度和糖尿病控制情况来决定筛查的频率和方法。

3. 远程医疗和电子健康干预　远程医疗被用于提高糖尿病患者对筛查的参与度,尤其是在糖尿病视网膜病变筛查中。通过使用远程医疗技术,可以在不需要实地访问的情况下完成初步的视网膜评估,这对于居住在偏远地区的患者尤为有用。

四、使用的筛查技术和工具

筛查技术和工具在管理糖尿病孕妇的眼部健康方面发挥着至关重要的作用,尤其是在早期筛查和诊断妊娠期糖尿病视网膜病变时。目前,直接和间接眼底检查仍是评估视网膜健康的重要手段之一,尽管这些方法依赖于检查者的经验和技能。数字眼底摄影作为一种广泛使用的筛查工具,允许快速捕捉到眼底图像,并便于远程评估和长期监测。此外,光学相干断层扫描可以提供视网膜的高分辨率横截面图像,有助于检测微小的视网膜变化和视网膜水肿。尽管荧光素眼底血管造影不常用于常规筛查,但在评估视网膜血管的渗漏和新生血管方面非常敏感,适用于复杂或不确定的案例。

人工智能技术的发展,尤其是深度学习算法,为糖尿病视网膜病变筛查提供了新的可能性,能够自动识别图像中的病变,提高筛查的效率和准确性。例如,广域光学相干断层血管造影(wide-field OCTA)已成功应用于妊娠期糖尿病视网膜病变的早期诊断和监测,提供了传统荧光素眼底血管造影的非侵入性替代方法。相对的,摄影复查诊所能有效筛查妊娠患者的糖尿病视网膜病变,符合国家指导方针并确保临床安全。传感器阵列结合机器学习算法为妊娠期糖尿病视网膜病变的早期检测提供了稳健、快速和经济有效的筛查选项,尤其适用于非侵入式采样方法(如尿液、唾液和泪液)。此外,个性化筛查方法,根据糖尿病孕妇是否存在视网膜病变来调整视网膜检查的频率,可以进行有针对性的监测和及时干预,以防止孕期糖尿病视网膜病变的恶化。总之,利用先进的筛查技术和个体化方法可以加强糖尿病视网膜病变的检测和管理,最终改善糖尿病孕妇的眼部健康,优化母体和胎儿的预后。

第四节 治疗管理

一、妊娠期糖尿病视网膜病变的治疗原则

妊娠期糖尿病视网膜病变的治疗需考虑母婴安全,遵循最小化风险的原则。治疗目标在于防止疾病进展,保护视力,同时确保治疗措施对胎儿无害。决定治疗方案时,需综合考虑糖尿病视网膜病变的严重程度、妊娠进展阶段及患者的整体健康状况。所有治疗决策均应在医生与患者充分沟通的基础上做出,确保患者了解治疗的潜在利益与风险。

激光光凝是治疗妊娠期糖尿病视网膜病变的常见方法,尤其适用于黄斑水肿和增殖性病变。事实证明,激光治疗可有效预防视力损伤,减少进一步干预的需要。此外,在特定情况下,可考虑使用抗血管生成疗法和玻璃体内注射来控制孕期糖尿病视网膜病变。

密切监测控制血糖、血压和其他全身因素对于治疗妊娠期糖尿病视网膜病变至关重要。根据患者的具体风险因素和疾病严重程度制定个性化治疗方案对于优化治疗效果至关重要。积极的代谢控制和血压管理是预防视网膜病变进展的治疗策略的关键组成部分。已有糖尿病视网膜病变的妊娠妇女使用持续皮下胰岛素输注(CS Ⅱ)可能会降低糖尿病视网膜病变进展的风险。

此外,产科医生、内分泌科医生和眼科医生之间的合作对于确保为患有糖尿病和糖尿病视网膜病变的孕妇提供全面护理至关重要。

总之,妊娠期糖尿病视网膜病变的治疗原则侧重于早期发现、个体化管理和多学科护理。通过实施适当的治疗策略、密切监测系统性因素和提供专业护理,医疗保健提供者可以有效控制糖尿病孕妇的糖尿病视网膜病变,最终改善视觉结果和孕期健康。

二、光凝治疗在妊娠期的应用和安全性

光凝治疗,特别是全视网膜光凝治疗(panretinal photocoagulation,PRP),是治疗增殖性糖尿病视网膜病变的传统方法,可有效预防失明。光凝疗法治疗妊娠期糖尿病视网膜病变的安全性和有效性已得到广泛研究,该方法是有效治疗糖尿病孕妇增殖性糖尿病视网膜病变和糖尿病黄斑水肿的金标准疗法。妊娠期间,对于增殖性糖尿病视网膜病变或严重非增殖性糖尿病视网膜病变患者,如有必要,可实施光凝治疗,尤其是当预期母体风险大于潜在胎儿风险时。

当前的研究表明,妊娠期间进行光凝治疗在大多数情况下是安全的,但应在专业医疗人员的指导下进行,考虑患者的具体情况。研究表明,激光光凝能有效延缓胰岛素依赖型糖尿病(insulin-dependent diabetes mellitus,IDDM)患者糖尿病视网膜病变、肾病和神

经病变的发生和发展。激光疗法已被证明可预防视力损伤,减少进一步干预的需要,并保护患有糖尿病视网膜病变孕妇的视力。

激光疗法(如短脉冲激光光凝)的最新进展表明,激光疗法可减少糖尿病视网膜病变患者的炎症和黄斑增厚,从而提高安全性和疗效。激光光凝与抗血管生成疗法(如雷尼珠单抗)结合使用,可为孕期糖尿病视网膜病变的治疗带来更多益处。

总之,光凝疗法是治疗妊娠期糖尿病视网膜病变的一种安全有效的方法。激光疗法与先进的诊断工具和个体化治疗方案相结合,在保护糖尿病视网膜病变孕妇的视力、预防疾病进展和优化治疗效果方面发挥着至关重要的作用。

三、抗血管内皮生长因子治疗的考量和应用

抗血管内皮生长因子药物治疗已成为非增殖性和增殖性糖尿病视网膜病变的重要治疗手段,特别是对于伴有糖尿病黄斑水肿的患者。然而,由于这些药物可能通过胎盘进入胎儿循环,妊娠期间使用抗血管内皮生长因子治疗需谨慎。尽管有限的研究显示短期内对胎儿无明显不良影响,但长期影响仍不明确。因此,在妊娠期使用抗血管内皮生长因子药物治疗糖尿病视网膜病变应评估潜在的风险和益处,优先考虑其他治疗选项。

系统综述和 Meta 分析强调了抗血管内皮生长因子治疗对糖尿病视网膜病变、黄斑水肿和视网膜静脉闭塞等各种视网膜病症的疗效,强调了根据具体视网膜病症和治疗方案选择合适的抗血管内皮生长因子药物的重要性。抗血管内皮生长因子药物的选择可能取决于基线视力和所治疗的特定视网膜病症等因素。其次,考虑到药物的全身循环作用,妊娠期糖尿病视网膜病变患者必须考虑到与抗血管内皮生长因子疗法相关的潜在全身并发症,包括高血压、蛋白尿和缺血性心血管疾病,以保证母体和胎儿的安全性。

总之,抗血管内皮生长因子疗法已成为治疗妊娠期糖尿病视网膜病变的基石,在控制糖尿病黄斑水肿和增殖性视网膜病变方面具有显著疗效。抗血管内皮生长因子药物的使用与个体化治疗方案和密切监测相结合,在保护糖尿病视网膜病变孕妇的视力和优化治疗效果方面发挥着至关重要的作用。

四、血糖控制与血压管理的重要性

妊娠期糖尿病视网膜病变的治疗管理是一个复杂的过程,需要个体化治疗计划,综合考虑疾病的严重程度、妊娠的阶段,以及患者的整体健康状况。光凝治疗和抗血管内皮生长因子治疗在必要时可用于妊娠期糖尿病视网膜病变,但需要在了解潜在风险的基础上谨慎应用。同时,良好的血糖和血压控制对于预防和管理妊娠期糖尿病视网膜病变至关重要。

观察研究和临床试验一致证明,血糖和血压控制在糖尿病视网膜病变的发生和发展

中起着至关重要的作用。研究还强调了强化血糖控制和血脂异常综合治疗对降低糖尿病视网膜病变进展速度的益处,包括血压、血糖和血脂控制在内的多因素干预已被证明可减少视网膜病变的发生和发展,这突出了综合管理策略的重要性。因此,妊娠期间应密切监测和控制血压。这要求患者与医疗团队紧密合作,实施个性化的血糖和血压管理计划,可能包括饮食、运动、药物治疗等多方面的调整。

总之,血糖控制和血压管理在预防和治疗妊娠糖尿病视网膜病变中起着至关重要的作用。通过优先进行严格的血糖控制、有效的血压管理和全面的医疗干预,医疗保健提供者可以大大降低糖尿病视网膜病变的风险,改善糖尿病孕妇的视觉功能。

第五节　患者教育与自我管理

一、妊娠期糖尿病视网膜病变患者的教育重点

患者教育是妊娠期糖尿病视网膜病变管理中的关键组成部分,旨在提高患者对疾病的认识,促进有效的自我管理,改善治疗效果,减少并发症。教育内容应包括糖尿病视网膜病变的基本知识、妊娠期间糖尿病视网膜病变风险增加的原因、重要的筛查和监测时间点,以及可能的治疗选项。此外,强调良好的血糖和血压控制和定期眼科检查对预防糖尿病视网膜病变进展的重要性,以及健康的生活方式对改善妊娠结局的作用也至关重要。

多项研究强调了患者教育在增强糖尿病视网膜病变相关知识、态度和实践方面的重要性。研究表明,受教育程度较高的患者对糖尿病视网膜病变有更好的认识,这凸显了教育对疾病知识和管理的积极影响。以糖尿病视网膜病变为重点的教育计划可以提高患者的认识,改善患者信息,提高患者对治疗和后续护理的依从性。

加强公共卫生部门或初级保健中心提出的教育倡议可使患者获得有效控制病情所需的信息。将眼底筛查和糖尿病教育结合到初级保健中,有可能提高筛查覆盖率、患者自我管理、风险因素控制、护理满意度和卫生经济学。

总之,针对妊娠期糖尿病视网膜病变患者的优先教育对于提高患者的意识、增强患者的知识、让患者积极参与护理至关重要。通过优先考虑患者教育,医疗服务提供者可以帮助糖尿病孕妇做出知情决定、坚持治疗计划并优化其眼部健康结果。

二、自我管理策略

自我管理策略在妊娠期糖尿病视网膜病变的管理中发挥着至关重要的作用,它使患者有能力积极参与护理并优化其眼部健康结果。患者教育和自我管理措施对于提高糖

尿病视网膜病变孕妇的认识、促进早期发现和改善治疗依从性至关重要。自我管理策略应强调血糖控制、血压管理和定期眼科检查对预防和控制孕期糖尿病视网膜病变的重要性。鼓励患者采取健康的生活方式、坚持服药和定期参加体育锻炼,可以进一步支持疾病管理和整体健康。

研究表明,以患者为媒介的干预措施,包括自我管理策略,有利于有效控制糖尿病视网膜病变,促进积极的治疗效果。让患者参与自我管理实践,如监测血糖水平、坚持治疗计划、定期参加眼科检查等,可以显著影响疾病的进展和视觉效果。

妊娠期糖尿病视网膜病变患者的自我管理策略如下。

1. 血糖控制　遵循医疗提供者的建议,通过饮食、运动和必要时的药物治疗维持血糖在目标范围内。

2. 血压监测　定期监测血压,必要时调整生活方式或使用药物进行控制。

3. 定期眼科检查　遵守推荐的眼底筛查计划,及时识别和管理糖尿病视网膜病变的变化。

4. 生活方式调整　采取健康的饮食习惯,保持适度运动,避免吸烟和限制饮酒。

5. 情绪支持　寻求家庭、朋友或专业团队的支持,应对妊娠和糖尿病视网膜病变可能带来的情绪压力。

总之,自我管理策略对妊娠期糖尿病视网膜病变的治疗至关重要,它能让患者掌控自己的健康,并对自己的护理做出明智的决定。通过优先考虑患者教育、推广自我管理实践和促进患者参与,医疗服务提供者可以增强糖尿病孕妇的能力,优化其眼部健康结果并提高其生活质量。

三、产后视网膜病变的监测和管理

妊娠结束后,糖尿病视网膜病变的进展可能在产后继续进行。因此,产后监测和管理对于评估糖尿病视网膜病变的进展和确保实施适当的干预措施至关重要,特别是对于那些被诊断为妊娠期糖尿病的妇女,因为她们未来发展 2 型糖尿病和糖尿病视网膜病变的风险较高。推荐产后 4 ~ 12 周进行一次眼底检查,以评估糖尿病视网膜病变的状态并调整治疗计划。此外,对于那些在妊娠期间新发现或糖尿病视网膜病变进展的患者,更密切的监测可能是必要的。

定期眼科检查、血糖控制、血压管理和坚持治疗计划是妊娠糖尿病患者产后糖尿病视网膜病变监测和管理的关键组成部分,另外,鼓励母亲维持健康的生活方式,并在计划未来妊娠前进行充分的糖尿病视网膜病变风险评估和管理。通过优先考虑这些方面并促进患者的参与,医疗服务提供者可以帮助患者度过产褥期并保持最佳的眼部健康。

教育计划和患者自我管理策略在妊娠糖尿病视网膜病变患者的产后护理中发挥着

至关重要的作用。通过向患者提供有效管理病情所需的信息和工具，医疗服务提供者可以帮助患者就其护理做出明智的决定，并优化其眼部健康结果。

总之，妊娠期糖尿病患者产后糖尿病视网膜病变的监测和管理对于预防疾病进展、优化治疗效果和保护视力至关重要。通过实施全面的产后护理策略，医护人员可以帮助患者有效控制病情，提高他们的整体生活质量。

第六节   未来研究方向

一、妊娠期糖尿病视网膜病变的研究展望

妊娠期糖尿病视网膜病变的未来研究应聚焦于深入理解妊娠如何影响糖尿病视网膜病变的发展及其潜在机制。特别是，探索妊娠期间血糖和血压控制对糖尿病视网膜病变进展的具体影响，以及不同妊娠阶段对视网膜血管和神经组织影响的差异。此外，研究应评估妊娠期间使用的抗血管内皮生长因子治疗和光凝治疗的长期效果和安全性，尤其是对胎儿的潜在影响。

关于妊娠期糖尿病视网膜病变的研究在医学界引起了极大的关注，各种研究有助于我们了解这种疾病的进展、管理和预后。Sheth 等人（2008）、Bourry 等人（2020）和 Egan 等人（2015）的研究为孕期糖尿病视网膜病变的流行病学、风险因素和进展提供了宝贵的见解，强调了早期检测、监测和适当管理策略对预防视力丧失和相关并发症的重要性。尽管当前对于所有孕期糖尿病妇女的眼底检查筛查的必要性尚未达成一致，但研究都建议在存在妊娠期糖尿病的妇女中进行定期的眼底检查，以早期发现并处理糖尿病视网膜病变的可能进展。

此外，Hampshire 等人（2013 年）和 Klein 等人（1990 年）强调了筛查、监测和管理孕期糖尿病视网膜病变的重要性。Rosenthal 和 Johnson（2018 年）以及 Mathiesen 等人的研究强调了综合护理、患者教育和自我管理策略在提高糖尿病孕妇的治疗效果和保护视力方面的重要性。Serup 等人（1986 年）和 Rahman 等人（2007 年）的研究深入探讨了孕期生理变化对视网膜病变进展的影响，为临床实践和治疗决策提供了重要信息。

总之，对妊娠期糖尿病视网膜病变的研究为这一病症的流行病学、风险因素、进展和管理提供了宝贵的见解，增进了我们对糖尿病视网膜病变的病理生理学和治疗的了解。

二、潜在的新治疗靶点和策略

随着对糖尿病视网膜病变病理生理学的深入了解，识别新的治疗靶点和开发创新治疗策略是未来研究的重要方向。潜在的研究领域包括开发针对炎症途径、氧化应激反应

和血管生成过程的治疗方法。例如,研究可能集中于评估新型抗炎或抗氧化剂在预防或延缓妊娠期糖尿病视网膜病变进展中的作用。此外,利用干细胞和再生医学技术修复受损的视网膜组织,为糖尿病视网膜病变治疗提供了新的可能性。

近年来,有关妊娠期糖尿病视网膜病变潜在新治疗靶点和策略的研究视角发生了显著变化,重点是确定新的治疗途径,以改善糖尿病孕妇的预后。Duh 等人(2017)、Reddy 等人(2014)和 Campochiaro(2013)等人的研究探索了药物靶向、表观遗传机制和抗血管生成策略作为治疗糖尿病视网膜病变的潜在治疗途径。

Simó 等人(2006 年)和 Gardner 等人(2016 年)的研究也探讨了二甲双胍在妊娠糖尿病中的应用。二甲双胍的胃肠道导向作用及其缓释制剂为控制妊娠糖尿病及其眼部并发症提供了新的治疗策略。此外,Gray 等人(2017 年)和 Taylor 等人(2007 年)的研究发现,细胞外碳酸酐酶和白细胞介素–17A 是治疗糖尿病视网膜病变的潜在靶点。此外,西格列汀(Sitagliptin)显示在降低妊娠糖尿病患者的血糖和胰岛素抵抗方面有效,其机制可能涉及降低视网膜结合蛋白 4(RBP–4)的水平。这为妊娠期糖尿病视网膜病变的潜在治疗提供了一个新角度。

此外,Phipps 等人(2012 年)的研究强调了 ACE2/Ang–(1–7)和 miR–146a 在糖尿病视网膜病变中的保护作用,认为这些通路是潜在的治疗靶点。此外,还有人提出将调节类二十碳烷烃、白细胞生成和 lncRNA BANCR 表达作为治疗糖尿病视网膜病变的新策略。Jenkins 等人(2015 年)和 Zhao 等人(2018 年)的研究调查了微 RNA 和血管生成因子等生物标志物在糖尿病视网膜病变中的作用,强调了它们作为诊断工具和治疗靶点的潜力。

最后,新的药物传递平台旨在增强药物在目标部位的渗透性、延长停留时间并提供持续释放,这对于治疗糖尿病视网膜病变非常有帮助,尤其是在患有妊娠糖尿病的妇女中,可能因为解剖和生理障碍而需要长期治疗。一项研究探讨了靶向视网膜光凝固(targeted retinal photocoagulation,TRP)在治疗糖尿病黄斑水肿中的作用,尽管这项研究未专门针对妊娠期糖尿病视网膜病变,但 TRP 作为一种减少并发症的潜在方法,可能对妊娠期糖尿病视网膜病变的治疗有启示。

总之,有关妊娠糖尿病视网膜病变潜在新治疗靶点和策略的研究视角涵盖了广泛的方法,包括表观遗传机制、抗血管生成疗法、生物标志物鉴定和炎症通路调节。这些研究为开发创新疗法以改善糖尿病视网膜病变孕妇的预后提供了宝贵的见解。

三、长期随访研究的需求与重要性

长期随访研究对于评估妊娠期糖尿病视网膜病变治疗的长期效果和安全性至关重要。这包括追踪妊娠期糖尿病视网膜病变患者的视网膜病变进展情况、视力变化,以及任何治疗相关的不良反应。长期随访还可以提供关于妊娠期糖尿病视网膜病变治疗对子代健康影响的重要信息。此外,考虑到妊娠期糖尿病患者未来发展2型糖尿病和糖尿病视网膜病变的风险增加,长期研究应包括对这一特殊人群的监测和管理。

首先,长期随访研究可以监测疾病进展、评估治疗效果,了解糖尿病孕妇自然病史和确定潜在治疗靶点。其次,长期随访研究为了解糖尿病患者视网膜微血管的稳定性、血糖控制对视网膜病变进展的影响,以及增殖性视网膜病变的发生率提供了宝贵的资料。再次,对生长因子、免疫系统激活和代谢控制在糖尿病视网膜病变中的作用的研究强调了前瞻性随访研究对阐明疾病机制和确定潜在治疗目标的必要性。最后,在糖尿病视网膜病变研究中实施长期随访研究,对于增进我们对该疾病的了解、改善患者预后和指导临床管理策略至关重要。

总之,妊娠期糖尿病视网膜病变的长期随访研究对于监测疾病进展、评估治疗效果和确定新的治疗目标至关重要。这些研究在改善患者护理、提高我们对疾病的认识,以及指导糖尿病视网膜病变孕妇个性化治疗策略的开发方面发挥着至关重要的作用。通过进行全面、长期的随访评估,研究人员可以深入了解糖尿病视网膜病变的自然病程,评估治疗反应,并确定新的治疗方法,以加强对糖尿病孕妇的护理。

未来的研究应致力于更全面地理解妊娠如何影响糖尿病视网膜病变的发展,探索新的治疗靶点和策略,并评估治疗措施的长期效果和安全性。通过这些研究,我们可以期待在妊娠期糖尿病视网膜病变的预防、诊断和治疗方面取得显著进展,最终改善患者的视力保护和生活质量。

第七节　小　结

妊娠期糖尿病视网膜病变的管理是一个复杂的挑战,需要医疗提供者保持高度警觉和采用精准的治疗策略。对所有糖尿病患者,尤其是有已知糖尿病视网膜病变病史的患者,都应进行定期的视网膜检查以监测潜在的病变进展。同时,管理策略应个性化,考虑妊娠各阶段对视网膜健康的影响。通过有效控制血糖和血压、定期眼底筛查及必要时进行治疗,可以显著减少视力损害的风险。

此外,研究强调了定期筛查、准确诊断和个性化治疗的重要性,这些都是预防失明、保护视力的关键措施。医疗提供者应该了解最新的研究和治疗指南,以提供基于证据的优质护理,同时鼓励患者积极参与自我管理并在视觉发生变化时及时求医,确保在妊娠前后与医疗团队充分讨论管理计划。

为了进一步推动妊娠期糖尿病视网膜病变的研究与管理,我们建议未来的研究应集中在以下几个方向。①筛查频率和时机的优化:研究不同妊娠阶段进行视网膜筛查的效果,以确定最佳筛查时间点和频率。②新型治疗策略的开发:探索和验证新的药物治疗方法或更先进的激光治疗技术,以提高妊娠期糖尿病视网膜病变患者的治疗效果和视网膜健康。③患者教育与自我管理:开展更多关于患者教育的研究,了解如何有效提高患者对妊娠期糖尿病视网膜病变管理知识的理解和自我管理能力。④长期预后的追踪研究:进行长期研究跟踪妊娠期糖尿病视网膜病变患者的视网膜状态和视力结果,以评估治疗的长期效果和预后。

此外,基于本综述的发现,我们建议开发以下新的临床指南:①制定国际统一的妊娠期糖尿病视网膜病变筛查和管理指南,包括推荐的筛查时间点和治疗选项。②在孕期提供定制的视网膜保健计划,确保每位妊娠糖尿病患者都能接受适合其个体条件的预防和治疗措施。

通过这些研究和指南的实施,希望能够显著降低妊娠期糖尿病视网膜病变的发病率,改善患者的生活质量,并减少由此引起的视力丧失。

第七章 糖尿病视网膜病变的临床诊断

第一节 概 述

一、糖尿病视网膜病变概述

糖尿病视网膜病变是全球公共卫生领域面临的重大挑战之一。根据世界卫生组织（WHO）的报告，全球约有 1.2 亿人受糖尿病影响，预计这一数字将在未来几十年内持续增长。糖尿病视网膜病变作为糖尿病的主要并发症，是成年人失明的主要原因之一。特别是在发展中国家，由于医疗资源的限制和公共健康策略的不足，糖尿病视网膜病变的诊断和治疗面临着巨大的挑战。

在美国，根据疾病控制和预防中心（CDC）的数据，大约有 770 万人被诊断为糖尿病视网膜病变。这一数字反映出了糖尿病及其并发症在人口中的广泛分布。随着糖尿病患者数量的增加，预计患有糖尿病视网膜病变的患者数也将相应增加。研究表明，在所有糖尿病患者中，大约有三分之一会发展为糖尿病视网膜病变，而在这些病例中，约 10% 的患者可能会经历严重的视力损害，包括盲。

糖尿病视网膜病变的增长不仅带来了严重的视力问题，还对健康系统产生了巨大压力，尤其是在治疗成本和疾病管理方面。根据最近的研究，早期筛查和及时治疗是预防糖尿病视网膜病变进展到严重阶段的关键。例如，2017 年在《美国眼科学杂志》发表的一篇研究强调了定期进行眼底照相和使用光学相干断层扫描技术对于早期发现和管理糖尿病视网膜病变的重要性。

此外，随着全球人口老龄化和生活方式疾病的增加，糖尿病视网膜病变的预防和管理策略需要进一步强化，包括改善糖尿病患者的血糖控制和生活方式干预。更有效的公共健康政策和教育项目也被视为减少糖尿病视网膜病变风险和推广眼科保健的重要工具。

综上所述，全球和美国的糖尿病视网膜病变流行情况呈现出日益严峻的趋势，需要政府、医疗机构和社会各界共同努力，通过提高公众意识、强化早期筛查和研发更有效的治疗方法来应对这一挑战。

二、糖尿病视网膜病变对视力影响的重要性

糖尿病视网膜病变对视力的影响是深远和严重的,特别是在病情未被及时诊断和治疗的情况下。糖尿病视网膜病变的早期阶段通常不伴有明显症状,许多患者在初期可能完全不察觉视力的任何变化。然而,随着病情的进展,视网膜受损程度加剧,最终可能导致从轻微视力模糊到严重视力损失甚至完全失明的临床表现。

据近年的研究显示,糖尿病患者中约有 34.6% 将发展为某种程度的糖尿病视网膜病变,其中一定比例的患者会进展为视力严重受损的增殖性糖尿病视网膜病变。例如,2019 年在《眼科学》(Ophthalmology)杂志上发表的一项研究指出,未经治疗的糖尿病视网膜病变患者中有约 20% 将发展为严重视力障碍。

此外,糖尿病视网膜病变的经济负担也非常重。视力丧失导致的生活质量下降和经济成本增加,为个人和社会带来了重大负担。根据 2018 年发表在《美国眼科学杂志》(American Journal of Ophthalmology)的研究,及时的筛查和干预可以显著减少与糖尿病视网膜病变相关的视力丧失和治疗成本。这也突显了早期诊断和治疗的经济效益,特别是在防止疾病进展到需要更复杂和成本更高的治疗阶段。

在视力影响方面,糖尿病性黄斑水肿是糖尿病视网膜病变中最常见的致盲原因之一。黄斑是视网膜中负责高清视力的区域,糖尿病性黄斑水肿的出现可以导致严重的中央视力损害。研究表明,及时使用抗血管内皮生长因子治疗可以有效地控制糖尿病性黄斑水肿,预防视力进一步恶化。

综上所述,糖尿病视网膜病变对视力的影响具有累进性和可预防性。通过加强公共卫生信息的普及、推广定期眼底检查和利用先进的影像技术,可以有效地管理糖尿病视网膜病变,最大限度地减少其对视力的负面影响,从而改善糖尿病患者的生活质量和社会参与度。

糖尿病视网膜病变的早期往往无明显症状,直到病情进展到较严重阶段,患者才可能察觉视力问题。这使得治疗难度增加,治疗成本显著上升。在糖尿病视网膜病变的早期阶段,患者可能仅有轻微的视力障碍,但如果不进行治疗,病情可以进展至严重视力损害甚至盲。因此,对于糖尿病患者来说,定期进行眼底检查至关重要,这可以帮助早期诊断和治疗糖尿病视网膜病变,从而有效预防视力的严重下降和失明。

研究表明,使用深度学习和人工智能技术进行的自动化检测可以极大地提高糖尿病视网膜病变的早期发现能力。例如,使用基于深度卷积神经网络的自动分类方法,在检测糖尿病视网膜病变时能达到高达 94.5% 的准确率,这标志着比传统方法更有效的进展。此外,其他研究也强调了早期检测的重要性,指出通过改进的筛查系统可以显著降

低因糖尿病视网膜病变导致的视力丧失风险。

总体而言,通过提升早期诊断的技术和方法,可以有效减少糖尿病视网膜病变患者的视力损害。随着医疗成像技术的进步,特别是在人工智能领域,我们有望在未来看到更多创新的筛查和治疗手段,这将进一步降低糖尿病视网膜病变对全球患者视力的影响。

第二节　糖尿病视网膜病变检查的重要性

一、眼底散瞳检查的重要性

通过每年眼底散瞳检查全面评估视网膜,可为早期检测糖尿病视网膜病变提供了必要的机会,这对及时治疗和防止疾病进展至严重阶段至关重要。来自 Kusumi 等人(2016年)的研究发现,即使不散瞳,超广角眼底成像也能有效检测到周边视网膜病变,但散瞳可以增强对某些周边病变的检测能力。

1. 眼底检查技术的进步　非散瞳眼底相机等成像技术的进步,提高了糖尿病视网膜病变筛查的可接受性和效率。的研究表明,非散瞳眼底摄影在农村和城市设置中都具有诊断价值,突出了它在广大人群中筛查覆盖面的潜力。

2. 对临床实践和患者结果的影响　眼底检查中的远程医学整合尤其具有变革性。Tomi 等人(2020年)描述了在克罗地亚实施的远程眼科学,这显著提高了筛查率并帮助早期发现糖尿病视网膜病变,从而预防了新的失明病例。这种模型展示了远程健康技术在扩展必要的糖尿病视网膜病变筛查方面的潜力,尤其是在医疗资源有限的地区。

3. 挑战与考虑　虽然每年散瞳眼底检查的益处显而易见,但也存在挑战,特别是与遵守这些筛查建议的相关挑战。例如,Zhong 等人(2023年)的研究发现,糖尿病患者中的抑郁症可能会负面影响他们按时进行定期筛查的依从性,这突出了作为糖尿病护理一部分的全面患者教育和心理支持的需要。

总之,年度眼底散瞳检查是管理糖尿病视网膜病变的基石,为早期检测和干预提供了关键窗口。持续的成像技术和远程医疗的进步预计将进一步提高这些筛查的效果和范围,可能减轻全球糖尿病视网膜病变的负担。

二、糖尿病视网膜病变患者的推荐检查频率

根据美国糖尿病协会(ADA)的建议,1 型糖尿病患者应在确诊后 5 年进行首次筛查,并至少每年进行一次眼底散瞳检查。对于 2 型糖尿病患者,建议在确诊时立即进行眼底筛查,并之后每年至少进行一次检查。如果诊断出糖尿病视网膜病变,根据病变的严重

程度和进展速度,检查频率可能需要增加,特别是在病变快速进展或接受特定治疗(如激光治疗或抗血管内皮生长因子治疗)后。对于怀孕期间的糖尿病妇女,建议在妊娠早期进行眼底检查,并在整个孕期持续监测,因为怀孕可能加速糖尿病视网膜病变的进展。此外,对于那些糖尿病视网膜病变病情稳定的患者,一些专家可能推荐每两年进行一次检查,但这需要根据个体情况和医生的专业判断来确定。

以下是近 10 年发表的相关研究和它们的主要发现,用以强调这些指南和建议的科学依据。

1. 怀孕和糖尿病视网膜病变的考虑 Mir 等人在其综述中讨论了糖尿病视网膜病变的治疗和评估过程中的特殊考虑,尤其是对怀孕妇女的处理。他们强调了监测的重要性,因为怀孕可能导致糖尿病视网膜病变的快速进展。

2. 澳大利亚孕妇糖尿病视网膜病变的研究 Lee 的研究强调了在孕期对有糖尿病前病史的妇女进行眼底筛查的重要性。他们发现怀孕是糖尿病视网膜病变进展的独立风险因素,并建议在妊娠初期进行筛查,并在必要时进行随访检查。

3. 怀孕期间糖尿病视网膜病变的临床管理 Widyaputri 报告了怀孕期间和产后患有妊娠期糖尿病的女性中糖尿病视网膜病变的发病率及相关风险因素。他们的数据支持了在怀孕早期对这些妇女进行糖尿病视网膜病变筛查的必要性。

这些研究强调了对糖尿病视网膜病变进行定期筛查的重要性,尤其是在糖尿病患者怀孕期间,以及根据个体情况和治疗响应调整筛查频率的重要性。

综上所述,定期的眼底散瞳检查是预防、监测和管理糖尿病视网膜病变的关键,能够及时发现并处理可能导致视力丧失的变化。这种预防性策略是管理糖尿病患者视力健康的基石,有助于维护其生活质量和独立性。

第三节 筛查和诊断指南

一、首次眼科检查的推荐时机

为了全面阐述首次眼科检查的推荐时机及其科学依据,我们需参考近年的指南和相关研究。根据美国糖尿病协会(ADA)和美国眼科学会的指南:

1. 1 型糖尿病患者 在糖尿病确诊后 5 年内进行首次全面眼底检查,如果首次检查结果正常,则之后每年至少进行一次眼科检查。

2. 2 型糖尿病患者 应在糖尿病确诊时立即进行首次全面眼科检查,因为 2 型糖尿病患者在被诊断时可能已有未被发现的视网膜病变。

3. 妊娠期糖尿病患者 如果在怀孕前未进行眼科检查或未知视网膜状况,应在妊娠早期进行眼底检查,并根据初次检查的发现进行必要的随访。Rogelio 与 Santiago 的研究显示,妊娠糖尿病患者在妊娠期间视网膜病变的发生率较低,这强调了针对这一特定群体进行定期眼底检查的重要性,尤其是在诊断妊娠糖尿病后早期进行筛查。

4. 青少年患者　Sami 等人进行的一项研究分析了青少年患者群体中对 ADA 糖尿病视网膜病变筛查指南的遵从性。研究发现,与 1 型糖尿病患者相比,2 型糖尿病青少年患者对筛查指南的遵从性较低。这突显了在青少年患者中实施和增强筛查指南遵从性的重要性。

5. 糖尿病视网膜病变筛查指南的全球视角　Das 等人讨论了全球范围内糖尿病视网膜病变筛查指南的共同点、差异及未来可能的改进方向。这一综述为理解不同国家在筛查时机和频率上的指南提供了宝贵的视角,有助于优化筛查实践。

这些研究强调了根据糖尿病类型和特定条件(如妊娠)制定个性化眼科检查计划的重要性。通过遵循这些基于证据的指南,可以有效预防糖尿病视网膜病变的进展,从而保护糖尿病患者的视力健康。

二、随访检查的频率和基于疾病阶段的管理

随访检查的频率应根据疾病的阶段和先前的眼科评估结果调整。

①对于非增殖性糖尿病视网膜病变轻度和中度患者,通常推荐每年进行一次眼科检查。②对于重度非增殖性糖尿病视网膜病变或增殖性糖尿病视网膜病变的患者,根据病变的严重性,可能需要每 3 ~ 6 个月甚至更频繁的检查,以及可能的激光治疗或抗血管内皮生长因子注射。③在进行激光治疗或抗血管内皮生长因子治疗后,患者需进行更频繁的监测,通常在治疗后的第一个月内进行初步评估,随后根据治疗效果和视网膜病变的进展调整随访计划。

此外,糖尿病视网膜病变管理还包括对其他相关风险因素的控制,如血糖、血压和血脂的管理,这些都是降低视网膜病变风险和阻止其进展的重要措施。通过综合管理,旨在最大限度地减少糖尿病视网膜病变的进展并维持患者的视力和生活质量。

以下是关于糖尿病视网膜病变管理和随访频率调整的几篇近十年的研究文献,它们详细讨论了基于疾病阶段的管理策略:Lee 等人 在他们的研究中指出,对于早期糖尿病视网膜病变阶段的病人,频繁的随访检查对于防止病情恶化至关重要。他们特别强调了对轻度和中度非增殖性糖尿病视网膜病变患者进行至少每年一次的眼底彩照监测的重要性。Januszewski 等人的研究提供了关于青少年 1 型糖尿病患者在不同疾病阶段应进行的眼底筛查频率的具体建议。他们建议根据病情严重程度进行更密集的监测,尤其是对于重度非增殖性糖尿病视网膜病变和增殖性糖尿病视网膜病变患者。Wong 等人在他们的指南中详细介绍了基于资源设置的糖尿病眼部护理指南,强调了在治疗后进行频繁

监测的重要性,特别是对于接受激光治疗或抗血管内皮生长因子治疗的患者。

这些文献为基于疾病阶段的糖尿病视网膜病变管理提供了科学依据,强调了根据病变严重性调整随访检查频率的重要性。

第四节　影像技术在糖尿病视网膜病变诊断中的应用

一、眼底摄影

眼底摄影是糖尿病视网膜病变基线评估和随访监测的核心技术。这种方法能够清晰记录视网膜的病变情况,包括微血管异常、出血、微动脉瘤以及黄斑区的病理变化。眼底摄影的优势在于其直观性和能够长期比较病变进展,是进行远程医疗诊断和评估的重要工具。

眼底摄影在糖尿病视网膜病变的诊断中扮演着至关重要的角色。这种成像技术能够清晰记录视网膜的病变情况,如微血管异常、出血、微动脉瘤以及黄斑区的病理变化。近年来的研究进一步验证了眼底摄影在糖尿病视网膜病变诊断和监测中的应用价值。

Srihatrai 等人研究了单张和五区眼底摄影在基层医疗中筛查糖尿病视网膜病变的诊断准确性。他们发现,单张和五区摄影均为方便的筛查工具,具有可接受的准确性,特别是五区摄影在敏感性和特异性方面表现更佳,为糖尿病视网膜病变的筛查提供了有效的技术手段。

Chin 等人探讨了非散瞳眼底摄影在农村和城市诊所中的应用,研究发现这一技术在两种环境中均有效,可以用于筛查糖尿病视网膜病变,尤其适用于未遵循推荐的每年散瞳眼科检查的患者。该技术不仅提高了远程医疗的可行性,还能在资源有限的地区提供有效的糖尿病视网膜病变筛查服务。

这些研究表明,眼底摄影作为一种核心技术,在糖尿病视网膜病变的基线评估和随访监测中发挥着关键作用,尤其在远程医疗诊断和评估中显示出其重要性。

二、光学相干断层扫描

光学相干断层扫描为糖尿病视网膜病变提供了无与伦比的细节视图,尤其是在评估视网膜层结构和识别糖尿病性黄斑水肿方面。光学相干断层扫描通过高分辨率成像揭示视网膜层间的微小结构变化,为糖尿病视网膜病变的诊断和治疗提供了精确的解剖学依据。

光学相干断层扫描在糖尿病视网膜病变的诊断中起到了重要作用,特别是在评估视网膜层结构和识别糖尿病性黄斑水肿方面。

三、光学相干断层扫描血管造影

光学相干断层扫描血管造影是一种较新的影像技术,通过检测视网膜和脉络膜的血流动态,无需使用侵入性染料。这使得光学相干断层扫描血管造影尤其适合于频繁监测和评估微血管的细微变化,如微血管阻塞和非灌注区域,以及新生血管的形成。光学相干断层扫描血管造影提供的细节级别为糖尿病视网膜病变的管理增加了一个重要维度。

光学相干断层扫描血管造影是一种先进的影像技术,特别适用于糖尿病视网膜病变的频繁监测和评估。以下是一些详细描述光学相干断层扫描血管造影在糖尿病视网膜病变管理中应用的研究:Ishibazawa 等人的研究表明,光学相干断层扫描血管造影能够清晰可见微血管异常、视网膜非灌注区和新生血管。光学相干断层扫描血管造影提供了视网膜毛细血管层的详细视图,有助于更精确地监测和评估糖尿病视网膜病变的微血管状态和治疗效果。Khadamy 等人的综述强调了光学相干断层扫描血管造影在检测早期糖尿病微血管变化方面的潜力,这些变化在临床上尚未显现。光学相干断层扫描血管造影提供了一个非侵入性的替代方法,用于糖尿病视网膜病变的管理,并可能成为常规临床管理的一部分。

这些研究展示了光学相干断层扫描血管造影在糖尿病视网膜病变管理中的应用,尤其是在评估微血管的细微变化方面。光学相干断层扫描血管造影能够提供详细的视网膜和脉络膜血流动态视图,无需使用侵入性染料,这对于糖尿病视网膜病变的频繁监测和精确评估非常有用。

四、荧光素眼底血管造影

荧光素眼底血管造影是传统上用于评估视网膜血管的完整性和识别病理性变化的金标准。通过注射荧光染料并使用特定波长的光照射眼底,荧光素眼底血管造影能够显示出视网膜血管的渗漏、阻塞和新生血管。荧光素眼底血管造影在确定糖尿病视网膜病变的严重程度及其治疗决策中扮演了关键角色,尤其是在评估需进行激光光凝或抗血管内皮生长因子治疗的增殖性糖尿病视网膜病变病例中。

荧光素眼底血管造影是一种传统的诊断工具,用于评估糖尿病视网膜病变中的视网膜血管完整性和病理变化。以下是几篇探讨荧光素眼底血管造影在糖尿病视网膜病变中应用的研究:Rabiolo 等人讨论了超广角荧光素眼底血管造影在糖尿病视网膜病变中的应用,这种技术可以在单次拍摄中观察到视网膜表面高达 200° 的视野,非常适合评估周边视网膜的非灌注区域、血管渗漏、微血管异常和新生血管。Golkar 等人结合荧光素眼底血管造影和光学相干断层扫描图像,用于更精确的视网膜图像融合和糖尿病视网膜病变的早期诊断。他们的研究成果在临床常规中显示出有前景的结果,这些研究强调了荧光素眼底血管造影在确定糖尿病视网膜病变严重程度及治疗决策中的关键作用,尤其是在评估需要进行激光光凝或抗血管内皮生长因子治疗的增殖性糖尿病视网膜病变病例中。通过注射荧光染料并使用特定波长的光照射眼底,荧光素眼底血管造影能够清晰显示出视网膜血管的渗漏、阻塞和新生血管,为糖尿病视网膜病变的管理提供了重要信息。

这些影像技术的综合应用提高了糖尿病视网膜病变诊断的精确度和治疗的有效性,使医生能够为患者提供更加个性化的治疗方案。

第五节　临床评估

一、病史的收集

在进行糖尿病视网膜病变诊断时,详细收集患者的病史尤其是眼科病史是至关重要的步骤。这一过程不仅涉及了解患者的糖尿病类型、病程、血糖控制情况,还包括评估患者的其他相关疾病如高血压和高胆固醇等。此外,还应询问患者之前的眼科病史,包括以前的眼科检查结果、视力、既往眼部治疗和手术,以及当前使用的眼部药物。这些信息有助于医生全面了解患者的健康状况,从而做出更准确的诊断和治疗决策。

以下是一些相关研究,它们强调了在糖尿病视网膜病变诊断中收集详细病史的重要性:Wang 等人的研究表明,尽管年轻糖尿病患者拥有健康保险,许多人在初次诊断后6 年内未接受眼科检查,特别是少数族裔和来自不富裕家庭的年轻人。这表明遵循临床实践指南具有一定的挑战性,也突显了收集详细病史的重要性,以确保所有患者都能获得必要的眼部检查和治疗。Otsu 等人的研究中,分析了因缺少眼科检查而被普通医生转诊到眼科的 2 型糖尿病患者的临床特征。结果显示,缺少定期眼科检查的患者中,糖尿病视网膜病变的发生率显著高于定期接受检查的患者。这一发现强调了定期眼科检查的重要性,特别是在有系统性疾病背景的患者中。

这些研究表明,详细的病史收集对于诊断和管理糖尿病视网膜病变至关重要,可以帮助医生更好地理解患者的整体健康状况和治疗需求。

二、眼部检查

眼部检查是诊断糖尿病视网膜病变的关键步骤,涉及多个重要的检查环节。以下是进行眼部检查的几个关键步骤,以及相关的研究和技术应用。

1. 视力测试　评估患者的视力损害程度。此测试是诊断过程中的基本步骤,帮助了解患者视力是否受到糖尿病的影响。

2. 眼压测量　排除或诊断青光眼等其他可能伴随的眼病。眼压测量对于防止因青光眼导致的视力丧失非常重要。

3. 散瞳眼底检查　使用裂隙灯和直接或间接眼底镜检查视网膜,特别是黄斑区和视盘的健康状况。这一步骤对于评估视网膜的详细结构和病变至关重要。

4. 眼底照相和光学相干断层扫描　对视网膜结构进行详细的成像,评估微血管异常、黄斑水肿等病变。这些成像技术提供了无法通过简单视觉检查获得的详细信息。

5. 荧光素眼底血管造影和光学相干断层扫描血管造影　如有必要,进行这些检查以进一步评估视网膜血管的状况和血流动态。这些高级成像技术对于识别和评估糖尿病视网膜病变中的复杂血管问题非常有用。

研究如 Liu 等人指出,通过自动化的视网膜成像分析可以改善糖尿病患者的眼科随访的依从性,强调了技术在改进糖尿病视网膜病变筛查中的潜力。

这些步骤和相关技术的综合使用,为糖尿病视网膜病变的诊断和管理提供了全面的支持,有助于及时发现并治疗可能导致视力丧失的眼部疾病。

三、糖尿病眼病的常见临床表现

糖尿病眼病的常见临床表现包括以下几方面。

1. 微血管瘤和点状出血　这些通常是糖尿病视网膜病变初期的表现。

2. 硬性渗出　黄色脂质沉积在视网膜上,表明存在慢性渗漏和毛细血管损害。

3. 黄斑水肿　糖尿病黄斑水肿是糖尿病视网膜病变最常见的致盲原因,表现为视网膜中心区域的厚度增加。

4. 增殖性糖尿病视网膜病变　表现为新生血管和可能的玻璃体出血,是晚期糖尿病视网膜病变的特征。

这些详细的临床评估过程对于诊断和制定针对糖尿病视网膜病变的治疗计划至关重要,旨在最大限度地保护患者的视力和提高生活质量。

根据最新的研究,这些临床表现不仅反映了糖尿病对视网膜的影响,还揭示了对这些条件进行早期诊断和治疗的重要性,以防止进一步的视力损失。具体研究如下:Oscar 等人的研究综述了糖尿病对视觉系统的影响,包括各种并发症如白内障、青光眼、视网膜病变、黄斑水肿等。研究强调了定期进行详细的眼科评估的重要性,以及及时诊断和治疗的必要性以预防视力丧失。

这些详细的临床评估过程对于诊断和制定针对糖尿病视网膜病变的治疗计划至关重要,旨在最大限度地保护患者的视力和提高生活质量。

第六节　糖尿病视网膜病变的特定临床表现

一、非增殖性糖尿病视网膜病变

非增殖性糖尿病视网膜病变是糖尿病视网膜病变的早期阶段,其中视网膜未出现新生血管。非增殖性糖尿病视网膜病变的特点包括微血管瘤、点状和斑片状出血、硬性渗出。这些病变反映了视网膜内微循环的损害。随着病情的发展,这些病变可能变得更为显著,且有时可见棉绒斑(视网膜神经纤维层梗死区域),指示视网膜的局部缺血。

以下是有关非增殖性糖尿病视网膜病变临床表现的相关研究:Sivaprasad 和 Pearce 探讨了非增殖性糖尿病视网膜病变的风险分层。他们强调,目前使用的半定量分级系统虽然在评估糖尿病视网膜病变的严重程度时得到了良好的验证,但无法预测那些高风险的快速进展到视力威胁性糖尿病视网膜病变的人。因此,他们提议增加对非增殖性糖尿病视网膜病变特征的评估,以帮助对人群进行风险分层。Nwanyanwu 等人的研究识别了从非增殖性糖尿病视网膜病变进展到增殖性糖尿病视网膜病变的相关因素。他们发现,每增加 1 点的糖化血红蛋白(HbA1c)与发展到增殖性糖尿病视网膜病变的风险增加 14% 相关。这项研究突显了非增殖性糖尿病视网膜病变病程管理中监测和控制血糖的重要性。

这些研究显示,非增殖性糖尿病视网膜病变作为糖尿病视网膜病变的早期阶段,通过详细的视网膜检查能够识别出初期的微循环损害表现,对预防病情进展至更严重的阶段具有重要的临床意义。

二、增殖性糖尿病视网膜病变

增殖性糖尿病视网膜病变是糖尿病视网膜病变的晚期阶段,特征是新生血管的形成。这些新生血管极其脆弱,容易出血,导致严重的视力损害甚至失明。增殖性糖尿病视网膜病变的典型表现包括视网膜和/或视盘的新生血管、玻璃体出血,以及牵引性视网膜脱离。增殖性糖尿病视网膜病变的治疗通常需要进行激光光凝或抗血管内皮生长因子治疗以减少新生血管并防止进一步的视网膜损伤。

以下是几篇详细讨论增殖性糖尿病视网膜病变特征及相关处理的研究:Falah 等人描述了一例患有糖尿病的患者,因慢性髓性白血病(CML)引发的非典型增殖性视网膜病变,这表明增殖性糖尿病视网膜病变可能与其他系统性疾病相关。该病例中观察到广泛的 Roth 斑点、大量毛细血管非灌注区和未伴有渗出或黄斑水肿的新生血管。这提示医生在遇到类似的严重增殖性糖尿病视网膜病变表现时应进行全面的血液学评估。Siam 指出,增殖性糖尿病视网膜病变是一种侵袭性疾病,最常见的并发症是玻璃体出血。其他并发症包括牵引性视网膜脱离、增殖膜形成和新生血管的生长。该研究还指出,患有增殖性糖尿病视网膜病变的患者中风风险增加。

这些研究强调了增殖性糖尿病视网膜病变的典型表现和潜在的并发症,同时也突出了对于严重糖尿病视网膜病变的早期识别和综合管理的重要性。这对预防严重视力损害和维持患者生活质量至关重要。

三、糖尿病性黄斑水肿

糖尿病性黄斑水肿是糖尿病视网膜病变中最常见的致盲原因之一,表现为视网膜中央区域(黄斑)的液体积聚。糖尿病性黄斑水肿可以在任何糖尿病视网膜病变阶段发生,它导致的视网膜肿胀和厚度增加直接影响视力。糖尿病性黄斑水肿的光学相干断层扫描成像通常显示黄斑区的囊性空间和/或视网膜下积液。治疗糖尿病性黄斑水肿通常涉及使用激光治疗、局部或全身给予抗血管内皮生长因子药物,以及皮质类固醇药物的注射。

以下是几项关于糖尿病性黄斑水肿的临床表现和治疗的重要研究:Das 等人提出了关于糖尿病性黄斑水肿的病理生理学和新的治疗靶点。他们的研究表明,糖尿病性黄斑水肿是一种炎症性疾病,涉及多种细胞因子和化学介质,影响神经血管。尽管抗血管内皮生长因子药物的引入革新了糖尿病性黄斑水肿的治疗,但许多患者在接受多次注射后仍未完全消退液体积聚,提示需要开发针对血管内皮生长因子以外的分子的新疗法。Kim 等人 讨论了糖尿病性黄斑水肿的当前和即将推出的治疗方法。他们指出,尽管局部或全身抗血管内皮生长因子药物治疗已成为首选治疗方法,但仍有患者对这些治疗方法反应不佳,需要考虑皮质类固醇药物注射和其他新兴疗法。Miller 和 Fortun 在他们的综述中讨论了糖尿病性黄斑水肿的现有理解、药物治疗选择以及正在开发的疗法。他们强调了除了血管内皮生长因子外,多种分子介质在糖尿病性黄斑水肿的发生中的作用,以及新兴疗法的潜力。

这些研究强调了针对糖尿病性黄斑水肿治疗的多模态方法,包括既有的激光治疗和抗血管内皮生长因子治疗,以及正在研究中的新兴疗法,目的是最大限度地保护患者的视力并改善生活质量。

以上详细描述了糖尿病视网膜病变的三种特定临床表现,对于临床医生在诊断和治疗糖尿病视网膜病变中的决策具有重要的指导意义。

第七节　特殊患者群体的糖尿病视网膜病变管理

一、孕妇

在孕妇中,糖尿病视网膜病变的管理需要特别注意,因为妊娠可能加速糖尿病视网膜病变的进展。建议所有已知有糖尿病的孕妇在妊娠早期进行眼底检查,并根据眼底的发现决定后续的监测频率。如果孕妇在妊娠前没有糖尿病视网膜病变,建议每季度至少进行一次眼底检查。如果已有糖尿病视网膜病变,根据糖尿病视网膜病变的严重程度,可能需要更频繁的监控,甚至在需要时进行干预治疗,如激光治疗或注射治疗,以避免视力丧失。然而,需谨慎选择药物,以避免对胎儿造成潜在风险。

为了详细了解孕妇中糖尿病视网膜病变的管理,我们总结了最近 10 年内的相关文献。

Choo 等人的研究强调了妊娠对糖尿病视网膜病变进展的独立风险,指出在妊娠开始时已有非增殖性糖尿病视网膜病变的妇女中,多达 10% 的人可能发展为增殖性糖尿病视网膜病变。建议在妊娠前进行预防性咨询和尽可能在妊娠前进行常规治疗。在妊娠期间,对于糖尿病历时长较长、基线血糖和血压控制较差以及糖尿病视网膜病变较严重的妇女,需要更密切的随访。对于严重的糖尿病视网膜病变,可能需要激光光凝或手术治疗,但应避免全身麻醉。

妊娠期糖尿病视网膜病变管理的全球挑战:Castellanos-Canales 等人的研究表明,虽然抗血管内皮生长因子治疗是处理增殖性糖尿病视网膜病变和糖尿病性黄斑水肿的有效方法,但在孕期使用时必须非常谨慎。研究还强调了在妊娠期间进行更频繁眼科检查的重要性,以监测糖尿病视网膜病变的可能进展。

这些研究突出了在孕期对糖尿病视网膜病变进行严格管理的重要性,并提供了在孕期安全处理这一状况的有用信息。

二、儿童和青少年

对于儿童和青少年患有糖尿病的患者,早期识别和管理糖尿病视网膜病变尤为重要,以防止其发展成更严重的视网膜病变。推荐从 10 岁或糖尿病确诊后 5 年开始进行年度眼底检查,哪个晚就从哪个时候开始。对于这一年龄段的患者,教育和家庭支持在管理糖尿病和防止糖尿病视网膜病变进展中起着关键作用。儿童和青少年通常对治疗有良好的反应,但需要密切监测和适应其发展阶段的需求。

对这些特殊群体的糖尿病视网膜病变管理强调了个性化和及时的干预的重要性,以及考虑到患者的生活质量和未来健康的长期视角。通过为孕妇和年轻患者提供及时有效的糖尿病视网膜病变监测和治疗,可以显著降低视力丧失的风险,从而改善他们的生活质量和长期健康成果。

最新研究综述:Zou 等人研究表明,教育对提高患者参与眼科筛查的意识和可能性具有重要影响。特别是在儿童和青少年中,对糖尿病视网膜病变的早期教育可以显著提高定期检查的遵守率,这对于预防疾病进展至关重要。Davis 等人的研究识别了影响青少年患者遵循糖尿病视网膜病变护理指南的障碍,包括对糖尿病眼病的认识不足和转诊到眼科诊所的困难。这强调了改善交通便利性和通过学校和家庭提供更多教育的重要性。Hatef 等人报告了在特定医疗体系下管理糖尿病患者的年度眼科检查的挑战,发现通过提高对糖尿病视网膜病变的认识和增加访问便利性,可以改善儿童和青少年的筛查率。

这些研究强调了对儿童和青少年进行糖尿病视网膜病变管理的重要性,尤其是在教育和家庭支持方面。通过为孕妇和年轻患者提供及时有效的糖尿病视网膜病变监测和治疗,可以显著降低视力丧失的风险,从而改善他们的生活质量和长期健康成果。

第八节   治疗策略和随访计划

一、治疗选项概述

在糖尿病视网膜病变的治疗中,存在多种选择,包括医学管理、激光治疗、药物注射以及手术干预。治疗选择通常基于糖尿病视网膜病变的阶段和严重性。

1.医学管理   包括优化血糖控制和血压管理,这是所有糖尿病视网膜病变患者的基础治疗策略。研究表明,系统性干预,包括胰岛素治疗和血压控制,可以显著减少糖尿病视网膜病变的发生和进展。

2.激光光凝治疗   适用于治疗严重的非增殖性糖尿病视网膜病变和所有阶段的增殖性糖尿病视网膜病变。激光治疗可以减少视网膜的缺氧状态,阻止新生血管的生成和进一步的视网膜损伤。近期研究强调了激光治疗的发展,包括传统的全视网膜光凝和创新的亚阈激光治疗,后者尝试减少激光引起的视网膜损伤。

3.药物注射   包括抗血管内皮生长因子治疗和皮质类固醇注射,主要用于治疗糖尿病性黄斑水肿和增殖性糖尿病视网膜病变。研究显示,抗血管内皮生长因子和皮质类固醇治疗可以有效减轻糖尿病性黄斑水肿和控制增殖性糖尿病视网膜病变,尤其是在药物联合治疗和适时干预的情况下。

4.玻璃体手术   在糖尿病视网膜病变晚期,或当出现玻璃体出血和视网膜脱离时采用。随着手术技术的进步,越来越多的微创手术被应用于早期和中期的糖尿病视网膜病变治疗中,以减少对患者视力的长期影响。

以上治疗策略展示了糖尿病视网膜病变治疗的多样性和复杂性,需要根据患者的具体病情和资源情况来综合考虑治疗方案。随着治疗技术的不断进步和新疗法的研发,未来对糖尿病视网膜病变的管理将更为精细化和个性化。

二、治疗策略对筛查和监控策略的影响

治疗策略直接影响筛查和监控的频率及方法。

1. 激光治疗后的患者　需要在治疗后进行定期的视网膜检查,以评估激光光凝治疗的效果和视网膜的稳定性。研究表明,激光治疗后的筛查间隔可以通过个体化模型进行调整,以降低筛查频率同时确保病情监控的有效性。

2. 接受抗血管内皮生长因子治疗的患者　通常需要更频繁的随访和光学相干断层扫描检查,以监控治疗后的黄斑区水肿变化和任何可能的再治疗需求。研究显示,系统化的筛查和早期诊断能显著提高疾病的管理效率和成本效益,特别是在使用高级筛查技术如光学相干断层扫描时。

3. 未经治疗的轻中度糖尿病视网膜病变患者　可能遵循更标准的年度筛查程序,但如果病情有所进展,监测频率可能需要增加。适当的筛查频率和策略对于早期发现和干预至关重要,以防止疾病的进一步恶化。

此外,个性化的治疗计划应基于患者的具体病情和治疗反应来定制,筛查和监控策略也应相应调整,以确保最佳的疗效和防止疾病进展。通过综合考虑患者的具体情况和治疗响应,医生可以更精准地设计治疗方案,有效地利用影像技术来指导治疗决策和调整随访计划。

第九节　小　结

一、糖尿病视网膜病变筛查和早期诊断的重要性

糖尿病视网膜病变是全球领先的可防可治的失明原因之一。及时的筛查和早期诊断是预防视力丧失和管理糖尿病患者视力健康的关键。通过年度眼底检查和使用先进的影像技术如光学相干断层扫描和光学相干断层扫描血管造影,医生能够在疾病早期阶段发现微小的病变,如微动脉瘤和轻微的非灌注区域,从而在病情进展到严重阶段之前进行干预。早期诊断和治疗可以显著降低视力严重受损和失明的风险,对患者的生活质量和社会经济负担产生深远影响。

二、疾病管理中的挑战和策略

管理糖尿病视网膜病变面临多种挑战,包括确保高风险人群接受定期筛查、处理诊

断中的不确定性,以及制定针对复杂或先进病例的治疗策略。有效的疾病管理策略应包括以下几方面。

1. 跨学科合作　整合内科、眼科和其他专业的知识,以综合管理糖尿病及其并发症。

2. 个性化医疗　根据患者的具体需要和疾病严重程度制订治疗方案,这可能包括药物、激光治疗或手术干预。

3. 患者教育　提高患者对疾病影响和治疗意义的认识,促进患者积极参与自我管理,例如通过改善血糖控制来减缓糖尿病视网膜病变的进展。

4. 利用新技术　继续采用最新的影像和治疗技术,如人工智能在糖尿病视网膜病变筛查中的应用,以提高筛查效率和精确性。

总的来说,糖尿病视网膜病变的有效管理需要及时的筛查、准确的诊断、适当的治疗和持续的监测。通过这些综合策略,可以有效地控制疾病进展,减少失明率,改善糖尿病患者的总体健康状况和生活质量。

第八章 糖尿病视网膜病变筛查的全面进展

第一节 概　述

随着糖尿病的流行率不断上升,提高公众对糖尿病视网膜病变的认识,通过对糖尿病视网膜病变的早期筛查和推广定期眼底检查,能够有效预防视力损失,对于控制这一公共卫生问题至关重要。面对糖尿病视网膜病变带来的挑战,全社会的共同努力是缓解这一问题的关键。

多年来,糖尿病视网膜病变筛查的历史发生了重大变化。对糖尿病视网膜病变的早期筛查得益于医学影像技术的进步,包括荧光素眼底血管造影和光相干断层扫描,以及人工智能在图像分析中的应用,糖尿病视网膜病变的筛查和诊断变得更加高效和精确。这些技术的发展极大地促进了早期发现和及时治疗,对减少失明率具有重要意义。

最初,根据专家共识,以及将视网膜病变筛查纳入糖尿病患者常规护理的重要性,确定了每年筛查一次的建议。随后的研究深入探讨了糖尿病视网膜病变的最佳筛查时间间隔,以防止视力损失,强调了定期筛查对于及早发现这种威胁视力的并发症的重要性。此外,还对无视网膜病变的糖尿病患者延长筛查时间间隔的安全性和有效性进行了调查,结果表明两年一次的筛查可能适合大多数人,从而在有效的前提下降低医疗成本。

研究表明,实施国家筛查计划(如英格兰的筛查计划)对于发现危及视力的糖尿病视网膜病变和降低糖尿病患者视力丧失的风险至关重要。此外,为促进视网膜病变筛查,特别是在少数民族和低收入人群中,还测试了有针对性的电话推广等干预措施,这显示了创新方法对提高筛查率的重要性。

Atkinson-Briggs 等人还对糖尿病教育服务中糖尿病视网膜病变筛查的整合进行了研究,证明了此类举措在包括本土初级保健诊所在内的各种医疗环境中的可行性和有效性。远程医疗也在糖尿病视网膜病变筛查中发挥了作用,有研究评估了远程筛查方法在诊断该病症方面的准确性,尤其是在医疗服务不足的地区。

总之,糖尿病视网膜病变筛查的历史见证了筛查间隔、筛查方法以及与医疗服务整合方面的进步。这些发展强调了通过定期筛查早期发现以预防视力损伤和改善糖尿病患者预后的重要性。基于历史的沿革和现状,本章旨在系统地介绍糖尿病视网膜病变筛查的历史发展,从早期的认识和技术到现代的创新和挑战,以及对未来发展的展望。

第二节　糖尿病视网膜病变筛查的意义

糖尿病视网膜病变筛查对于早期发现和治疗这种威胁视力的糖尿病并发症至关重要。每年进行筛查的建议是在专家共识的基础上制定的,强调将视网膜病变筛查纳入糖尿病患者日常护理的重要性。研究表明,定期筛查对于预防视力损失和降低危及视力的糖尿病视网膜病变的发生率以及改善糖尿病患者的预后至关重要。糖尿病视网膜病变筛查的经济学研究强调了此类筛查计划的成本效益和益处。

一、预防视力丧失

糖尿病视网膜病变是全球工作年龄人群视力丧失和盲目的主要原因之一。早期糖尿病视网膜病变可能不显示任何症状,而不经筛查,许多患者直到疾病晚期才被诊断出来,此时进行治疗往往效果有限。定期筛查可以在无症状的早期阶段识别糖尿病视网膜病变,提供及时的干预措施,显著减少糖尿病患者严重视力损害的风险。

糖尿病视网膜病变筛查对于预防糖尿病患者视力丧失至关重要。糖尿病视网膜病变是导致视力损伤和失明的重要原因,尤其是在英国,这凸显了早期发现和及时治疗对降低视力损失风险的重要性。研究表明,早期治疗糖尿病视网膜病变可显著降低严重视力丧失的风险,这强调了及时干预对控制病情和保护视力的重要性。约40%被诊断为2型糖尿病的患者已经出现了一定程度的视网膜病变,这凸显了定期筛查对早期识别和干预的重要性。此外,远程医疗和移动医疗技术的使用已显示出在协调糖尿病医生和眼科医生之间的护理、促进及时干预和降低糖尿病患者视力丧失风险方面的潜力。

总之,糖尿病视网膜病变筛查对于预防糖尿病患者视力丧失至关重要。早期检测、个性化风险评估和及时治疗是有效控制糖尿病视网膜病变和保护视力健康的关键要素。

二、促进公共健康政策与减轻经济负担

从公共健康的角度来看,糖尿病视网膜病变筛查具有重大的经济和社会影响。早期发现和治疗不仅可以减少因糖尿病视网膜病变引起的失明率,还可以大大降低因视力丧失导致的社会和经济负担。筛查项目的实施是公共健康政策中的一个关键组成部分,有助于优化医疗资源的分配,并减轻长期医疗费用。

糖尿病视网膜病变筛查对于公共卫生政策和解决与该病症相关的经济负担至关重要。糖尿病视网膜病变是全球致盲的主要原因之一,给医疗系统带来了巨大的社会和经

济负担。

糖尿病视网膜病变筛查政策的经济评估强调了此类计划的成本效益,表明将有限的资源转移到高风险患者身上,并减少低风险患者的筛查频率,可提高筛查计划的整体成本效益。基于远程医疗的筛查项目在减轻糖尿病视网膜病变相关的医疗负担和视力并发症方面已显示出前景,尤其是在糖尿病流行病日益增多的背景下。

研究表明,糖尿病视网膜病变筛查的延误会导致可转诊糖尿病视网膜病变的检出率增加,这突出表明了及时筛查对预防视力丧失和减轻医疗保健系统总体负担的重要性。将糖尿病视网膜病变筛查整合到初级医疗机构的糖尿病教育服务中,有可能提高筛查覆盖率、患者自我管理、风险因素控制以及资源不足地区服务的可持续性,从而解决该病症对公共卫生的影响。

此外,远程筛查糖尿病视网膜病变的准确性也是一个需要研究的课题,尤其是在印度等地区,因为在这些地区,糖尿病是一项重大的医疗负担。通过优化筛查时间间隔和利用远程医疗技术,医疗保健系统可以提高糖尿病视网膜病变筛查项目的效率、降低成本并改善患者预后,最终减轻与该病症相关的经济负担。

总之,糖尿病视网膜病变筛查对于预防视力丧失至关重要,并在制定公共卫生政策和应对该病症带来的经济挑战方面发挥着关键作用。通过实施具有成本效益的筛查策略、利用远程医疗技术以及将筛查整合到现有的医疗保健服务中,医疗保健系统可以有效地管理糖尿病视网膜病变并减少其对个人和社会的影响。

三、促进筛查程序不断优化

为了提高糖尿病视网膜病变筛查的效果,需要精细化筛查程序。这包括确定筛查的频率,选择合适的筛查群体(例如,根据年龄、糖尿病类型和病程长短等风险因素),以及采用最合适的筛查技术。筛查程序的优化还需要考虑到患者的依从性,以及筛查服务的可达性和可负担性。

优化糖尿病视网膜病变筛查流程对于提高医疗服务的效率和有效性至关重要。研究建议将筛查间隔延长至三年一次,平均筛查间隔为 5.4 年,其依据是有 95% 的概率个体不会发生危及视力的视网膜病变。调整筛查间隔有助于减轻医疗资源的压力,同时确保及时发现糖尿病视网膜病变。

此外,有学者主张延长在最后一次筛查中未发现视网膜病变的 2 型糖尿病患者的筛查间隔时间,强调了个性化筛查方法对加强筛查过程的重要性。根据个人风险评估调整筛查间隔,可使医疗服务提供者更有效地分配资源,提高糖尿病视网膜病变筛查项目的整体效率。

通过建议没有视网膜病变的患者在初次检查时减少筛查频率,强调了筛查计划的潜在成本效益,旨在降低成本并提高筛查措施的成本效益。这一策略可以将有限的资源重新分配给高风险患者,从而优化医疗资源的利用。

Aspelund 等人还强调了个人风险评估和信息技术对优化糖尿病视网膜病变筛查频率的重要意义。他们提供了一种标准化的风险评估算法,根据每位患者发生危及视力的视网膜病变的风险来确定适当的筛查间隔时间。这种个性化的方法简化了筛查流程,确保将资源有效地分配给高风险人群。

总之,优化糖尿病视网膜病变筛查流程包括调整筛查时间间隔、利用风险评估工具和信息技术来提高筛查计划的效率和成本效益。实施这些策略可以帮助医疗系统有效管理糖尿病视网膜病变,减轻这种疾病对个人和医疗资源造成的负担。

第三节　糖尿病视网膜病变筛查技术的发展

在糖尿病视网膜病变筛查领域,技术的进步极大地推动了早期诊断和治疗方法的革新,进而有助于预防视力损失。本部分详细介绍了筛查技术的发展历程,包括从传统的眼底检查方法到摄影筛查的引入及发展,以及自动化和计算机辅助诊断技术的兴起。

一、直接和间接眼底检查

最初的糖尿病视网膜病变筛查方法主要依靠直接和间接眼底检查。直接眼底检查是使用直接眼底镜,允许医生直视眼底,进行详细但视野有限的观察。间接眼底检查则采用间接眼底镜和头戴式光源,提供了更宽广的视野,使医生能够观察到更多的视网膜区域。这两种方法都需要医生的高度技能和经验,且受限于医生的能力和主观判断。

二、摄影筛查的引入和发展

随着技术的发展,摄影筛查方法被引入,这标志着糖尿病视网膜病变筛查技术的一个重大进步。摄影筛查通过捕捉眼底的图像,允许医生和其他医疗专业人员详细分析视网膜的状况,这些图像还可以用于随访中的长期监测和比较。

三、传统胶片摄影

最初,摄影筛查主要依赖于传统胶片摄影技术。这种方法虽然提供了较高质量的图像,但其缺点包括成本高、处理时间长、存储不便和图像分享困难。

四、数码眼底摄影

随后,数码眼底摄影技术的发展极大地弥补了传统胶片摄影的不足。与传统胶片摄影相比,数码摄影提供了即时图像捕获、易于存储和分享图像的优势,使得远程诊断和长期监测变得更加可行和高效。

英国的糖尿病视网膜病变筛查服务(diabetes retinopathy screening service,DRSS)是一个采用数字眼底摄影技术进行早期筛查的典范,旨在为 12 岁及以上的糖尿病患者提供全民覆盖的定期眼底检查。这种策略不仅提高了识别患者的能力,确保及时发现并治疗需要关注的个体,而且有效降低了由糖尿病视网膜病变引起的失明率。这一计划的成功展示了通过高效筛查程序,结合最新技术的重要性,对于预防糖尿病相关视力问题,提供了一个值得学习和借鉴的模式。

五、自动化和计算机辅助诊断技术的兴起

最近几年,自动化和计算机辅助诊断技术的发展为糖尿病视网膜病变筛查带来了革命性的变化。这些技术,包括人工智能和机器学习算法,可以自动分析眼底图像,识别出糖尿病视网膜病变的迹象。这不仅大大提高了筛查的效率,还提高了诊断的准确性,特别是在非专业人员进行初步筛查的情况下。此外,自动化技术还有助于实现大规模筛查项目,特别是在资源有限或人口较多的地区。

总之,从直接和间接眼底检查到高级的自动化和计算机辅助诊断技术,糖尿病视网膜病变筛查技术的发展不仅改善了筛查的可靠性和效率,还扩大了筛查的覆盖范围,为早期发现和治疗糖尿病视网膜病变提供了更多可能性。未来,随着技术的不断进步和新工具的开发,预计糖尿病视网膜病变筛查将变得更加精准、便捷和普及。

自动化和计算机辅助诊断技术正在彻底改变糖尿病视网膜病变筛查,为提高检测的准确性和效率提供了先进的工具。这些技术的兴起改变了糖尿病视网膜病变筛查的格局,为改善患者预后和简化医疗实践提供了创新解决方案。一些研究探讨了自动化和计算机辅助诊断技术对糖尿病视网膜病变筛查的影响,强调了这些进步带来的好处和挑战。

Abràmoff 等人推出了一种深度学习增强算法,用于自动检测糖尿病视网膜病变,与传统算法相比,性能显著提高。这项研究展示了深度学习技术在提高糖尿病视网膜病变筛查的准确性和效率方面的潜力,为更有效的诊断技术铺平了道路。Fenner 等人讨论了糖尿病视网膜病变自动分级的演变过程,最早可追溯到 20 世纪 90 年代,当时人工神经网络首次被用于检测。早期采用的自动分级技术为开发更复杂的计算机辅助诊断工具奠定了基础,突显了糖尿病视网膜病变筛查实践的不断进步。Ting 等人探讨了人工智能和深度学习在眼科中的应用,强调了与这些技术相关的挑战和机遇。虽然还有一些潜在的障碍需要克服,如临床和技术挑战及算法的可解释性,但人工智能在糖尿病视网膜病变筛查中的整合有望提高诊断的准确性和效率。

　　总之,用于糖尿病视网膜病变筛查的自动化和计算机辅助诊断技术的兴起代表了医疗保健技术的重大进步。通过利用这些创新工具,医疗服务提供者可以加强糖尿病视网膜病变的早期检测和管理,最终改善眼科领域的患者护理和治疗效果。

第四节　全球筛查计划与策略

　　全球范围内,糖尿病视网膜病变的筛查计划和策略在不同国家和地区展现出多样性。这些计划和策略的实施涉及多方面的因素,包括公共健康政策、社区参与、资源分配以及技术的可用性。在本节中,我们将探讨不同国家/地区的筛查策略,以及社区参与和公共健康政策在推动筛查计划中的作用。

一、筛查策略的地区差异

　　全球各地的糖尿病视网膜病变筛查策略因地区的经济状况、医疗资源分配以及公共健康政策而异:①美国:依赖于混合的公私医疗体系进行筛查,强调使用高级别的技术,如光学相干断层扫描和人工智能算法,以提高筛查的精确度和效率。②印度:考虑到广大的糖尿病患者基数和资源的限制,采用了移动筛查服务和社区基础的筛查项目,以提高筛查的覆盖率。③非洲地区:面对医疗资源严重短缺的挑战,某些非洲国家利用移动技术和远程医疗服务来提供糖尿病视网膜病变筛查,试图覆盖广大的农村地区。

　　糖尿病视网膜病变筛查是糖尿病管理的重要组成部分,旨在早期发现和干预,防止视力丧失。不同国家和地区的筛查策略各不相同,反映了医疗保健系统、资源和人群需求的多样性。多项研究探讨了糖尿病视网膜病变筛查项目在不同环境下的有效性和面临的挑战,揭示了根据不同人群的具体需求量身定制筛查方法的重要性。

　　Malerbi 等人比较了巴西用于糖尿病视网膜病变筛查的双眼间接眼底镜检查和数字视网膜造影术,强调了在发展中国家实施超宽视场视网膜造影术因成本高昂而面临的挑战。Curran 等人对中低收入国家将糖尿病视网膜病变筛查策略纳入国家级糖尿病护理规划的情况进行了范围界定审查。研究结果显示,不同收入群体在政策规划方面存在差异,中低收入和中高收入国家比低收入国家取得的进展更大。这项研究强调了根据不同地区的可用资源制定具有成本效益且可扩展的筛查策略的必要性,以及在服务不足的地区消除筛查障碍和实施有效筛查计划的重要性。

　　制定国际和国内糖尿病视网膜病变筛查指南对于规范操作和改善结果至关重要。指南应考虑每个国家或地区所面临的独特挑战和可用资源,以确保筛查计划的有效性和可持续性。通过调整筛查策略以适应不同人群的特殊需求,医疗保健系统可以加强糖尿病视网膜病变的早期检测和管理,最终改善患者的预后,减轻糖尿病视网膜病变对个人和医疗保健系统造成的负担。

二、社区参与和公共健康政策的作用

社区参与在推动糖尿病视网膜病变筛查计划的实施中起到了关键作用。通过健康教育提高社区成员关于糖尿病和糖尿病视网膜病变的知识,提高他们对定期眼底检查的意识,可以有效提高筛查的参与率。此外,公共健康政策的支持是实现全民筛查覆盖的重要因素。政府和公共卫生部门的投资和政策倡导,如提供免费或低成本的筛查服务,对于消除筛查中的经济障碍至关重要。

糖尿病视网膜病变筛查是糖尿病管理的重要组成部分,旨在早期发现和干预,以防止视力丧失。社区参与和公共卫生政策在糖尿病视网膜病变筛查中的作用对于确保筛查服务的普及和促进糖尿病患者早期发现至关重要。有几项研究探讨了社区参与和公共卫生政策对糖尿病视网膜病变筛查实践的影响,强调了针对不同人群的独特需求采取量身定制的方法的重要性。

Cheloni 等人对全球糖尿病视网膜病变的患病率进行了系统回顾和 Meta 分析,强调了与包括国家和国际卫生机构在内的主要利益相关者分享研究结果的重要性,以便为公共卫生政策和医疗保健实践提供信息。这项研究强调了循证指南和合作努力在解决全球糖尿病视网膜病变负担方面的重要意义。Byun 等人调查了韩国糖尿病患者糖尿病视网膜病变和肾病的筛查方法,强调了加强公共卫生部门或初级保健中心提供的糖尿病护理教育计划的必要性。这项研究强调了公共卫生政策在促进不同人群对糖尿病的认识、获得筛查服务和糖尿病管理方面的作用。Vujosevic 概述了早期筛查糖尿病视网膜病变在糖尿病患者中的作用,强调了社区参与和改善寻求健康行为的重要性,以覆盖更多人群并提高持续护理的依从性。这项研究强调了社区参与在促进糖尿病视网膜病变早期检测和管理方面的潜在影响。

总之,社区参与和公共卫生政策在促进糖尿病视网膜病变筛查和改善糖尿病患者的治疗效果方面发挥着至关重要的作用。通过促进医疗服务提供者、政策制定者和社区成员之间的合作,公共卫生倡议可以提高筛查服务的可及性,提高人们对糖尿病视网膜病变的认识,并最终减轻这种疾病对个人和医疗系统造成的负担。

三、提供便利的糖尿病视网膜病变筛查环境

建立便利的糖尿病视网膜病变筛查环境涉及几个关键因素。首先,配备流动筛查车和筛查设备对于在农村和服务不足地区的高危人群至关重要,这些地区的居民可能由于交通不便或消息闭塞等错失了筛查机会,通过移动筛查车,为这部分居民提供筛查便利,从而增加筛查率和覆盖范围。这些流动筛查车配备了数字视网膜照相机,光学相干断层

扫描以及常规体检设备,以提高筛查效率。其次,设定灵活的筛查场所和筛查时间,并将筛查信息实现互联网共享,为那些时间不完全自由的人提供便利,具有相关需求的人员可以根据自己的情况选择筛查时间和地点。

另外,要获得地区卫生当局或领导的支持,通过他们的组织和号召,可能会大大提高居民的参与度。一般来讲,当地领导如居委会的号召力要比筛检组织人员大得多。另外,通过当地人员的组织,可以给筛检过程提供诸多便利,大大增加筛检的效率。将糖尿病视网膜病变筛查纳入糖尿病教育服务也在各种环境中取得了成功,这凸显了不同医疗保健服务之间合作的重要性。

总之,全面的糖尿病视网膜病变筛查计划需要利用配备先进设备的流动筛查车,遵守建议的筛查间隔时间,并与地区卫生当局合作,以确保筛查服务获得可持续的支持。

第五节 筛查指南和标准的制定

制定精确的筛查指南和标准对于糖尿病视网膜病变筛查的有效性至关重要。这些指南和标准旨在为医疗专业人员提供清晰的指导,以确保糖尿病视网膜病变的及时诊断和治疗。在本节中,我们将探讨国际和国家级指南的发展,筛查频率和目标人群的标准,以及随着新证据的出现对指南进行调整的过程。

一、国际和国家级指南的发展

随着对糖尿病视网膜病变认识的深入和医疗技术的进步,多个国际和国家卫生组织已经制定了一系列关于糖尿病视网膜病变筛查的指南。例如,国际糖尿病联合会(International Diabetes Federation,IDF)和世界卫生组织(World Health Organization,WHO)提供了全球范围内的指导原则,旨在推广最佳实践和提高筛查项目的质量。这些指南通常包含关于筛查频率、目标人群以及使用的筛查技术的推荐。在国家层面,不同国家的卫生部门根据本国的糖尿病流行情况、医疗资源以及健康保险系统的不同,制定了各自的糖尿病视网膜病变筛查指南。例如,美国糖尿病协会(American Diabetes Association,ADA)发布了一套详细的筛查指南,专门针对美国的医疗体系和糖尿病患者群体。

制定国际和国内糖尿病视网膜病变筛查指南对于规范操作、提高疗效,以及指导医疗服务提供者管理这种威胁视力的糖尿病并发症至关重要。随着循证的发展和技术的进步,指南需要定期更新,以纳入糖尿病视网膜病变筛查的最新进展。一些研究对指南制定的各个方面,以及这些指南对筛查实践的影响进行了调查。

Pappot 等人强调了根据糖尿病视网膜病变的严重程度对糖尿病孕妇进行个性化照片筛查频率的重要性。根据这一人群的特殊需求调整筛查指南可以优化筛查方法,改善糖尿病孕妇的治疗效果。Harding 等人强调了糖尿病视网膜病变国家筛查计划中质量保证和疾病管理的重要性。通过根据国家指导方针建立共识协议和质量保证筛查程序,医疗保健系统可以确保对糖尿病患者进行标准化和有效的筛查。Mwangi 等人讨论了中低收入国家合作制定糖尿病视网膜病变临床指南的问题,强调了国际合作在指南制定中的重要性。通过共享专业知识和资源,各国可以制定全面的循证指南,在全球范围内加强糖尿病视网膜病变筛查实践。Bora 等人探讨了利用深度学习技术预测糖尿病视网膜病变发病风险所面临的挑战。该研究强调,需要制定结合先进技术的指南,以加强风险评估,提高糖尿病视网膜病变筛查的准确性。

总之,制定国际和国内糖尿病视网膜病变筛查指南对于规范实践、改善结果和确保为糖尿病患者提供高质量的护理至关重要。通过纳入最新证据和筛查技术的进步,指南可以帮助医疗服务提供者优化筛查方法,加强对糖尿病视网膜病变的管理。

二、筛查频率和目标人群的标准

筛查指南通常明确指出了不同类型的糖尿病患者(1 型、2 型和妊娠糖尿病)应接受筛查的频率和开始筛查的时间。大多数指南推荐,对于 2 型糖尿病患者,应在确诊时立即进行糖尿病视网膜病变筛查,随后根据初次筛查的结果和患者的风险等级来确定后续筛查的频率。而对于 1 型糖尿病患者,推荐在糖尿病确诊后 5 年开始进行筛查。此外,筛查指南还强调了特定高风险群体的识别,如长期糖尿病患者、控制不良的糖尿病患者以及有糖尿病家族史的个体。

随着新证据的出现和技术的进步,糖尿病视网膜病变筛查频率和目标人群的指南需要定期更新,以符合当前的最佳实践。许多研究对影响糖尿病视网膜病变筛查频率和目标人群的各种标准和因素进行了调查,为这一领域的挑战和机遇提供了见解。

Echouffo-Tcheugui 等人对糖尿病视网膜病变筛查间隔和视力丧失的发生率进行了系统回顾,强调了评估危及视力的糖尿病视网膜病变的发生率和流行率对筛查频率的重要性。这项研究强调,有必要制定循证指南,考虑最佳筛查间隔时间,以提高糖尿病患者的治疗效果。

Graham-Rowe 等人侧重于确定目标人群参加糖尿病视网膜病变筛查的障碍和促进因素,强调频率等标准的重要性和在确定筛查指南领域重要性方面的表达重要性。了解这些障碍有助于定制指南,以满足目标人群的需求和偏好。

Groeneveld 等人对 2 型糖尿病患者中危及视力的糖尿病视网膜病变的发生率进行了系统回顾,强调了个性化筛查间隔和高质量成像对确保筛查计划的可持续性和可扩展性的重要性。这些研究结果表明,指南应根据个体风险状况纳入灵活的筛查间隔,以优化资源分配。

总之,根据现有证据更新指南并考虑筛查间隔的个性化方法,可显著提高糖尿病视网膜病变筛查项目的有效性。

三、筛查指南的更新和调整

医学领域的知识和技术是不断进步的,随着新的研究证据的出现,糖尿病视网膜病变筛查的指南和标准也需要相应地进行更新和调整。这一过程确保了筛查实践能够反映当前的最佳证据和技术,从而优化患者的健康结果。为了实现这一目标,卫生组织通常会设立专门的审查委员会,负责定期评估新的研究结果,并根据这些信息更新现有的指南。

筛查指南和标准的制定是确保糖尿病视网膜病变筛查有效性的关键。通过遵循国际和国家级的推荐指南,医疗提供者可以确保糖尿病患者接受适时和适宜的筛查,最大限度地减少糖尿病视网膜病变导致的视力损失。随着新证据的不断涌现,这些指南将继续演进,以反映最新的科学发现和技术进步。

随着证据的发展和新技术的出现,指南必须适应糖尿病视网膜病变筛查的最新进展。一些研究强调了更新指南以反映当前证据和实践的重要性。Galiero 等人强调了在 COVID-19 大流行期间远程医疗的重要性,尤其是在糖尿病视网膜病变筛查方面,建议将远程医疗纳入国家和国际指南更新中。远程医疗可以提高筛查服务的可及性,改善患者的治疗效果,这就强调了将这些进步纳入指南的重要性。丹麦的《糖尿病视网膜病变筛查循证指南》讨论了这一问题,强调了高质量成像和个性化筛查间隔的重要性,以支持筛查计划的可持续性和可扩展性。灵活的循证指南可以优化资源分配,提高医疗系统内糖尿病视网膜病变筛查措施的有效性。

更新指南以反映成本效益和资源分配方面的最新证据,有助于医疗服务提供者优化筛查计划。Jones 和 Edwards 对与糖尿病视网膜病变筛查相关的经济学证据进行了系统回顾,指出需要进一步研究最佳筛查时间间隔以及根据相对风险进行有针对性筛查的机会。

总之,不断更新糖尿病视网膜病变筛查指南对于纳入最新证据、技术和最佳实践至关重要。调整指南以反映当前的证据和筛查技术的进步,可以提高筛查项目的有效性、可及性和可持续性,最终改善糖尿病患者的治疗效果。

第六节　糖尿病视网膜病变筛查的障碍和挑战

糖尿病视网膜病变的筛查程序在全球范围内面临着多种障碍和挑战,这些问题可能影响筛查的覆盖率、诊断的准确性和可接受性,以及筛查计划的成本效益和资源分配。

本节将深入探讨这些关键问题。

一、筛查覆盖率的障碍

筛查覆盖率受到多种因素的影响,包括患者对糖尿病视网膜病变及其风险的认识不足、筛查服务的可及性和可负担性差异,以及文化和社会经济因素。在一些低收入和中收入国家,缺乏足够的医疗资源和基础设施限制了广泛实施筛查计划的能力。此外,患者的依从性也是一个重要因素,许多人可能由于对医疗干预的恐惧、缺乏时间或经济负担而未能参加定期的筛查。

糖尿病视网膜筛查覆盖率的障碍是多方面的,影响了筛查计划的有效性。缺乏认识、对诊断的恐惧,以及后勤方面的挑战等因素都会阻碍视网膜筛查的参与,尤其是在年轻人群中。

量身定制的干预措施,如 Lake 等人所建议的,可以帮助克服视网膜筛查的障碍,解决特定年龄段的问题,并宣传 2 型糖尿病青壮年定期筛查的重要性。通过定制教育材料和干预措施,医疗保健提供者可以提高参与度并鼓励接受视网膜筛查,最终提高覆盖率。

此外,研究人员还讨论了维持偏远地区视网膜筛查项目所面临的挑战,强调了与农村人口筛查服务的可及性和可用性有关的问题。资源有限、基础设施不足和地理障碍都会阻碍筛查计划的普及,这就强调了开发具有成本效益和可持续发展的方法来克服这些挑战的重要性。

糖尿病视网膜病变筛查是一项复杂而昂贵的筛查项目,这强调了在中低收入国家采用替代筛查方法的必要性,以确保糖尿病视网膜病变筛查的人口覆盖率。在资源有限的环境中,复杂而昂贵的筛查方案可能并不可行,因此有必要采取创新策略,提高筛查的可及性并覆盖服务不足的人群。

总之,要解决糖尿病视网膜筛查覆盖面的障碍,需要采取综合方法,考虑临床、社会心理、后勤和资源相关的挑战。量身定制的干预措施、可持续的筛查计划和替代筛查方法对于提高覆盖率、确保糖尿病视网膜病变的早期发现和管理至关重要。

二、诊断准确性和可接受性的挑战

尽管技术的进步提高了糖尿病视网膜病变筛查的准确性,但仍存在一些挑战,包括对筛查设备的需求高、操作复杂和解释图像需要高度专业化的知识。这可能限制了在一些资源有限的设置中实施高质量筛查的能力。此外,筛查程序的可接受性受到筛查过程舒适度、所需时间以及患者对筛查结果可行性和必要性认知的影响。

糖尿病视网膜病变筛查在诊断准确性和可接受性方面存在挑战,严重阻碍了医疗服务的有效提供。Groeneveld 等人强调了对糖尿病视网膜病变筛查结果准确性的担忧,尤其是与眼科医生诊断结果的比较,表明筛查服务和医院服务分级之间可能存在差异。这种差异提出了筛查结果可靠性的问题,以及采取质量保证措施确保诊断准确的必要性。

Kashim 等人探讨了患者不愿参加糖尿病视网膜病变筛查的原因,揭示了影响筛查接受度的社会心理因素,如对糖尿病视网膜病变相关风险的担忧、经历和理解。解决这些因素对于提高筛查项目的可接受性和参与度至关重要,强调了患者教育和参与策略的重要性。

在糖尿病视网膜病变的自动筛查中,人工智能算法的使用已显示出良好的效果,其灵敏度和特异性可与人工分级相媲美。然而,与技术整合、算法验证,以及医疗服务提供者和患者的接受程度有关的挑战依然存在,这凸显了进一步研究和实施策略的必要性。

此外,孟加拉国利用数字眼底照片检测糖尿病视网膜病变诊断准确性的研究强调了验证筛查工具和确保外围医疗设施准确性的重要性。克服与诊断准确性相关的挑战,尤其是在资源有限的环境中,对于提高筛查计划的有效性和改善患者预后至关重要。

总之,要应对糖尿病视网膜病变筛查在诊断准确性和可接受性方面的挑战,需要采取多方面的方法,包括质量保证措施、患者教育、技术进步和验证研究。通过克服这些障碍,医疗保健系统可以提高筛查结果的可靠性,提高筛查率,并最终改善糖尿病视网膜病变的管理。

三、成本效益和资源分配的考量

实施广泛的糖尿病视网膜病变筛查程序需要考虑成本效益和资源分配。虽然筛查和早期治疗可以预防视力严重损失,降低长期医疗成本,但筛查程序的初始投资和运营成本可能对一些卫生系统构成重大财务负担。资源分配的决策需要在扩大筛查覆盖范围、确保筛查质量和实现长期可持续性之间找到平衡。同时,还需考虑如何在不同的医疗需求和公共卫生优先事项之间有效分配有限的资源。

面对筛查覆盖率的障碍、诊断准确性和可接受性的挑战,以及成本效益和资源分配的考量,糖尿病视网膜病变筛查的实施是一个复杂的公共卫生挑战。解决这些问题需要多部门合作、创新解决方案和政策支持,包括提高公众意识、改善医疗基础设施、投资于更高效的筛查技术,以及制定合理的财务和资源分配策略。通过这些努力,可以提高筛查程序的可及性和效率,为糖尿病患者提供更好的保护,减少由糖尿病视网膜病变引起的视力损失。

在设计和实施糖尿病视网膜病变筛查项目时,成本效益和资源分配方面的考虑至关重要。研究强调了合理的检测准确性和充足的资源可用性对满足筛查服务需求增长的重要性,强调了采取具有成本效益的策略来优化资源分配的必要性。有效利用资源对于确保筛查项目的可持续性和可扩展性至关重要,尤其是在医疗成本不断上涨而资源有限的情况下。

在美国,Sundharamurthy 和 Kaliappan 推出了基于云计算的糖尿病视网膜病变预测系统,展示了在筛查和诊断过程中优化资源分配、风险分层和预防干预的潜力。通过利用云计算技术,医疗保健系统可以提高资源分配效率,提高糖尿病视网膜病变筛查的准确性,最终实现具有成本效益和针对性的干预。

有研究对与糖尿病视网膜病变筛查相关的经济证据进行了系统回顾,强调了成本效益研究在指导资源分配决策和优化筛查间隔方面的重要意义。经济模型研究有助于评估各种筛查策略的成本效益,让决策者了解糖尿病视网膜病变筛查项目资源的最有效利用。有研究评估了糖尿病视网膜病变个体化筛查的安全性和成本效益,强调了从医疗保健系统和社会角度考虑成本的重要性。成本效益分析为了解筛查项目的经济意义提供了宝贵的见解,有助于决策过程和资源分配策略。

总之,考虑成本效益和资源分配对成功实施糖尿病视网膜病变筛查项目至关重要。通过经济评估、利用技术优化资源分配,以及优先考虑具有成本效益的筛查策略,医疗保健系统可以提高糖尿病视网膜病变筛查项目的效率、可及性和影响力。

第七节　糖尿病视网膜病变筛查的未来趋势与创新

随着技术的进步和对疾病认识的加深,糖尿病视网膜病变筛查的方法和策略将继续发展。未来的筛查可能会更加个性化,结合遗传、生活方式和病史等多种因素,来制定针对个别患者的筛查计划。同时,远程医疗和人工智能技术的进步将使得筛查过程更加高效、精确,同时提高患者的参与度和满意度。

糖尿病视网膜病变筛查的未来趋势和创新对于提高筛查计划的有效性和可及性至关重要。一项研究强调了在实施基于人群的糖尿病视网膜筛查计划后,2 型糖尿病视网膜病变检测的变化,表明在随后的筛查中,被检测出患有危及视力的糖尿病视网膜病变的患者比例发生了变化。这些发现强调了持续监测和调整筛查方案以提高检出率和结果的重要性。

方法的创新,如基于云的糖尿病视网膜病变预测系统,为筛查和诊断过程中的资源优化分配、风险分层和预防干预提供了机会。通过利用技术和预测分析,医疗保健系统可以提高糖尿病视网膜病变筛查的效率和准确性,从而采取更有针对性和更有效的干预措施。Pandey 研究了 5 年内糖尿病视网膜病变年度筛查的接受情况,以及筛查阳性视网膜病变和非糖尿病相关眼病的检测趋势。此类纵向研究对于了解筛查计划的有效性、确定需要改进的领域以及指导糖尿病视网膜病变筛查的未来创新至关重要。

在糖尿病视网膜病变筛查领域,技术进步和创新方法正在开辟新的可能性,以提高筛查的效率、覆盖率及可访问性。本节将探讨移动健康（mobile health，mHealth）和远程医疗在糖尿病视网膜病变筛查中的应用、人工智能和深度学习技术的前景，以及筛查项目的可持续性和扩展性。

一、移动医疗和远程医疗的应用

移动医疗通过使用智能手机和其他移动设备来提供医疗和公共健康实践，为糖尿病视网膜病变筛查提供了新的机会。这些技术使得在资源有限或偏远地区的患者能够接受筛查和监测。例如，通过使用配备特殊摄像头的智能手机进行眼底图像的捕获和传输，可以将图像远程发送给专家进行评估。远程医疗的应用进一步扩大了移动医疗的影响，使得即使在缺乏专业眼科医生的地区，患者也能接受及时的诊断和治疗建议。

远程医疗和移动医疗技术在改变糖尿病视网膜病变筛查方面发挥着越来越重要的作用，为提高可及性、效率和患者疗效提供了创新解决方案。远程医疗和移动医疗在糖尿病视网膜病变筛查中的应用正获得越来越大的发展势头，相关研究探索了它们对改善医疗服务的潜在影响。

Seetharam 等人和 Khairat 等人的研究强调了远程医疗和移动医疗在加强医疗服务（包括糖尿病视网膜病变筛查）方面日益增长的重要性。这些技术通过提供远程筛查和监测解决方案，为缩小医疗服务的差距提供了机会，尤其是在农村和医疗资源服务不足的地区。

Wallace 等人和 Sun 等人的研究说明了移动医疗在监测糖尿病足和血糖控制等糖尿病并发症方面的潜力，展示了移动技术在糖尿病护理方面的多功能性和有效性。通过利用智能手机应用程序和远程医疗平台，医疗服务提供者可以让患者主动管理自己的健康并加强自我保健实践。

将远程医疗和移动医疗技术融入糖尿病视网膜病变筛查项目，可以简化工作流程，提高医疗服务的可及性，并改善患者满意度。这些技术能够实现高效的筛查流程、远程会诊和及时干预，最终为糖尿病患者带来更好的健康结果。

正如 Andonegui 等人及 Cuadros & Bresnick 等人的研究所表明的那样，糖尿病视网膜病变筛查的未来趋势正转向在初级医疗机构中整合远程医疗平台。通过集中远程眼科服务和实施适应性强的远程医疗系统，医疗保健系统可以提高糖尿病视网膜病变筛查的可及性，并改善重要预防服务的远程传递。

总之，在糖尿病视网膜病变筛查中整合远程医疗和移动医疗技术，在提高就诊率、效率和患者疗效方面大有可为。通过利用这些创新工具，医疗服务提供者可以提高医疗质量，增加筛查率，并最终减轻糖尿病视网膜病变对个人和医疗系统造成的负担。

二、人工智能和深度学习技术的前景

人工智能和深度学习技术为提高医疗服务的准确性、效率和可及性带来了潜在的好处。最近的研究表明了人工智能和深度学习算法在检测糖尿病视网膜病变方面的有效性，为了解这些技术对筛查项目的影响提供了宝贵的见解。

Gulshan 等人和 Li 等人强调了用于糖尿病视网膜病变检测的深度学习算法的开发和验证，展示了人工智能在分析视网膜眼底照片方面的功效。这些技术在预测糖尿病视网膜病变等级和提高诊断准确性方面取得了重大进展，使筛查过程更加精确和高效。

正如 Morrison 等人和 Padhy 等人所研究的那样，人工智能和深度学习在眼科领域的整合为糖尿病视网膜病变的自动筛查带来了新的可能性，为大规模筛查行动提供了具有成本效益和可扩展的解决方案。这些技术简化了筛查工作流程，减少了人工干预，并提高了疾病检测的准确性，从而有可能彻底改变医疗保健服务。

Vaghefi 等人的研究强调了基于人工智能的分流系统和远程眼科应用在糖尿病视网膜病变筛查中的价值，突出了深度学习在初级保健中的作用。这些创新技术促进了高效的图像分析、筛查图像的初级分流和远程诊断，提高了糖尿病视网膜病变评估的及时性和准确性。

糖尿病视网膜病变筛查的未来趋势之一是越来越多地采用人工智能和深度学习技术，Mateen 等人和的研究证明了这一点。这些进步有望提高糖尿病视网膜病变诊断的准确性，优化资源配置，改变糖尿病视网膜病变的护理方式，最终改善糖尿病患者的健康状况。

总之，人工智能和深度学习技术在糖尿病视网膜病变筛查中的潜力巨大，为提高筛查准确性、效率和可及性提供了创新解决方案。通过利用这些技术，医疗保健系统可以实现糖尿病视网膜病变管理的现代化，加强患者护理，并解决这一威胁视力的疾病所带来的日益沉重的负担。

三、筛查项目的可持续性和扩展性

确保糖尿病视网膜病变筛查项目的可持续性和扩展性是实现全球范围内减少糖尿病视网膜病变导致的视力损失的关键。这需要策略上的创新，包括开发成本效益高、操作简便的筛查技术，建立合作伙伴关系以分享最佳实践和资源，以及采用灵活的筛查模型以适应不同地区的特定需要。可持续性还涉及到教育和培训计划，以提高当地医疗工作者和社区健康志愿者的能力，使他们能够有效地参与糖尿病视网膜病变筛查和患者管理。

总之，随着移动医疗和远程医疗的应用，以及人工智能和深度学习技术的发展，糖尿病视网膜病变筛查正朝着更高效、更广泛覆盖的方向快速进步。通过提高筛查项目的可持续性和扩展性,有望在全球范围内更有效地应对糖尿病视网膜病变的挑战,减少因糖尿病视网膜病变导致的视力损失。未来的创新和技术进步将继续为糖尿病患者提供更好的保护和治疗前景。

糖尿病视网膜病变筛查项目的可持续性和可扩展性对于确保长期有效性和对公众健康的影响至关重要。多项研究探讨了糖尿病视网膜病变筛查项目的各个方面,揭示了可持续性和可扩展性所面临的挑战和机遇。

Thomas 等人建议将筛查间隔延长至每三年筛查一次,筛查的依据是随着时间的推移,个人不再发生视力威胁性视网膜病变的概率。这种方法可以优化资源分配,减轻医疗系统的负担,从而有助于筛查项目的可持续性。Kashim 等人强调了由国家计划监督的社区级筛查计划的重要性,强调了糖尿病视网膜病变筛查需要协调和可持续的方法。通过将筛查服务整合到现有的医疗保健结构中,项目可以提高可持续性,并覆盖更广泛的人群。Aspelund 等人讨论了在糖尿病视网膜病变筛查中通过个人风险评估和信息技术节省成本和优化资源的潜力。通过根据个人风险状况调整筛查频率,项目可以提高效率和可持续性,同时最大限度地发挥筛查工作的影响。Agardh 和 Tababat-Khani 探讨了对无视网膜病变的糖尿病患者采用更长筛查间隔的问题,认为这有可能节约成本和优化资源。这种方法可以减少低风险人群的筛查频率,从而提高筛查计划的可扩展性。

总之,糖尿病视网膜病变筛查项目的可持续性和可扩展性对于确保糖尿病视网膜病变筛查的长期有效性和影响力至关重要。通过实施循证策略、利用技术和优化资源分配,医疗保健系统可以提高糖尿病视网膜病变筛查的效率、可及性和有效性,最终改善糖尿病患者的治疗效果。

第八节　小　结

自 20 世纪初以来,糖尿病视网膜病变筛查已从对直接和间接眼底检查的依赖显著发展到将先进的医学成像、数字眼底摄影、移动医疗、远程医疗、人工智能和深度学习技术相结合。这些进展提高了筛查的准确性、效率和覆盖范围,为糖尿病视网膜病变的早期检测和干预提供了宝贵的益处,有助于预防视力下降和减轻相关的社会经济负担。糖尿病视网膜病变筛查对糖尿病视网膜病变的管理至关重要,持续的技术进步有望提供更广泛、更有效的筛查,从而改善糖尿病患者的护理。

第九章 糖尿病视网膜病变筛查计划的实施原则

第一节 概　述

糖尿病视网膜病变是全球范围内糖尿病患者视力丧失的主要原因之一。随着全球糖尿病患者人数的持续增长,及时且有效的糖尿病视网膜病变筛查显得尤为重要。此举旨在显著降低因糖尿病视网膜病变而引发的致盲风险及视力丧失的潜在威胁。许多国家已经实施了结构化、高效且具有可持续性的糖尿病视网膜病变筛查计划(Diabetic Retinopathy Screening Program,DRSP),这是一种旨在早期发现和管理糖尿病视网膜病变的有组织的医疗健康计划。这些计划的核心目标是通过及时发现视网膜病变的无症状阶段,实施早期干预和治疗,以防止或减缓疾病的进展,从而降低盲症的发生率。

糖尿病视网膜病变筛查计划通过系统邀请特定人群中所有被诊断为糖尿病的个体定期进行视网膜检查。这些筛查通常涉及使用眼底摄影术捕获视网膜的数字图像,然后由受过培训的专业人员评估糖尿病视网膜病变的迹象。如果检测到糖尿病视网膜病变或其他眼部疾病,患者将被转介给眼科医生进一步检查。糖尿病视网膜病变筛查计划的成功实施不仅依赖于先进的筛查技术和方法,还需多学科团队的紧密合作,包括眼科医生、筛查人员、数据科学家和项目管理者等。此外,筛查计划的设计和管理必须遵循一系列原则和标准,以确保其有效性、可靠性和公平性。这些原则包括但不限于确定筛查对象、设定筛查频率、选择筛查模式/模型,以及制定筛查途径和标准等。

本章旨在深入探讨糖尿病视网膜病变筛查计划的关键原则和组成部分,分析不同筛查模式的优势和挑战,讨论跨学科团队合作在筛查计划中的作用,及当前面临的挑战和未来的发展方向。通过回顾最新的研究成果和实践经验,本文旨在为进一步优化和推广糖尿病视网膜病变筛查计划提供有益的见解和建议。

一、糖尿病视网膜病变筛查计划在不同国家实施的现状

为了早期发现和治疗糖尿病视网膜病变,许多国家实施了糖尿病视网膜病变筛查计划。这些筛查计划在不同国家的实施现状有所差异,主要体现在筛查技术、筛查频率、资

金来源、参与率和随访管理等方面。以下是根据国家发展水平划分的糖尿病视网膜病变筛查计划的详细分析。

二、发达国家

在发达国家,糖尿病视网膜病变筛查计划通常由全面的国家健康服务体系支持,确保了较高的筛查覆盖率和频率。英国的国家健康服务(NHS)提供的免费视网膜筛查服务是一个典型例子,通过数码眼底摄影技术,为 12 岁及以上的所有糖尿病患者进行年度筛查,体现了其对公共健康的高度承诺。相比之下,美国的筛查计划依赖于个体医疗保险体系,而美国糖尿病协会的推荐标准则确保了筛查的专业指导。澳大利亚和加拿大的筛查策略强调了远程医疗技术的应用和跨学科合作的重要性,从而提高偏远地区患者的服务可及性。瑞典的例子则进一步证明了全民免费筛查计划在提高参与率和数据管理效率方面的优势。

三、发展中国家

与此相对,许多发展中国家在糖尿病视网膜病变筛查计划的实施上面临着资源和技术的双重挑战。国际组织和非政府组织在这些国家的筛查计划中扮演着至关重要的角色,不仅提供必要的资金和技术支持,还参与公众教育和医疗人员培训。尽管面临挑战,一些项目已经在提高公众意识、建立筛查网络等方面取得了初步进展。然而,与发达国家相比,筛查频率、技术应用和患者参与度仍有较大的提升空间。发展中国家的筛查计划亟需创新解决方案,如利用人工智能进行眼底筛查,以及国际合作和资金投入的增加,以克服资源限制,提高筛查的覆盖率和效率。

四、全球概况

总的来说,全球范围内糖尿病视网膜病变筛查计划的实施状况揭示了公共健康资源分配的不平等和对医疗技术应用的不同侧重点。发达国家的成功经验和发展中国家面临的挑战都强调了全球合作在促进糖尿病视网膜病变早期发现和治疗方面的重要性。

全球范围内,DRSP 的实施模式和策略呈现出显著的地区差异。发达国家通常拥有较为成熟和系统化的筛查计划,这些计划往往依托于健全的医疗保健体系和高度的技术支持。例如,英国的国家糖尿病眼筛查服务(NDRSP)提供全面的筛查服务,覆盖所有年龄在 12 岁以上的 1 型和 2 型糖尿病患者,利用高质量的数字眼底摄影技术和人工智能辅助诊断,确保了筛查的高效性和准确性。

相反,在资源有限的发展中国家,糖尿病视网膜病变筛查计划面临着更多的挑战。尽管这些地区对糖尿病及其并发症的负担同样沉重,但由于缺乏足够的医疗设施、专业人员和财政支持,筛查计划的实施往往不够广泛或系统。这些国家的成功案例往往依赖于国际合作、非政府组织的支持和创新的筛查模式,例如移动筛查服务,以提高筛查的可及性和覆盖率。

糖尿病视网膜病变筛查项目对于早期发现和管理糖尿病视网膜病变、预防患者视力下降来说至关重要。这些项目在全球范围内实施,目的是识别高危人群,及时采取干预措施,预防视力并发症。来自不同国家的研究报告和指南对这些筛查计划的现状和有效性提供了深入的见解,展示了不同地区的不同方法和面临的挑战。

Abràmoff 等人、Scanlon 等人和 Vujosevic 等人的研究强调了自动检测、国家筛查计划和糖尿病视网膜病变筛查成本效益的重要性。在美国和英国等国家,这些举措已被证明能有效提高筛查效率、降低失明率并改善患者预后。

Hristova 等人、Lee 和 Sum 的研究也强调了国家筛查计划的重要性,以及中欧、东欧国家和发展中国家所遇到的挑战。这些研究强调,要确保有效的糖尿病视网膜病变筛查和管理,就必须解决获取障碍、资源限制和医疗服务差异等问题。

Zimmer-Galler 等人和 Reddy 等人指出,基于远程医疗的筛查计划在扩大筛查覆盖面和减轻中低收入国家的糖尿病视网膜病变负担方面已显示出前景。这些创新方法利用技术克服了地理障碍,增加了获得护理的机会,并提高了糖尿病视网膜病变筛查项目的效率。

总之,由于医疗保健系统、可用资源和全球性挑战的不同,各国的糖尿病视网膜病变筛查项目也各不相同。通过利用先进技术、实施全国性筛查计划和解决医疗服务的不均衡问题,各国可以提高糖尿病视网膜病变筛查的有效性,改善患者的治疗效果,并减轻与糖尿病相关的视力丧失的负担。

第二节　实施糖尿病视网膜病变筛查计划的原则和影响因素

一、原则

糖尿病视网膜病变筛查计划是一项关键的公共健康干预措施,旨在通过早期识别和治疗糖尿病视网膜病变来预防糖尿病患者的视力损失和失明。为了实现这一目标,糖尿病视网膜病变筛查计划必须基于一系列核心原则来设计和实施,这些原则涵盖了普遍性和可及性、标准化的筛查协议、质量控制与保证、数据管理和随访系统、患者教育与参与、伦理原则的遵循,以及跨学科合作等多个方面。

普遍性和可及性确保所有糖尿病患者,不论地理位置,都能接触到筛查服务。为了保障筛查过程的一致性和高质量,标准化的筛查协议被制定并遵循,包括确定筛查间隔、使用标准化的图像采集和评估流程,以及制定明确的转诊标准。质量控制和保证机制则通过对筛查设备的定期校准、筛查人员的培训和评估,以及筛查结果的定期审核等措施来实现,从而确保筛查的准确性和可靠性。

高效的数据管理和随访系统对于跟踪筛查结果、管理随访和转诊至关重要。这不仅涉及电子健康记录的使用,也包括专门的筛查数据库,以提高数据处理的效率和准确性。患者教育和参与是提高筛查参与率的关键,通过提高患者对糖尿病视网膜病变及其筛查重要性的认识,可以鼓励患者积极参与筛查和后续治疗。

所有这些措施的实施都必须遵循伦理原则,尊重患者的自主权和隐私,确保患者对参与筛查的同意是在充分了解的基础上做出的,并且患者数据的处理符合隐私保护标准。此外,糖尿病视网膜病变筛查计划的成功实施还依赖于跨学科的合作,包括眼科医生、糖尿病专科医生、家庭医生、护士等多个领域的专业人士的共同努力。

通过遵守这些核心原则,糖尿病视网膜病变筛查计划能够有效地提高糖尿病患者的生活质量,减少视力损失和失明的风险,为糖尿病患者提供全面、有效和公平的医疗保护。这些原则的实施反映了对公共健康的深刻理解和承诺,对于全球范围内减少糖尿病视网膜病变引起的视力损失具有重要意义。

二、影响因素

糖尿病视网膜病变筛查计划的实施和效果受到多种因素的影响。主要包括:①资源可用性:资金、医疗设备和专业人员的可用性是糖尿病视网膜病变筛查计划成功实施的关键。资源丰富的地区能够提供更广泛和高质量的筛查服务。②患者参与度:提高患者对糖尿病视网膜病变风险的认识和理解是提高筛查参与度的关键。有效的患者教育和沟通策略可以显著提高患者参与筛查的意愿。③社会经济和文化差异:社会经济状态、文化观念和健康信念对患者接受筛查的态度有显著影响。了解和尊重这些差异,并采取相应的策略来克服文化和语言障碍,是实现筛查计划全面覆盖的关键。

总之,全球范围内糖尿病视网膜病变筛查计划的实施情况展现了在不同社会经济背景下,针对糖尿病视网膜病变筛查的多样化实践和挑战。成功的筛查计划需要综合考虑资源可用性、患者参与度以及社会经济和文化因素,采取创新和适应性强的策略,以确保筛查服务的有效性和公平性。

第三节 糖尿病视网膜病变筛查计划的制订目标

糖尿病视网膜病变筛查计划的根本目标在于通过早期发现和有效管理视网膜病变,显著降低由糖尿病视网膜病变引起的视力损失及其对糖尿病患者生活质量的影响。这一目标基于几个核心原则和理念,详细描述如下。

一、早期识别

早期识别在糖尿病视网膜病变的管理中占据着至关重要的地位,因为糖尿病视网膜病变在早期阶段通常不会表现出明显的症状。许多糖尿病患者在发现视力下降时,往往意味着病情已经发展到了较为严重的阶段,这时需要更复杂的治疗手段。为此,定期筛查成为一种有效的手段,可以在糖尿病视网膜病变尚未引起不可逆转的视力损伤之前发现其早期迹象。筛查通常采用专业的眼底摄影技术,定期检查糖尿病患者的视网膜,寻找微血管异常、出血或渗漏等早期指标。对这些早期迹象的识别使得医生可以及时介入,通过生活方式的调整和必要的医疗干预来管理病情。在一些情况下,早期糖尿病视网膜病变的治疗可能仅限于定期监测和改善血糖控制,而在更进一步的病变中,则可能需要药物治疗或激光光凝治疗等更积极的干预措施。定期筛查的重要性在多项研究中得到了证实,早期发现和治疗显著降低了糖尿病患者视力损失的风险,有效地防止了病情的进一步恶化,保护了患者的视力,改善了他们的生活质量。这种全面的筛查和干预策略,不仅有助于维护糖尿病患者的视觉健康,也为防止糖尿病视网膜病变导致的其他健康并发症奠定了基础。

二、有效治疗

在糖尿病视网膜病变的治疗领域,及时和有效的治疗措施是防止疾病进展和视力丧失的关键。目前,医学界已经发展出多种治疗方法来应对糖尿病视网膜病变,这些方法在早期诊断的基础上应用,可以显著提升患者的治愈机会。治疗手段主要包括激光治疗、药物注射到眼内(抗血管内皮生长因子疗法)以及针对严重病例的眼部手术,如玻璃体切除术等。激光治疗通过减少异常血管的生长和渗漏,帮助防止视力进一步恶化。抗血管内皮生长因子药物注射则直接针对导致血管异常生长的生物因子,有效控制糖尿病视网膜病变的进展。而在糖尿病视网膜病变进展到晚期,特别是出现了增殖性糖尿病视网膜病变时,可能需要进行眼部手术来移除玻璃体出血或修复视网膜脱离,从而保持视力。

及时的治疗不仅可以有效减缓病情的发展,对于一些患者来说,还有可能部分恢复已经受损的视力,大大提高了他们的生活质量。这一点对于糖尿病患者尤为重要,因为糖尿病视网膜病变是全球范围内糖尿病患者视力丧失的主要原因。通过早期筛查与及时治疗相结合的方式,可以显著降低患者因糖尿病视网膜病变而导致的视力丧失风险,这对患者来说无疑是一大利好消息。此外,这还有助于减轻因视力丧失带来的社会经济负担和医疗压力,从社会层面上看,也是对公共健康资源的一种有效节约。

总的来说,糖尿病视网膜病变的有效治疗需要建立在早期识别的基础上,结合现有的多种治疗方法,为糖尿病患者提供个性化的治疗方案。随着医疗技术的不断进步,未来有望开发出更多高效安全的治疗手段,为糖尿病患者带来更多的希望。

三、改善生活质量

视力作为人类最关键的感官之一,对于个人的日常生活、工作能力及社会交往都有着极其重要的影响。糖尿病视网膜病变作为糖尿病的一种常见并发症,其导致的视力损失会严重影响患者的生活质量,甚至导致完全失明。因此,通过筛查和及时治疗来预防糖尿病视网膜病变引起的视力丧失,不仅在医疗健康层面上具有重要意义,更在社会和心理层面上对患者产生深远的正面影响。

糖尿病视网膜病变筛查计划通过早期识别疾病迹象和有效治疗,可以大大减少视力丧失的风险。这不仅可以帮助患者维持视力,避免因视力丧失带来的职业限制和生活不便,还可以减轻因疾病带来的心理负担,如焦虑、抑郁和自我价值感的下降。保持良好的视力,患者可以更加自信地参与社会活动,维持正常的工作和生活节奏,这对于提升他们的生活质量至关重要。

此外,视力的保持还能够帮助患者更好地管理其他糖尿病相关的健康问题,因为能够正常视物的患者在阅读医疗信息、服药及进行日常自我监测等方面会更加自如。这种自我管理能力的提升对于糖尿病的长期控制极为关键。

因此,糖尿病视网膜病变筛查计划不仅仅关注于防止由糖尿病视网膜病变导致的视力损失,它的目标更广泛地涉及提升患者的整体生活质量。这种全面的关怀显示了筛查计划在设计和实施时不仅着眼于医疗治疗的效果,同时也深入考虑到患者的社会和心理需求。通过维持和改善视力,筛查计划为糖尿病患者提供了更全面的支持,确保了他们即便在面对这一慢性疾病时,也能保持较高的生活质量和社会参与度。

第四节 糖尿病视网膜病变筛查计划的关键组成

糖尿病视网膜病变筛查计划包含方案管理、临床管理、筛查测试、图像分级、监测路径、眼科转诊、故障安全措施、内部质量保证等。糖尿病视网膜病变筛查计划的有效实施依赖于多个关键组成部分的协调工作。以下是这些环节的详细描述。

一、方案管理

糖尿病视网膜病变筛查计划的成功实施依托于有效的方案管理,该管理工作包括几个关键环节,确保计划的高效执行和目标的实现。主要包括下述几个关键问题:①确定目标人群是方案管理的首要任务。筛查计划需明确其服务的糖尿病患者群体,无论是1 型 还是 2 型糖尿病患者。通过对数据库和医疗记录的分析,以及与医疗提供者的合作,方案管理能够识别并邀请所有符合条件的患者参加筛查。②制订筛查计划则进一步详细规定了筛查的具体实施方案,包括筛查频次、地点选择、所用技术和设备的明确,以及患者完成筛查后的后续处理流程。这一计划的制定基于最新医疗研究、技术发展和资源情况,旨在提供最有效的筛查服务。③在分配资源和人员方面,方案管理确保筛查计划有充足的财政支持和专业人员团队。合理的资源分配关乎筛查设备的购置与维护,专业人员如医生、护士和技术人员的薪资支付,以及其他运营成本的覆盖。专业团队的构建和培训是确保高质量筛查服务的基础。④方案管理的最终目标是确保筛查流程的顺畅进行,从患者接收筛查邀请到完成筛查、获得筛查结果,乃至必要的后续治疗,每一步都需高效有序。⑤此外,对整个筛查计划的持续监督和评估也是不可或缺的环节,它保障了筛查服务能够达到既定目标,并对筛查过程中出现的任何问题做出及时的调整和改进。通过这些精心的管理和评估,糖尿病视网膜病变筛查计划能够有效地降低患者由糖尿病视网膜病变导致的视力丧失风险,显著改善患者的生活质量。

二、临床管理

在糖尿病视网膜病变筛查计划中,临床管理扮演着至关重要的角色,它确保了整个筛查过程能够严格遵循医疗准则和标准,从而保障了筛查的医疗质量和效果。临床管理涵盖的范围广泛,包括但不限于患者的临床评估、筛查及治疗过程的质量控制,以及对患者的持续跟踪管理。主要包括下述三个方面:①临床评估是临床管理中的一个关键环节,它涉及对参与筛查的患者进行全面的健康评估,以确保筛查计划能够精准地识别出有视网膜病变风险的糖尿病患者。这一评估不仅基于患者的病史和现有健康状况,还可能包括基因信息、生活习惯和其他相关健康指标的综合考量。②确保筛查和治疗的质量是临床管理的另一个重要目标。这要求筛查计划使用最先进的医疗设备和技术,同时保证操作人员具备必要的专业知识和技能。通过对筛查和治疗过程实施严格的质量控制,可以大大提高筛查的准确性和治疗的有效性,从而优化患者的治疗结果。③对患者的后续跟踪管理是临床管理不可或缺的一部分。这包括对筛查结果呈阳性的患者进行必要的治疗,以及定期对患者进行复查,监测病情的变化和治疗的效果。后续跟踪管理不仅帮助医生及时调整治疗方案,更能为患者提供持续的支持和指导,确保他们能够获得最佳的健康照护。

总之,临床管理通过全面的临床评估、质量控制以及持续的患者跟踪,确保了糖尿病视网膜病变筛查计划能够为患者提供高质量、个性化的医疗服务。这一过程不仅提高了筛查和治疗的效率,更为患者带来了最佳的治疗效果,显著改善了他们的健康和生活质量。

三、筛查测试

筛查测试作为糖尿病视网膜病变筛查计划的核心部分,关键在于运用高精度的医疗技术来捕获视网膜图像,从而在病变尚未引起明显症状的早期阶段进行发现。这一过程通常采用的是高质量的数字化眼底摄影技术,该技术能够提供清晰的视网膜图像,使医生能够详细观察到视网膜的状况,包括微血管的异常、出血、渗漏以及其他可能的视网膜病变迹象。

数字化眼底摄影的应用不仅提高了筛查的精确度,还使筛查过程更加快速和便捷。与传统的眼底检查相比,数字化眼底摄影可以在短时间内为大量患者提供高质量的筛查服务,同时还能够将图像数字化存储,便于长期跟踪、复查和专家远程会诊。

筛查测试的主要目的是在糖尿病视网膜病变的无症状早期阶段,尽早发现潜在的视网膜病变。这一点至关重要,因为糖尿病视网膜病变在早期往往不会引起患者的任何不适感,而未经治疗的糖尿病视网膜病变可以进展为严重的视网膜病变,甚至导致不可逆转的视力丧失。因此,早期通过筛查测试发现病变,可以及时采取干预措施,有效预防糖尿病视网膜病变的进展,保护患者的视力。

此外,筛查测试还为早期干预提供了重要的依据。通过分析眼底图像,医生可以根据糖尿病视网膜病变的具体类型和程度,制定个性化的治疗计划。对于早期的非增殖性糖尿病视网膜病变,可能只需要定期监测和控制血糖水平;而对于更严重的增殖性糖尿病视网膜病变或是伴有黄斑水肿的情况,则可能需要采取激光治疗、药物注射或手术等更积极的治疗措施。

综上所述,筛查测试通过高质量的数字化眼底摄影技术,为无症状的糖尿病视网膜病变早期发现和及时干预提供了可靠的手段,是糖尿病视网膜病变筛查计划中不可或缺的关键环节。

四、图像分级

图像分级在糖尿病视网膜病变筛查计划中起着至关重要的作用。通过对捕获的眼底图像进行详细分析和评估,图像分级可以准确地确定糖尿病视网膜病变的存在及其严重程度。这一过程既可以由受过专门训练的专业人员手工完成,也可以借助先进的计算机软件进行自动化处理。

(一)人工图像分级

人工图像分级通常由经过专业培训和认证的医学影像评分员进行。这些评分员会根据特定的分级标准和指南,对眼底图像中的各种特征进行识别和评估,如微血管异常、出血、硬性渗出、棉絮斑和新生血管等。基于这些观察,评分员将糖尿病视网膜病变分为不同的级别,从无糖尿病视网膜病变到轻、中、重度非增殖性糖尿病视网膜病变,乃至增殖性糖尿病视网膜病变和黄斑水肿。人工图像分级的优点在于能够利用人类评分员的专业判断和经验,对复杂或边界情况做出更细致的分析。

（二）自动图像分级

随着人工智能和计算机视觉技术的发展,自动图像分级成为可能。这些系统通过先进的算法,如深度学习模型,自动识别和评估眼底图像中的病变特征,然后根据预设的标准对糖尿病视网膜病变严重程度进行分类。自动图像分级系统的主要优点在于其高效性和一致性,能够在极短的时间内处理大量图像,且不受人为因素的影响。然而,自动系统也可能在某些复杂病例的识别和分析上存在限制,因此在实际应用中,通常需要人工复核来确保分级的准确性。

（三）准确性的重要性

无论是人工分级还是自动分级,图像分级的准确性都对筛查结果和后续治疗决策产生直接影响。准确的分级可以确保糖尿病视网膜病变患者及时获得必要的医疗干预,防止病情进一步恶化,同时避免对无需治疗的患者进行过度干预。此外,高质量的图像分级也是评估筛查计划效果、指导公共卫生决策,以及推动糖尿病视网膜病变治疗研究的基础。

因此,无论选择哪种分级方法,保证图像分级过程的高质量和准确性都是糖尿病视网膜病变筛查计划中不可或缺的一环。通过不断优化分级标准和技术,以及对评分员和自动分级系统进行持续的培训和评估,可以进一步提升分级的准确性和效率,为患者提供更优质的筛查服务。

五、监测路径

在糖尿病视网膜病变筛查计划中,根据筛查结果对患者进行恰当的监测和管理至关重要。为此,根据糖尿病视网膜病变的严重程度和进展风险,制定了不同的监测路径,以确保每位患者都能获得适合其病情的个性化关注和治疗。监测路径的主要目的是通过分层管理,对患者进行更有效的跟踪,从而优化治疗结果,防止病情恶化。

（一）定期复查

对于轻微或中度糖尿病视网膜病变患者,可能不需要立即进行干预治疗,但这些患者需要定期进行复查,以监测病情的变化。复查的频率通常根据糖尿病视网膜病变的严重程度和进展速度来决定,例如,轻度糖尿病视网膜病变患者可能每年进行一次筛查,而中度糖尿病视网膜病变患者则可能需要每半年或每季度进行一次复查。通过这种定期的监测,医生可以及时发现任何病情的变化,必要时调整治疗计划。

(二)更密集的监测

对于那些病情较重或存在较高风险的糖尿病视网膜病变患者,如重度非增殖性糖尿病视网膜病变患者,除了定期复查外,还需要更密集的监测。这可能包括更频繁的眼底检查、光学相干断层扫描等更详细的检查。更密集的监测可以帮助医生更精确地评估病情的进展和治疗效果,及时调整治疗方案,以最大限度地保护患者的视力。

(三)直接转诊至眼科专家

对于筛查中发现的增殖性糖尿病视网膜病变或伴有黄斑水肿的患者,由于这些病情通常需要立即干预,以防止快速的视力下降或其他严重并发症,因此应直接转诊至眼科专家进行进一步评估和治疗。眼科专家可能会采用激光治疗、药物注射或手术等治疗方法,以控制或逆转病变。对这些高风险患者的快速干预是防止视力丧失的关键。

通过这种分层的监测路径,糖尿病视网膜病变筛查计划能够为不同风险等级的患者提供个性化的管理方案,从而在保护患者视力的同时,也优化了医疗资源的使用。监测路径的设置和执行需要医疗团队之间的紧密合作,包括一线的筛查人员、眼科医生及其他相关医疗专家,共同确保患者获得最合适、最有效的医疗关怀。

六、眼科转诊

在糖尿病视网膜病变筛查计划中,对于那些筛查结果显示可能需要进一步评估或治疗的患者,及时将他们转诊至眼科专家至关重要。这一过程确保了患者可以获得必要的专业评估和治疗,是筛查计划成功实施的关键环节之一。

(一)及时转诊的重要性

筛查的主要目的是在糖尿病视网膜病变早期阶段发现可能的视网膜病变,特别是那些未出现明显症状的患者。对于这些患者而言,及时的专业评估和治疗可以有效防止病情恶化,减少视力丧失的风险。因此,确保筛查中发现的高风险患者能够快速接受眼科专家的进一步评估和治疗是至关重要的。

(二)转诊流程

一旦筛查发现患者可能存在糖尿病视网膜病变或其他需要注意的眼底问题,筛查人员应立即启动转诊流程。这通常涉及与当地的眼科服务部门联系,提供患者的筛查结果及必要的医疗记录,并安排转诊预约。在某些情况下,特别是对于那些需要紧急评估的患者(如增殖性糖尿病视网膜病变患者或存在严重黄斑水肿的患者),转诊流程应尽可能快速进行,以确保患者能够及时获得治疗。

(三)转诊后的跟踪

转诊至眼科专家后,患者将接受更详细的眼部检查和评估,包括使用光学相干断层扫描和荧光素眼底造影等先进诊断工具。基于这些评估,眼科专家将制定个性化的治疗计划,可能包括激光治疗、抗血管内皮生长因子药物注射或手术等治疗方法。治疗过程中,患者的病情变化需要密切监测,并根据需要调整治疗方案。

筛查团队与眼科服务部门之间的良好沟通和合作对于确保患者顺利完成从筛查到治疗的全过程至关重要。此外,对转诊患者的后续跟踪也是不可或缺的,以评估治疗效果和患者满意度,以及及时识别和处理任何可能出现的问题。

总之,对需要进一步评估或治疗的患者进行及时转诊至眼科专家,不仅能确保患者获得最佳的治疗效果,还是提高糖尿病视网膜病变筛查计划成功率的关键。通过有效的转诊流程和紧密的医疗合作,可以最大程度地减少糖尿病视网膜病变对患者视力和生活质量的影响。

七、故障安全措施

在糖尿病视网膜病变筛查计划中,实施有效的故障安全措施是至关重要的,以防止患者在筛查和治疗过程中的信息丢失或被忽视。故障安全措施的核心目的是确保每位患者都能按时接受筛查,并在需要时获得及时的治疗,从而最大程度地减少糖尿病视网膜病变对视力的影响。

(一)建立有效的通信系统

有效的通信系统是故障安全措施的基石,它确保患者、筛查人员和眼科专家之间的信息流通畅通无阻。这包括患者筛查结果的及时通报,治疗建议的传达,以及后续跟踪和治疗安排的信息交换。为此,筛查计划可以采用多种通信手段,如电子邮件、短信提醒、电话通知或邮寄信件,确保患者能够接收到所有重要信息。

(二)建立完善的记录系统

一个完善的记录系统对于跟踪患者的筛查和治疗历程至关重要。该系统应能够详细记录每位患者的筛查结果、治疗建议、治疗进展和复查安排等信息。通过电子病历系统(electronic medical record,EMR)的应用,可以有效地管理这些信息,同时便于医疗人员访问和更新患者的医疗资料。此外,良好的记录系统还能够为医疗研究提供宝贵的数据资源。

(三)定期跟踪和提醒

为了确保患者不会错过筛查和治疗,筛查计划应包括定期的跟踪和提醒机制。这可以通过自动提醒系统实现,定期向患者发送筛查和治疗的提醒。同时,对于那些未能按时参加筛查或治疗的患者,应主动进行跟踪联系,了解未参加的原因,并协助他们重新安排。

（四）多重审查机制

在筛查和治疗过程中实施多重审查机制,可以进一步减少遗漏和错误。例如,筛查结果的多重评审可以确保分级的准确性,而在治疗决策前的多学科团队讨论可以提高治疗计划的合理性和有效性。

通过上述故障安全措施的实施,糖尿病视网膜病变筛查计划可以最大限度地保护患者的视力健康,确保每位患者都能接受到及时、有效的筛查和治疗服务。这不仅有助于提高筛查计划的效果,还能提升患者的满意度和信任度。

八、内部质量保证

内部质量保证(internal quality assurance,IQA)在糖尿病视网膜病变筛查计划中扮演着至关重要的角色,它是确保整个筛查流程达到最高质量标准的基础性机制。通过对筛查过程的各个环节进行定期的评估和审查,内部质量保证旨在识别并解决可能影响筛查结果准确性和效率的问题,从而持续提升筛查服务的质量和患者的满意度。

（一）筛查过程的评估

内部质量保证涵盖了筛查计划的全方位,包括预约流程、患者接待、筛查测试的实施以及后续管理等各个阶段。定期评估这些过程的有效性和效率,可以确保患者在整个筛查周期中获得高标准的服务。此外,通过分析患者的反馈,可以进一步了解患者的需求和期望,从而对服务进行针对性的改进。

（二）图像质量的审查

图像质量是糖尿病视网膜病变筛查的关键,直接影响到图像分级的准确性和可靠性。内部质量保证机制需定期对捕获的眼底图像进行质量审查,确保图像清晰、详细,足以进行准确分级。对于图像质量不佳的情况,需及时识别原因(如设备问题、操作技巧等)并采取相应的改进措施。

（三）数据管理的质量控制

高质量的数据管理对于确保筛查结果的准确记录和分析至关重要。内部质量保证需涵盖数据录入、存储和处理的整个流程,定期进行数据质量检查,包括数据的完整性、准确性和一致性。此外,还需确保数据的安全性和隐私保护,遵守相关法律法规和最佳实践指南。

（四）改进措施的实施

内部质量保证不仅仅是评估和审查,更重要的是根据评估结果采取实际的改进措施。这可能包括技术培训、流程优化、设备升级等,旨在解决识别出的问题,提升服务质量。定期的质量改进循环可以确保筛查计划不断适应新的挑战和标准,持续提高筛查的效果和效率。

通过实施全面而有效的内部质量保证机制,糖尿病视网膜病变筛查计划能够确保在所有阶段都达到最高的服务质量,从而最大限度地减少糖尿病视网膜病变对患者视力的影响,提升患者的生活质量。

第五节　筛查对象和频率

在糖尿病视网膜病变筛查计划中,确定筛查对象和筛查频率是两个核心组成部分。这些决策通常基于最新的科学研究结果和国家指导意见,旨在最大程度地减少因糖尿病视网膜病变引起的视力损失。

一、筛查对象

糖尿病视网膜病变筛查计划的核心目标之一是早期识别那些可能发展成糖尿病视网膜病变的糖尿病患者,从而及时进行干预,以减少视力丧失的风险。筛查对象的确定是实现这一目标的首要步骤。以下详细描述了筛查对象的一般要求,包括年龄和糖尿病类型等因素。

（一）筛查对象的一般要求

1.年龄　筛查的起始年龄是基于糖尿病视网膜病变发展的风险随年龄增长而增加的事实。虽然儿童和青少年发展糖尿病视网膜病变的风险相对较低,但从 12 岁开始进行定期筛查已被多数指导意见推荐。这一推荐基于对糖尿病患者视网膜病变进展模式的理解,旨在确保及早发现并管理那些可能在青春期开始表现出糖尿病视网膜病变迹象的患者。对于成人糖尿病患者,筛查应从糖尿病确诊时立即开始,以评估是否已存在任何视网膜变化。

2.糖尿病类型　无论是 1 型糖尿病还是 2 型糖尿病患者,都应纳入筛查计划。这两种类型的糖尿病患者都面临发展糖尿病视网膜病变的风险,尽管病程和风险程度可能有所不同。1 型糖尿病患者通常在较年轻时被诊断,而糖尿病视网膜病变的风险随病程延长而增加;而 2 型糖尿病患者可能在被诊断时已经存在糖尿病视网膜病变,特别是在糖尿病未被控制的情况下。

（二）根据国家指导意见的差异

不同国家和地区可能根据本地的疾病负担、医疗资源和研究结果制定不同的筛查起始年龄和频率指导意见。因此,实施糖尿病视网膜病变筛查计划时,重要的是参考当地或国家级的专业指导意见和最佳实践。此外,对于特定群体,如妊娠期糖尿病患者,可能需要更为特殊的筛查考虑和安排,以监控和管理这一高风险期的潜在视网膜问题。

总之,将所有已诊断为1型或2型糖尿病的患者作为筛查对象,从12岁或成年后开始定期筛查,是糖尿病视网膜病变筛查计划成功实施的关键。通过早期识别和干预,可以显著降低糖尿病视网膜病变对糖尿病患者视力的影响,改善他们的生活质量。

二、筛查频率

在糖尿病视网膜病变筛查计划中,筛查频率的确定是一个至关重要的环节,它直接影响到疾病早期发现和治疗的效率。筛查频率通常根据患者的糖尿病视网膜病变风险级别进行个性化调整,以确保资源的合理分配和患者的最大利益。

(一)基于风险级别的筛查频率

调整糖尿病视网膜病变筛查的频率基于患者的风险级别是至关重要的。推荐所有糖尿病患者,无论是1型还是2型,至少每年进行一次筛查,以便在早期阶段及时发现无明显症状的新出现或进展的视网膜病变。对于连续几次筛查未发现糖尿病视网膜病变或只有轻微背景视网膜病变的低风险患者,可以考虑每两年进行一次筛查,这样做旨在有效利用医疗资源。对于高风险患者,例如孕妇、糖尿病视网膜病变迅速进展的患者或糖尿病控制不佳的患者,则可能需要更频繁的筛查。通过这种个性化的筛查频率调整,筛查计划能够为不同风险级别的患者提供定制化的监测方案,有效预防病情恶化,优化资源分配,并确保患者得到及时的关注和治疗。

(二)筛查频率的调整依据

在调整糖尿病视网膜病变筛查频率时,需要考虑病人的糖尿病持续时间、糖尿病控制情况、存在的并发症以及以往筛查结果等因素。首先,病人的糖尿病历史越长,发展糖尿病视网膜病变的风险越高。其次,血糖控制不佳会增加糖尿病视网膜病变发展的风险。此外,其他糖尿病并发症的存在也可能加大糖尿病视网膜病变的风险。最后,之前筛查结果所显示的糖尿病视网膜病变级别和进展速度也是调整筛查频率的重要考量因素。

通过风险基础的筛查计划,可以确保高风险患者获得及时的干预和关注,同时避免对低风险患者进行过度筛查,从而优化医疗资源的利用,提高筛查计划的整体效率和效果。综合上述因素,调整糖尿病视网膜病变筛查频率将有助于为不同风险级别的患者提供量身定制的监测方案,从而早期发现和管理糖尿病视网膜病变,显著改善患者生活质量,预防视力丧失。

综上所述,调整糖尿病视网膜病变筛查频率并根据个体风险定制监测方案对于疾病管理和预防具有重要意义。不仅如此,这种筛查计划还有助于提高医疗资源的利用效率,使患者获得更好的治疗和关注。

第六节　筛查模式

在全球范围内,糖尿病视网膜病变的筛查模式因地区和资源的不同而有所差异。主要的筛查模式包括移动筛查和固定验光筛查,每种模式都有其独特的优势和潜在的限制。以下是这些筛查模式的详细介绍及其优缺点分析。

一、移动筛查

移动筛查是一种灵活的筛查方式,特别适合于偏远地区或资源有限的环境,其将筛查设备和专业人员带到患者社区进行筛查,通常在社区中心、医疗设施或其他临时设立的地点进行。这种模式的优点在于提高筛查的可及性,直接到达患者社区,减少患者因交通不便错过筛查的情况,同时根据地区需求灵活安排筛查时间和地点,有效提高筛查覆盖率。然而,移动筛查也存在着一定的缺点,如资源分配问题,需要有效管理和调配移动设备及人员,可能涉及较高的物流成本,以及在不同地点进行筛查可能导致筛查质量和结果的波动,影响稳定性和一致性。

二、固定验光筛查

固定验光筛查是在特定医疗设施内进行的眼科筛查方法,这些地点如医院、专业眼科诊所或验光中心常配备有高级眼科设备,为患者提供精准和可靠的筛查服务。此筛查方式的优点包括能够使用更高级的筛查设备,提高筛查的精确度和可靠性,同时,固定地点的筛查有助于保持筛查过程的一致性和标准化,确保高质量的质量控制。然而,固定验光筛查也存在一定的缺点,如对居住在偏远地区的患者而言,前往固定筛查点可能面临交通和时间上的挑战,此外,由于需要患者主动前往筛查地点,可能会影响到整体的筛查率。

三、如何选择筛查模式

选择最适合特定人群和地区需求的筛查模式是一个复杂而多维的决策过程,涉及对人口密度、地理位置、资源可用性、患者需求和偏好以及成本效益等因素的综合考虑。对于位于偏远或人口密度较低的地区,移动筛查因其高度的可及性而更为适合,它能够直接到达患者社区,降低因交通不便导致错过筛查的情况。而在资源较为丰富的地区,则可以考虑建立固定验光点,利用高级设备进行精准筛查,确保筛查质量的同时,也有利于维持筛查流程的标准化和一致性。

了解目标人群的特定需求和偏好对于选择能够最大限度提高患者参与度的筛查模

式至关重要。此外,进行成本效益分析,评估不同筛查模式的经济可行性和效率,是确保筛查计划既经济又有效的关键步骤。最终,选择的筛查模式应旨在确保筛查计划能够有效地覆盖目标人群,及时发现并处理糖尿病视网膜病变,以减少视力丧失并提高患者的生活质量。

第七节 筛查途径和标准

制定明确的筛查途径和标准对于任何糖尿病视网膜病变筛查计划来说都是至关重要的。这些途径和标准不仅为筛查提供了明确的指导,还确保了筛查结果的准确性和可靠性,从而提高了筛查质量和效率。

一、筛查途径的重要性

筛查途径定义了从患者筛查到最终治疗的完整流程,包括患者的识别、筛查测试的执行、结果的评估,以及必要时的进一步检查和治疗。通过明确的筛查途径,可以确保每一步都按照预定的标准执行,减少漏诊和误诊的风险,具体包括以下两方面。①标准化操作:筛查途径通过为每个环节设定明确的操作指南,实现流程的标准化,有助于提高筛查的整体质量和效率。②风险管理:适当的筛查途径能够对患者的风险进行分层管理,确保高风险患者得到及时和适当的关注,同时合理分配医疗资源。

二、筛查标准的重要性

筛查标准包括对筛查对象、筛查频率、采用的技术,以及结果评估方法的规定。这些标准是确保筛查质量和结果准确性的关键,具体包括以下两方面。①确保准确性:通过设定严格的筛查和结果评估标准,可以最大程度地减少错误和偏差,确保筛查结果的准确性和可靠性。②可比性和一致性:统一的标准使得不同时间、地点进行的筛查结果具有可比性,有助于筛查数据的汇总和分析。

三、技术进步在改善筛查质量中的作用

近年来,技术进步,尤其是数字图像技术的发展,极大地改善了糖尿病视网膜病变筛查的质量,具体包括以下三方面。①高清晰度图像:数字眼底摄影提供了高清晰度的视网膜图像,使得病变的早期发现成为可能。②自动化图像分析:利用人工智能和机器学习技术进行图像分析,可以自动识别视网膜病变,提高筛查的效率和准确性。③远程诊断:数字图像技术还支持远程诊断,使得专家可以在不同地点对图像进行评估,这对于资源有限或偏远地区的患者尤其重要。

通过制定明确的筛查途径和标准,并利用数字图像技术等先进技术,可以显著提高糖尿病视网膜病变筛查的质量和效率,为糖尿病患者提供更好的预防和治疗服务,最终减少由于糖尿病视网膜病变引起的视力损失和盲性。

第八节　角色和责任

在糖尿病视网膜病变筛查计划中,各个角色承担着特定的职责,他们的协同工作是确保筛查计划顺利进行和实现目标的关键。以下是一些关键角色及其职责的详细描述。

一、临床负责人的职责

在糖尿病视网膜病变筛查计划中,临床负责人的职责至关重要。他们负责制定和监督筛查计划的医疗协议和指南,确保所有筛查活动都符合最新的医学标准和实践。这包括选择合适的筛查技术、设定筛查频率,以及制定针对特定人群的筛查策略。在筛查结果的审查过程中,临床负责人提供专业意见,尤其是对复杂或边缘性案例进行精确的判断,以确保每一位患者都能接受到适当的后续管理和治疗。此外,临床负责人还充当医疗团队和项目管理团队之间的桥梁,确保医疗准则得到严格遵守,同时促进团队之间的沟通和协作,确保筛查计划的顺利实施。

二、项目管理员的职责

在糖尿病视网膜病变筛查计划中,项目管理员的职责是确保筛查计划的顺利运行和高效实施。这包括管理日常运营、人员调度、预算控制和资源分配,以及调整筛查地点和时间安排,确保筛查服务能够覆盖到所有目标人群。此外,项目管理员还需要负责数据的收集、记录和报告,保证信息的准确性和完整性,处理与筛查相关的行政事务和患者咨询。通过以上职责的履行,项目管理员在保障筛查计划顺畅运行和达成预定目标中扮演着核心角色。

三、筛选/评分员的职责

在糖尿病视网膜病变筛查计划中,筛选/评分员扮演着关键角色。他们的主要职责包括执行筛查测试,确保采集到高质量的视网膜图像,同时保证患者的舒适和安全。此外,筛选/评分员还需要对捕获的视网膜图像进行初步评估和分级,根据预定的标准识别可能的病变。在必要时,复杂或不确定的案例将转交给临床负责人或更高级别的评分员进行进一步评估。

通过深度学习算法,可以对视网膜图像进行准确可靠的诊断,这对筛选/评分员的工作至关重要。研究比较了不同深度学习模型在诊断糖尿病视网膜病变方面的表现,展示了其高准确性和可靠性。在初步评估和分级阶段,筛选/评分员根据预定标准识别可能的病变,熟悉相关技术和流程对提高筛查质量和效率至关重要。在处理复杂或不确定案例时,采用安全筛查系统的操作机制模型和计算机模拟可以帮助有效管理安全检查点。

因此,通过深度学习算法和分级诊疗制度的实施,可以为筛选/评分员提供强大的支持,确保糖尿病视网膜病变筛查计划的成功实施,最终减少因糖尿病视网膜病变引起的视力损失,改善患者的生活质量。

四、协同工作

在糖尿病视网膜病变筛查计划的成功实施中,团队成员之间的协同工作至关重要。为了达到这一目标,采取了一系列的协作策略以确保高效的团队运作。首先,通过定期的会议和使用通讯平台,团队成员能够确保所有人都能及时了解项目的进展情况、遇到的挑战以及资源需求,这种信息和资源共享机制加强了团队间的合作与信任。其次,建立了清晰的沟通渠道和流程,确保在需要快速决策或解决问题时,能迅速联系到相关责任人。

此外,通过为团队成员定期提供培训和更新教育,确保他们掌握最新的医学指南、筛查技术和操作流程,从而提高团队的整体能力和服务质量。同时,建立了质量控制流程和定期反馈机制,不仅有助于评估筛查计划的执行效果,还能识别改进的机会,并采取相应的措施进行优化。

通过这些策略的实施,各角色之间的紧密合作和协调得以实现,使得糖尿病视网膜病变筛查计划能够有效地进行。这不仅确保了患者能接受到高质量的筛查服务,及时发现并处理视网膜病变,还达到了减少由糖尿病视网膜病变引起的视力损失的最终目标,从而显著提升了患者的生活质量。

第九节 小 结

实施糖尿病视网膜病变筛查计划面临着多种挑战,但随着技术的发展,未来的方向也充满了希望和可能性。以下是实施筛查计划可能遇到的一些主要挑战及利用新技术的未来发展方向。

一、挑战

实施糖尿病视网膜病变筛查计划面临着多重挑战,特别是在资源受限的低收入和中等收入国家。这些挑战包括但不限于资源限制、技术接受度以及医疗人员的培训需求。

首先,资源限制是一个主要的挑战。筛查所需的专业设备、合格人员以及他们的培训成本经常超出了许多地区的财政预算,使得这些地区难以实施有效的筛查计划。这不仅影响到筛查计划的推广,也限制了其覆盖范围和频率,进而影响到早期识别和治疗糖尿病视网膜病变的能力。其次,技术的接受度也是一个关键的挑战。随着新技术的引入,既可能面临患者对新技术的不熟悉和犹豫,也可能遇到医疗人员对新技术的抵触。患者可能因不理解新技术的益处而犹豫参与筛查,而医疗人员则可能因为需要额外的培训和适应期而对采用新技术感到困难。最后,医疗人员的培训需求是另一个显著的挑战。高质量的糖尿病视网膜病变筛查依赖于有能力和经验的专业人员,但在很多地区,尤其是资源有限的地区,缺乏足够的培训设施和专业知识来对医疗人员进行必要的培训,从而影响到筛查的质量和效率。

综上所述,尽管实施糖尿病视网膜病变筛查计划具有明显的益处,但在实际操作中需要克服多种挑战,包括资源限制、技术接受度和医疗人员的培训需求等。解决这些问题需要各方面的努力和协作,包括政府、卫生组织、技术提供商和社区的共同参与。

二、未来方向

随着技术的进步,未来糖尿病视网膜病变筛查计划的发展方向呈现出多种创新趋势,这些趋势有望显著提高筛查的效率和准确性,同时扩大其覆盖范围。首先,人工智能和机器学习技术的发展,尤其在自动分析眼底图像方面的应用,预示着未来筛查过程中对专业人员依赖程度的降低。这种技术不仅可以辅助或加速病变的检测过程,还能提高筛查的准确性。其次,远程筛查服务是另一个重要的发展方向。通过这种服务,可以突破地理限制,将专家的知识和技能带入偏远地区,大大提高筛查的可及性。数字图像的远程发送和评估不仅加快了诊断速度,也使得患者能够获得及时的治疗建议。此外,患者教育和参与在未来筛查计划中占据了越来越重要的位置。利用移动应用、在线平台等数字工具,可以提供易于理解的健康信息和筛查重要性,激励患者主动参与筛查程序。这种参与不仅有助于提高筛查率,还能够促进患者对自身健康状况的理解和管理。最后,人工智能和数据分析技术的应用,预示着未来筛查计划可能向更加个性化和定制化的方向发展。通过分析大量的患者数据,人工智能可以帮助识别出高风险人群,并为他们提供定制化的筛查和干预计划。这种个性化的方法不仅能够更有效地利用医疗资源,也能够确保患者获得最适合自己状况的关注和治疗。

综上所述,尽管实施糖尿病视网膜病变筛查计划面临多种挑战,但技术进步,尤其是人工智能、远程医疗和数字化患者教育等领域的创新,为解决这些挑战提供了新的可能性。未来的筛查计划有望通过这些技术的整合,变得更加高效、准确,并能服务于更广泛的人群。

第十章　糖尿病视网膜筛选模型与信息技术

第一节　概　述

随着计算机技术的迅猛发展,我们步入了一个全球性的数字化时代,这对医疗保健领域产生了深远的影响,特别是在糖尿病视网膜病变筛查项目的实施和管理方面。宽带互联网的普及、移动数据的快速发展及智能设备的广泛应用,共同塑造了筛查程序的新面貌,为糖尿病视网膜病变筛查的实施策略和基础设施建设重新定义了标准。

网络和移动技术的创新对此变革起到了关键作用。首先,全球互联网的普及让宽带互联网成为标准配置,使得远程筛查服务变得更加可行。无论是城市还是偏远地区,高速互联网连接为糖尿病视网膜病变筛查提供了新的可能,特别是在实现实时数据传输和远程诊断方面。其次,移动技术的广泛应用,如平板电脑和智能手机等便携式设备的普及,使得筛查数据的收集、处理和传输可以在更灵活、更高效的移动环境中进行,显著提高了筛查项目的灵活性和患者的参与度。

在基础设施和工作流程方面,数据收集与使用的模式发生了根本性变化。技术的进步让数字化筛查记录、云存储和自动化数据分析成为常态,为筛查提供了更高效、更准确的数据管理方案。同时,信息技术已成为筛查项目成功实施的关键支柱,保证了筛查数据的准确性、安全性和即时传输,涵盖了数据安全性、远程访问和自动化处理等方面。

筛查项目的连通性发展还强调了效率与成本之间的平衡需要,这在实施过程中是一个重要的考虑因素。此外,城市和农村筛查项目在网络覆盖和基础设施条件方面存在显著差异,这要求筛查项目的实施模式能够灵活地适应不同地区的具体需求。城市地区可能更侧重于利用高速网络和固定筛查站点,而农村地区则可能依赖于移动筛查单元和离线数据处理能力。

通过充分利用现代信息技术和移动设备,糖尿病视网膜病变筛查项目有望更有效地覆盖更广泛的人群,尤其是为那些以往难以接触的偏远地区人群提供早期发现和治疗糖尿病视网膜病变的新机会。

第二节　信息技术与筛选

信息技术与筛选服务的结合不仅提高了筛选的灵活性和效率,而且大大提升了患者参与度和筛选项目的覆盖范围。以下是关于"信息技术与筛选的结合"的详细信息,涵盖了硬件配置、软件设计、数据传输安全性等关键领域。

一、硬件配置

(一)移动设备和云基础设施

筛选服务越来越多地依赖于移动设备(如智能手机和平板电脑)以及云计算基础设施。这些设备和服务允许筛选数据在收集后即时上传到云端服务器,从而实现远程存储和处理,具体包括以下三方面。①即时数据捕获:智能手机和平板电脑配备的高清相机可以用来捕获视网膜图像。这些设备的便携性使得在几乎任何地点(不仅仅是医院或诊所)都能进行筛选。②直接数据上传:通过移动设备,筛选所得的视网膜图像和患者数据可以在采集后立即上传到云端服务器。③移动应用程序:特定设计的移动应用程序可以辅助筛选过程,提供用户友好的界面供医疗专业人员录入数据、拍摄视网膜图像,并将数据上传至云端。

云基础设施的重要性在于:①远程数据存储:云服务器提供了一个中央位置,用于存储和管理从各地筛选活动中收集的大量数据。②数据处理和分析:云计算的强大处理能力支持使用复杂的图像分析和机器学习算法来自动识别糖尿病视网膜病变的迹象。③可扩展性和弹性:云基础设施的可扩展性确保了即使在数据量急剧增加时也能保持高效的处理能力。④数据安全和隐私保护:使用云服务,可以实施高级的数据安全措施,如加密和安全访问控制,以保护患者信息免受未经授权的访问和数据泄露。

(二)高清晰度成像设备

对于糖尿病视网膜病变筛选而言,高分辨率的相机和成像设备对于捕捉视网膜图像至关重要。这些设备需要与移动设备和云平台兼容,以便图像能够被实时上传和分析。

1.高清晰成像设备的应用　高清晰度成像设备在糖尿病视网膜病变筛选中的应用进一步体现了医学成像技术在现代医疗体系中的重要地位。以下是对这些设备的详细描述,突出了其在糖尿病视网膜病变筛选中的关键作用及其与信息技术的整合方式。

(1)设备规格和特性:具备高分辨率能力,用于糖尿病视网膜病变筛选的成像设备通常配备有能够捕获至少10兆像素图像的相机。这种高分辨率对于揭示视网膜微血管的微细变化,如微血管瘤、出血点和渗出物至关重要,因为这些是糖尿病视网膜病变早期阶段的标志性表现。

（2）广域成像系统：某些先进的成像设备采用了广域扫描技术，能够一次性捕捉到视网膜更广泛的区域，提高了筛选的准确性和效率。这对于确保不遗漏任何潜在的病变区域至关重要。

（3）便携性：为了适应各种筛选环境，包括偏远和资源有限的区域，新一代成像设备被设计得更加轻便和便于携带。这种便携性确保了即使在最难以到达的地区，糖尿病视网膜病变筛选服务也能够得到实施。

2. 信息技术的整合

（1）即时数据传输：高清晰度成像设备通常配备有无线传输功能，可以直接将图像从设备传输到移动设备上的应用程序，进而上传到云平台。这一流程减少了数据处理时间，加快了筛选结果的反馈速度。

（2）兼容性与集成：这些成像设备在设计时就考虑了与现有的医疗健康记录系统（EHR）和云存储解决方案的兼容性。这意味着收集的图像和相关数据可以无缝地集成到患者的医疗档案中，为医生提供一个全面的患者视网膜状况视图。

（3）智能成像分析：部分高端成像设备内置了初步的图像分析算法，能够在捕获图像的同时进行初步筛选，标识出可能的病变区域。这些初步分析结果随后可以由云平台上更复杂的人工智能算法进行进一步分析，提高诊断的准确率。

二、软件设计

在糖尿病视网膜病变筛选过程中，软件设计扮演了核心角色，旨在通过优化数据管理、分析和沟通流程来提高筛选的效率和效果。以下是对图像分析软件和患者管理系统的进一步详细描述，展示了它们如何支持更先进、个性化和高效的筛选服务。

（一）图像分析软件的进阶功能

1. 深度学习技术　现代图像分析软件采用深度学习技术，特别是卷积神经网络（CNN），以提高对糖尿病视网膜病变特征的识别准确性。这些算法能够从成千上万的标记过的视网膜图像中学习，并提高对新图像的诊断准确率。

2. 可定制化分析　图像分析软件提供可定制化选项，允许医疗机构根据其特定需求调整分析参数。例如，软件可以调整以侦测糖尿病视网膜病变的早期迹象或更先进的病变，从而为不同阶段的患者提供适当的筛选强度。

3. 集成与互操作性　为了便于医疗机构的操作，现代图像分析软件设计了良好的集成功能，可以与各种电子病历系统无缝集成，实现数据共享和访问，确保信息流动的连贯性和高效性。

（二）患者管理系统的增强功能

1. 智能预约调度　除了自动提醒功能之外，患者管理系统还采用智能算法优化预约安排,基于历史数据分析预测未来的筛选需求,从而减少等待时间和提高服务的可用性。

2. 个性化患者界面　通过患者门户网站或移动应用,患者不仅可以接收筛选预约提醒,还能访问他们的筛选结果、健康信息和教育材料。这种个性化接触点提高了患者的参与度和满意度。

3. 数据分析与报告　患者管理系统还包含数据分析工具,能够追踪筛选计划的表现,如参与率、筛选发现率和随访率等关键指标。这些信息对于评估筛选程序的有效性和确定改进方向至关重要。

（三）图像分析软件

图像分析软件的进阶功能和技术细节进一步拓宽了其在糖尿病视网膜病变筛选中的应用范围,将先进的人工智能算法和机器学习模型的潜力转化为实际的临床价值。

1. 高级图像处理技术

（1）多模态图像分析:最新的图像分析软件能够处理来自不同成像技术的数据,包括荧光素眼底血管造影、光相干断层扫描及彩色眼底照片。这种多模态分析方法提高了对疾病标志的检测灵敏度和特异性。

（2）图像增强算法:软件包含图像预处理和增强算法,如去噪、对比度增强和边缘检测,以改善图像质量,从而提高疾病标志的可识别度。这对于低质量或在非理想条件下捕获的图像尤为重要。

2. 深度学习和机器学习的应用

（1）自适应学习模型:图像分析软件利用自适应学习模型,这些模型能够随着时间不断优化和调整,以提高对复杂和多变的糖尿病视网膜病变标志的识别能力。这些模型通过不断学习新的数据集来改进其准确性。

（2）可解释的人工智能:尽管人工智能在图像识别中表现出色,但提供可解释性仍然是一个挑战。新一代图像分析软件着重于提高算法的可解释性,使医生能够理解人工智能如何做出诊断决策,增强对人工智能结果的信心。

3. 集成与互操作性

（1）应用程序编程接口和微服务架构:图像分析软件越来越多地采用应用程序编程接口（API）和微服务架构,以便轻松集成到现有的医疗信息系统中。这样的设计允许快速部署新功能和服务,且不会影响系统的整体性能。

（2）安全和隐私保护:在云端运行图像分析时,软件采用最新的安全措施,包括数据加密和访问控制,确保患者信息的安全和隐私。此外,软件设计符合医疗行业的数据保护法规要求,如美国的《健康保险便携性和责任法案》（HIPAA）和《通用数据保护条例》（GDPR）。

通过这些进阶技术和功能,图像分析软件在提升糖尿病视网膜病变筛选的准确性、效率以及用户体验方面发挥着重要作用。这些软件不仅为筛选人员和医生提供了强大的工具来识别和管理糖尿病视网膜病变,而且还推动了眼科医疗领域向更智能化、自动化的未来发展。

三、数据传输的安全性

在糖尿病视网膜病变筛选过程中,数据传输的安全性是确保患者信息保护的关键组成部分。除了基本的加密技术和遵守医疗数据保护的法律法规之外,进一步的措施和技术也被采用以强化数据的安全性和保护个人隐私。

(一)多层安全措施

1. 双因素认证　为了进一步确保数据安全,很多系统采用了双因素认证,要求用户在访问敏感信息时提供两种形式的身份验证。这种方法大大降低了未经授权访问的风险。

2. 数据脱敏处理　在处理和传输过程中,敏感的个人信息(如姓名、地址)通过数据脱敏技术进行匿名化或伪匿名化处理,以防在数据泄露时暴露患者身份。

(二)定期安全审核与漏洞测试

1. 安全审核　定期进行安全审核,评估数据传输和存储系统的安全性,确保遵循最新的安全标准和实践。这些审核旨在识别任何潜在的安全漏洞,并及时加以修复。

2. 渗透测试　通过模拟黑客攻击(渗透测试)来评估系统的安全弱点。这种主动的安全测试方法有助于发现和修复可能被忽视的安全漏洞。

(三)法律法规的持续遵守与更新

1. 国际法规适应性　随着医疗数据保护法规的不断更新和变化,系统必须能够灵活适应不同地区的法律要求。这包括不仅限于 GDPR 和 HIPAA,还有其他国家或地区特有的数据保护法律。

2. 隐私保护政策　明确的隐私保护政策对于增强患者信任至关重要。这些政策应详细说明数据收集、使用、存储和共享的规则和原则,确保患者了解其个人信息的使用方式和保护措施。

总之,通过实施这些进阶的安全措施和技术,糖尿病视网膜病变筛选过程中的数据传输得到了加强的保护,从而确保患者信息的安全性和隐私性。在医疗数据日益重要的今天,采取全面的安全和隐私保护措施是提供高质量医疗服务的基础。

四、技术挑战与限制

随着信息技术,在特别是人工智能在糖尿病视网膜病变筛查中的应用日益增多,其所带来的技术挑战与限制也逐渐浮现。这些挑战和限制影响着技术的有效实施和广泛应用,包括但不限于技术设备的成本、技术接受度,以及医疗人员的培训需求。

1.技术设备的成本　尽管人工智能和其他信息技术在糖尿病视网膜病变筛查中展现出了巨大的潜力,但高昂的技术设备成本常常成为其广泛应用的一个重大障碍。从高性能计算机到专用软件和算法,初期投资往往需要大量资金。对于资源有限的医疗机构,尤其是在发展中国家,这种高成本可能限制了他们采用最新技术的能力,影响了技术的普及率和患者获得先进医疗服务的机会。

2.技术接受度　技术接受度也是推广信息技术在糖尿病视网膜病变筛查中应用的一个重要因素。这不仅涉及患者对于人工智能技术的信任和接受程度,还包括医疗人员对新技术的态度和意愿。尽管人工智能可以提供高效准确的筛查结果,但人们对机器做出的医疗决策的信任度可能不如对人类医生的信任度高。此外,医疗人员可能对采用新技术感到担忧,担心技术可能取代他们的工作或增加额外的工作负担。

3.医疗人员的培训需求　信息技术的有效实施还需要医疗人员接受相应的培训,以确保他们能够正确地使用这些技术,并充分理解技术输出的意义。这涉及对医疗人员进行技术操作、数据解读和维护隐私等方面的培训。然而,培训需要时间和资源,对于已经工作繁忙的医疗人员来说,找到足够的时间参与培训可能是一个挑战。此外,随着技术的不断更新和进步,持续的学习和培训成为必须,增加了医疗机构在人力资源上的持续投入。

总的来说,在信息技术,特别是人工智能技术在糖尿病视网膜病变筛查中的应用过程中,面临的技术挑战和限制需要通过多方面的努力来克服。降低技术成本、提高技术接受度以及加强医疗人员的培训,是确保技术有效实施和发挥最大效用的关键。同时,这也需要政府、医疗机构、技术提供商和社会各界的共同参与和支持。

五、患者参与和教育

在患者参与和教育方面,数字化沟通工具和在线教育资源的使用不仅仅限于提高患者对糖尿病视网膜病变筛选重要性的认识,更广泛地影响了患者的健康行为和管理疾病的能力。以下是关于如何进一步提升患者参与度和教育水平的详细信息,旨在构建更加互动和信息化的患者关怀体系。

(一)增强互动的数字化沟通

1.个性化健康提示　利用机器学习技术分析患者的健康数据,定制个性化的健康提示和筛选提醒,使其更加贴合患者的实际情况和需求,从而提高患者的响应度和参与感。

2.虚拟咨询和问答　通过移动应用或社交媒体平台,提供虚拟咨询服务,让患者能够随时提问并获得专业医疗人员的回复。

（二）内容丰富的在线教育资源

1. 互动式教育模块　　开发互动式在线教育模块,如视频教程、健康游戏和模拟场景,以吸引患者的参与,帮助患者以更生动有趣的方式理解糖尿病视网膜病变的复杂性和管理的重要性。

2. 自我监测工具　　提供在线自我监测工具,让患者能够记录和跟踪自己的健康状况,如血糖水平和视力变化。

（三）社区支持和共享

1. 患者社区　　建立在线患者社区,鼓励糖尿病视网膜病变患者分享自己的经验和策略,以及如何应对日常生活中的挑战。

2. 专家栏目　　定期邀请眼科医生、营养师和糖尿病管理专家在社区或应用中撰写专栏,提供专业见解和最新研究成果。

通过上述方法,患者参与和教育变得更为主动和深入,不仅仅是提供信息,更是建立了一个互动、支持和教育的生态系统,使患者在管理糖尿病视网膜病变的过程中感到更加被赋权和支持。这种全面的参与和教育策略有助于提升患者的整体健康结果,减少疾病对患者生活质量的影响。

第三节　筛查模型

一、呼叫/召回服务的优化

筛查模型的设计与实施是糖尿病视网膜病变筛选项目成功的关键。不同的筛选模型,如呼叫/召回服务、开放式与封闭式预订系统,以及间接与直接连接的模型,各有其优势和局限性。为了提供进一步的详细信息且不与上述信息重复,我们将探讨这些模型的细节,并考虑在特定环境下应用这些模型的策略。

（一）进阶个性化邀请函

1. 行为分析　　利用大数据分析技术,深入了解患者的行为模式和偏好,如筛查时间偏好、交通便利性偏好等,以此来定制更具吸引力的邀请函内容和格式。

2. 交互式邀请　　邀请函不仅包含筛查信息,还可以设计为交互式格式,比如通过扫描二维码即可查看关于糖尿病视网膜病变的教育视频,或直接进入在线预约系统。这种方式不仅提供了便利,同时也增加了患者参与的趣味性。

3. 社会心理因素的考虑　　在邀请函设计中融入社会心理学原理,比如使用社会认同和归属感的概念,强调参与筛查是加入健康社区的一部分,激励患者基于社区责任感参与筛查。

（二）高级智能预约系统

1. 预测模型　结合人工智能技术开发预测模型,不仅分析历史数据来预测未来的不参加率,还能预测最佳筛查时间和地点,为患者提供最方便的预约选项。

2. 自适应调整功能　智能预约系统具备自学习和自适应调整的能力,能够根据实时数据自动调整预约时间和资源分配。例如,如果某一时间段的不参加率持续增加,系统可以自动调整预约分布,或增加该时间段的宣传力度。

3. 多渠道通知和反馈机制　除了短信和电子邮件外,系统还可以通过患者偏好的其他通信渠道发送提醒,如社交媒体或即时通信软件。同时,设置简单易行的反馈机制,让患者能够轻松反馈预约体验和建议,进一步优化服务。

通过这些细致和高度个性化的策略,呼叫/召回服务能够更有效地促进患者的积极响应和参与,从而提升糖尿病视网膜病变筛查项目的整体效果和患者满意度。这种以患者为中心的服务设计不仅提升了筛查的覆盖率和效率,也强化了患者对健康管理的主动性和责任感。

二、筛查模型的混合应用

为了进一步优化糖尿病视网膜病变的筛查模型,采用混合应用策略是至关重要的。这种策略不仅考虑了地理和社会经济因素,还提供了一种更加灵活和高效的方法来满足不同人群的筛查需求。以下是一些相关的研究和它们的发现。

（一）高效的资源分配

1. 移动筛查单位的优化部署　Keel 等人的研究评估了在内分泌门诊服务中使用新型人工智能-基于的糖尿病视网膜病变筛查模型的可行性和患者接受度。结果显示,人工智能基于的糖尿病视网膜病变筛查在内分泌门诊设置中是可行的,并且患者接受度高。

2. 城市筛查站点的网络化　Li 等人的研究评估了深度学习算法用于糖尿病视网膜病变筛查的诊断评估。这些算法在临床应用中表现不佳,主要是因为现有的公开可用的眼底图像数据集的限制。

（二）技术集成与数据共享

1. 云基础设施的应用　Gargeya 和 Leng 发展了一种用于自动糖尿病视网膜病变筛查的数据驱动的深度学习算法,能够处理色素眼底图像,并将它们分类为健康或患有糖尿病视网膜病变,确定需要医疗转诊的相关案例。

2. 远程诊断和专家支持　Schreur 等人对一种用于个性化视网膜病变筛查的预测模型进行了验证。该研究表明,基于预测模型的筛查计划是安全且高效的。

通过上述方法,筛查模型的混合应用变得更为有效和高效,能够满足不同地区和人群的筛查需求。这些研究表明,结合移动筛查单位和城市筛查站点的网络,以及技术集成和数据共享,能够显著提高糖尿病视网膜病变筛查的覆盖率和效率。

（五）社区参与和患者教育

在社区参与和患者教育方面,数字化沟通工具和在线教育资源的使用不仅仅限于提高患者对糖尿病视网膜病变筛选重要性的认识,更广泛地影响了患者的健康行为和管理疾病的能力。以下是关于如何进一步提升患者参与度和教育水平的详细信息,旨在构建更加互动和信息化的患者关怀体系。主要包括下述两个方面。

1. 定制化健康教育 利用大数据分析技术,深入了解患者的行为模式和偏好,以此来定制更具吸引力的邀请函内容和格式。例如,有研究评估了使用视频技术进行健康教育是否增加了患者对糖尿病视网膜病变筛选的参与率,发现相比传单,教育视频更能激励糖尿病患者进行糖尿病视网膜病变筛查。

2. 社区反馈循环 建立一个反馈机制,收集社区和患者对筛查服务的反馈,这些反馈可以用来进一步优化筛查策略和服务。有研究在印度马哈拉施特拉邦的一个社区中进行了糖尿病视网膜病变筛查,发现通过移动筛查单位和云基础设施的应用,可以促进不同筛查点之间的数据共享和整合,提高了筛查项目的整体效率。

通过混合应用不同的筛查模型,糖尿病视网膜病变筛查服务可以更加灵活和高效地满足各种地区和人群的需求。这种策略不仅强化了筛查资源的有效利用,还通过技术集成、社区参与和患者教育等方式,全面提升了筛查项目的质量和影响力。

三、提高筛查效率与参与度的策略

为进一步提升糖尿病视网膜病变筛查的效率与参与度,以下是一些细化且避免重复先前信息的策略,旨在通过创新的方法和技术,提高筛查服务的质量和患者的参与度。

（一）加强技术和操作能力

1. 模拟训练和评估 除了基础的技术和操作培训外,引入模拟训练系统,通过虚拟现实（VR）或增强现实（AR）技术模拟筛查过程,让筛查人员在实际操作前能够熟练掌握各种可能的情景和应对措施。还可通过模拟训练定期评估筛查人员的技能和知识,确保筛查质量的持续优化。

2. 移动技术的利用 对于移动筛查单位,充分利用移动技术,如智能手机或平板电脑上的专用应用程序,来指导筛查过程、记录数据和即时上传结果。这样不仅提高了筛查的效率,也减少了数据录入错误的可能。

（二）扩大社区教育和宣传活动

1. 利用社交媒体平台 在社交媒体平台上创建专门的筛查项目页面或群组,定期发布定期更新的内容,包括筛查知识、健康提示和患者故事。这种方法可以吸引更多年轻人的注意力,提高项目的知名度。

2.本地社区合作伙伴　与本地社区中心、学校建立合作关系,共同举办筛查宣传和教育活动。这种面对面的互动更能激发社区成员的兴趣和参与意愿。

(三)利用数据驱动决策

1.高级数据分析工具　采用高级数据分析和可视化工具,深入分析筛查数据,识别参与度低下的模式和趋势。利用机器学习算法预测潜在的不参加群体,以便针对性地设计干预措施。

2.反馈循环机制　建立一个有效的反馈循环机制,鼓励患者和社区成员分享他们的筛查经验和建议。这些反馈不仅可以用于改进筛查服务,还可以增强社区成员的归属感和参与感。

通过实施这些策略,糖尿病视网膜病变筛查项目能够更好地适应不同地区的特定需求,同时提高患者的参与度和满意度。创新的培训方法、广泛的社区参与和基于数据的决策将共同推动筛查项目的成功,实现对糖尿病视网膜病变的有效预防和管理。

第四节　模式1:远程数据采集

在模式1的远程数据采集策略中,筛选团队利用配备先进摄像头和计算机设备的移动单元,直接前往偏远社区进行视网膜筛查,这种方法特别针对那些地理位置偏远、难以访问固定筛查中心的群体。为了克服数据完整性和传输的挑战,采用了几种关键的技术和策略。

一、安全消息传递结构的应用

1.本地 PC 作为微型放映站　移动单元上的本地计算机不仅用于图像采集,还充当服务器、图像存储、数据库和客户端应用程序。这种设置允许筛选员在没有即时网络连接的情况下进行图像采集和初步评估。

2.数据传输的安全策略　当移动单元返回基地或接入合适的网络连接时,采用虚拟专用网络(VPN)或其他安全通道将数据上传至中心数据库。这种方法确保了数据在传输过程中的安全性和隐私性。

二、移动数据连接的利用

1.直接安全数据连接　在移动信号覆盖良好的地区,通过直接安全数据连接实现实时数据上传,从而提高了筛查的时效性和效率。

2.信号覆盖的考量 在规划移动筛查路线时,考虑到信号覆盖问题,确保在筛查过程中尽可能保持稳定的网络连接,或在信号较强的区域进行数据传输。

三、封闭式预约系统的优化

1.预约效率的提升 通过预先通知和确认参与者的预约,尽量减少未能参加的情况,提高移动筛查单元的使用效率。

2.现场注册与管理 对于未预约但出现的患者,设立现场快速注册流程,确保他们能够接受筛查或合理安排后续预约,从而优化患者体验并提高筛查覆盖率。

第五节 模式2:间接远程位置

模式2的间接远程位置策略在提供糖尿病视网膜病变筛查服务时,针对的是那些能够承载筛查设施但又不具备与中心服务器直接连线能力的社区固定位置。这种模式在今天的技术环境下,虽然因为互联网连接能力的普及和虚拟专用网络技术的应用而显得有些过时,但在特定情况下仍然具有其应用价值。

一、高效数据管理

1.数据预载 在筛查前,通过安全的数据传输手段(如加密的 USB 设备或通过虚拟专用网络预先下载)将必要的患者数据预载到本地电脑。这样做可以确保即使在没有实时互联网连接的情况下,筛查工作也能顺利进行。

2.离线操作能力 本地电脑需要配置高效的离线操作软件,能够在没有直接互联网连接的情况下完成图像采集、初步分析和数据记录。此外,这些系统应能够在恢复网络连接时,自动同步更新到中央服务器。

二、强化本地筛查点的角色

1.社区合作 通过与社区中心、医疗设施或学校等本地机构合作,建立固定的筛查点。这些点虽然不直接连接到基地,但可以作为筛查网络中的重要节点,提供便捷的服务给社区成员。

2.定期数据同步 确保定期(如每日结束后或每周一次)将累积的筛查数据和结果通过安全的方式传输回中心服务器。这可能需要人工操作,如将数据通过加密的物理媒介带回基地,或在获得网络访问时进行数据上传。

三、提高筛查覆盖和参与度

1.灵活的预约管理 虽然间接远程位置最适用于非公开预约,也可通过灵活的预约管理策略适应不参加和临时参加的情况。例如,设置特定时间段处理临时参加的情况,或者预留少量时间用于补充未能如期参加的预约。

2. 社区教育与宣传　加强对这些固定筛查点的社区教育和宣传工作,通过定期的健康讲座、教育手册和筛查宣传日等活动,提高社区成员对糖尿病视网膜病变和筛查项目的认识及参与度。

间接远程位置策略通过提供一个结合了现代技术和传统筛查方法的解决方案,为那些网络基础设施不充分的社区提供了一个有效的筛查服务模式。通过预先的数据管理、强化本地筛查点的角色,以及提高筛查覆盖和社区参与度的策略,可以在保证数据安全和筛查质量的同时,扩大服务的覆盖范围,特别是在资源有限的地区。

第六节　模式3:直接连接筛查点

模式3直接连接筛查点,代表了视网膜筛查在技术和信息管理方面的先进模式,特别适用于具备稳定网络连接的城市地区和专业医疗机构。在这一模式下,筛查的实时性和数据的集中管理成为其显著特点。以下是对直接连接筛查点进一步详细描述,旨在提供实施该模式时应考虑的细节和优化策略。

一、实时数据管理和优化

1. 实时数据同步　客户端电脑或移动设备与中心服务器之间通过经批准的安全连接实现数据的实时传输和同步,确保了数据的即时更新和准确性。这一点对于需要紧急复查的患者尤为重要,因为可以立即获取最新的筛查结果和患者信息。

2. 加强信息治理　由于直接连接模式下,信息直接存储于中心服务器而非本地系统,需要通过严格的信息治理和数据保护协议来确保数据安全。

二、质量控制和合作协议

1. 制定严格的合作协议　与参与筛查的第三方机构(如验光师的诊所、外展诊所)签订合作协议,明确筛查质量标准、数据管理规定和质量控制流程,以保证筛查服务的统一性和专业性。

2. 定期质量评估和反馈　定期对参与筛查的机构和人员进行质量评估,包括筛查准确性、数据处理和患者满意度等方面,并根据评估结果提供反馈和必要的培训,以持续提升筛查服务质量。

三、扩大筛查覆盖范围

1. 结合移动筛查服务　对于难以直接访问筛查点的特殊群体(如疗养院的患者、家中行动不便的老人),可以通过结合移动筛查服务来扩大筛查覆盖,确保这些群体也能获得必要的视网膜筛查服务。

2.灵活的筛查模式 在固定的筛查点实行开放预约制和非正式临时筛查,为广大市民提供便捷的筛查渠道。同时,通过高效的信息管理系统,即使在人流较大的情况下也能保持筛查服务的高标准和效率。

直接连接筛查点模式通过实现筛查数据的实时管理和优化,提高了筛查效率和准确性。此外,通过严格的信息治理、质量控制以及与第三方机构的紧密合作,能够确保提供高质量的筛查服务。结合移动筛查服务,该模式能够更全面地满足不同人群的筛查需求,特别是在城市高人口密度地区,为糖尿病视网膜病变的早期发现和干预提供了强有力的支持。

第七节 数据传输

为确保糖尿病视网膜病变筛查数据的安全传输,采用的技术和方法必须考虑到数据保护的严格要求和实际操作的便利性。以下是对数据传输过程中的安全措施和技术选择的进一步细化,以及对每种方法潜在优势和局限的讨论。

一、数据加密和保护

1.全面加密 无论是通过物理介质还是网络传输,所有传输的数据都应进行端到端加密。这意味着数据从发送点到接收点的整个传输过程中都是加密状态,即使数据被拦截,没有密钥也无法解读。

2.多重认证 除了基本的密码保护外,对于访问敏感数据的用户,实施多重认证机制,如两步验证或生物识别技术,增加非授权用户突破安全防线的难度。

二、物理介质的安全传输

1.物理安全措施 对于使用 USB 设备或光盘的情况,除了加密外,还需采取物理安全措施,如安全封装和专人携带,防止丢失或被窃。

2.定期更新和审计 对使用物理传输介质的筛查点进行定期的安全审计和协议更新,确保所有参与者都遵守最新的数据保护标准。

三、网络传输的安全考虑

1.稳定性和冗余性 为减少直接连接模式中可能出现的网络故障对筛查服务的影响,建立冗余网络连接,如使用多个互联网服务提供商(ISP)和自动故障转移系统,保证连接的稳定性。

2. VPN 和安全协议　使用虚拟专用网络和安全的通信协议（如 SSL/TLS）为数据传输提供一个安全的通隧道。这样即使是通过公共网络传输，数据也能得到保护。

四、数据保护策略和技术

在糖尿病视网膜病变筛查的过程中，采用先进的人工智能技术能够显著提升诊断的准确性和效率。然而，这种技术的应用同时伴随着数据安全和隐私保护的挑战。特别是当处理大量患者的敏感医疗数据时，确保数据的安全和患者隐私不受侵犯变得尤为重要。

通过上述方法，可以在保证数据安全的同时，优化数据传输流程，确保糖尿病视网膜病变筛查项目的数据在各种环境下都能安全、有效地传输。对于每种数据传输方法，都需要综合考虑其优势和局限，根据筛查项目的具体需求和实际条件，选择最合适的传输方案。

第八节　软件和自动化

随着技术的进步，软件和自动化在糖尿病视网膜病变筛查中扮演着越来越重要的角色。特别是，自动分级和人工智能的应用，正改变着糖尿病视网膜病变筛查的传统模式，提高了筛查的效率和准确性。以下是对软件和自动化在糖尿病视网膜病变筛查中应用的进一步详细描述，探索当前的进展和未来的方向。

一、软件系统的选择和定制

1. 选择合适的软件系统　对于糖尿病视网膜病变筛查项目，选择或开发一个适合的软件系统是基础且关键的步骤。这包括考量软件是否能满足项目的特定需求，如数据收集、处理、存储以及与其他医疗系统的兼容性。

2. 软件的定制和适应性　对于特定地区或人群的筛查项目，可能需要对现有软件进行定制，以适应特定的筛查流程或数据管理需求。软件的适应性和灵活性是选择或开发筛查软件时的重要考量。

二、自动分级和人工智能的应用

1. 自动分级技术的进展　自动分级技术正在不断进步，一些软件能够基于视网膜图像自动区分无疾病和疾病状态，或直接提供视网膜病变的严重程度。这种技术的应用可以显著提高筛查的效率，减轻专业医生的负担。

2. 人工智能在筛查中的角色　人工智能技术,特别是深度学习算法,在解析视网膜图像和光学相干断层扫描图像方面显示出了极高的潜力。人工智能不仅能够提高分级的准确性,还能在某些情况下实现实时分析和诊断。

与此同时,我们还应当关注最新的研究成果和技术进展。特别是深度学习模型,作为人工智能领域的一项前沿技术,近年来在糖尿病视网膜病变识别和分类中取得了显著的进展。深度学习模型,依靠其强大的特征学习能力,能够从复杂的医学影像中自动提取和学习有助于糖尿病视网膜病变识别的特征,这一点在糖尿病视网膜病变的早期识别和分类中尤为重要。最新的研究表明,某些深度学习模型已经能够达到甚至超过人类专家在糖尿病视网膜病变识别和分类任务上的表现。例如,使用卷积神经网络(CNN)的模型在处理视网膜图像时表现出了极高的准确性,能够有效地识别出不同阶段的糖尿病视网膜病变。

以 CNN 架构如 ResNet 和 Inception 为例(又名 GoogLeNet),已在图像识别准确度方面取得显著突破,这对糖尿病视网膜病变的早期筛查和预测至关重要。这些高级 CNN 模型之所以能够实现这一点,归功于它们深层次的网络结构和能力,在处理复杂图像数据时捕捉微妙特征的能力。

其中,ResNet,即残差网络,通过引入"残差学习"的概念来解决深度网络中的退化问题,使得网络能够随着层数的增加而提高准确性,而不是饱和或退化。这种结构允许模型学习到更加细致的特征,对于识别视网膜图像中的细微变化,如微血管异常等糖尿病视网膜病变的早期标志,尤其有效。而 Inception 模型通过巧妙地设计卷积层和池化层,使模型能够在保持计算资源效率的同时,捕捉图像的多尺度信息。这一特性使得 Inception 模型特别适用于识别视网膜图像中的各种尺度的微血管异常,从微小的血管扩张到更明显的出血点。通过自动识别视网膜图像中的这些微血管异常,ResNet 和 Inception 等 CNN 模型能够有效预测糖尿病视网膜病变的发展。这一过程包括对大量带有标注的视网膜图像进行学习,使模型能够识别出健康视网膜与不同阶段的糖尿病视网膜病变视网膜之间的差异。一旦训练完成,这些模型便能够在未见过的视网膜图像中自动识别出微血管异常的迹象,从而为早期诊断和及时治疗提供依据,大大提高了糖尿病视网膜病变筛查的效率和准确性。

以下是一些具体的实例,展示了深度学习技术如何跨越国界,改善全球公共健康。

印度:在资源有限的地区,例如印度的一些农村地区,使用深度学习技术进行糖尿病视网膜病变筛查已经取得了显著成效。一个项目利用便携式视网膜相机和基于深度学习的软件,为糖尿病患者进行现场筛查和分析,极大地提高了筛查的可及性和效率。

美国:谷歌的一个研究团队开发了一个深度学习模型,能够准确地从视网膜图像中识别出糖尿病视网膜病变的迹象。这一技术已经在美国的一些诊所进行了试点应用,展示了其在高度发达的医疗体系中的潜力。

泰国：泰国启动了一个大规模的糖尿病视网膜病变筛查计划,使用深度学习模型自动分析视网膜图像。这个项目目标是覆盖全国的糖尿病患者,尤其是那些居住在偏远地区、难以访问传统医疗服务的患者。

英国：英国国家健康服务(NHS)正在研究将深度学习技术应用于糖尿病视网膜病变筛查的可行性。利用深度学习进行图像分析,旨在提高筛查的速度和准确性,减轻医疗专业人员的工作负担,并最终改善病人的治疗结果。

此外,人工智能技术在实际的临床环境中的应用也取得了积极的进展。一些案例研究展示了在不同国家和地区使用人工智能进行糖尿病视网膜病变筛查的成功经验。在这些案例中,人工智能不仅大大提高了筛查的效率,降低了医疗资源的需求,还帮助医生在早期发现糖尿病视网膜病变,为患者提供了及时的治疗,从而减少了由糖尿病视网膜病变引发的视力丧失和盲目的风险。

然而,尽管人工智能在糖尿病视网膜病变筛查中展现出巨大的潜力,但在其广泛应用的过程中还面临诸多挑战,包括数据的多样性和代表性、模型的泛化能力,以及伦理和隐私保护等问题。因此,未来的研究需要继续探索如何优化深度学习模型,如何确保人工智能技术的安全可靠应用,以及如何在保护患者隐私的同时,充分利用人工智能技术在糖尿病视网膜病变筛查中的优势。

三、移动技术与人工智能的结合

1. 智能手机筛查应用　结合智能手机和人工智能技术的筛查应用正成为尤其是在资源有限的农村地区的一个有前景的解决方案。通过智能手机应用进行图像采集和初步分析,不仅提高了筛查的可达性,还为远程地区的居民提供了高质量的筛查服务。

2. 提高农村地区的接触率　智能手机和人工智能技术的结合使用有助于克服地理和资源限制,使农村人口能够更容易地接受高质量的糖尿病视网膜病变筛查,有助于早期发现和干预,从而减少视力丧失和盲目。

总的来说,软件和自动化在糖尿病视网膜病变筛查中的应用正在快速进展,不仅提高了筛查的效率和精确性,还拓宽了筛查的覆盖范围。未来的糖尿病视网膜病变筛查可能将更多依赖于先进的人工智能算法和移动技术,特别是在实现对偏远地区和资源有限地区的高效服务方面展现出巨大潜力。随着技术的不断发展和完善,预计这些工具将在提高全球糖尿病视网膜病变筛查率和减少糖尿病相关视力损失中发挥更加重要的作用。

第九节 人工智能在糖尿病视网膜病变筛查应用的伦理考量

在糖尿病视网膜病变筛查中,人工智能技术的应用越来越广泛,提高了筛查的效率和准确性。然而,随着人工智能技术在医疗决策过程中扮演越来越重要的角色,伦理考量也随之增加。以下是关于人工智能在糖尿病视网膜病变筛查中使用的一些关键伦理考量。

一、算法透明度

在人工智能技术应用于医疗决策的过程中,算法透明度扮演了至关重要的角色,它是建立在医患之间信任的基础上,确保医疗服务质量的关键因素。透明度意味着人工智能系统如何操作、如何进行决策的过程对于使用它的医生和患者是可理解、可追踪的。这种透明性不仅增强了对人工智能系统的信任,而且在出现误诊或其他医疗问题时,明确的决策路径有助于追溯责任,确保医疗行为的责任性和合法性。因此,透明度在保障人工智能在医疗领域应用的伦理和法律责任方面发挥着不可或缺的作用。

此外,对于医生和患者而言,理解人工智能的工作原理和决策过程是必要的。这种理解使医生能够更准确地评估人工智能提供的诊断和治疗建议,做出更适合患者个体情况的决策,从而提升医疗决策的质量。同时,当患者对人工智能辅助医疗决策的方式有所了解,他们更可能积极参与自己的治疗过程,提高对治疗计划的接受度和依从性。最重要的是,医疗决策是涉及伦理和道德的复杂过程,确保人工智能应用遵循伦理原则需要医生和患者能够理解人工智能的逻辑和决策依据,确保每一步决策都尊重患者的权利,公平且无偏见。

因此,算法透明度的确立不仅是技术实现的基础要求,更是保障医疗伦理和患者权益的重要环节。通过提升人工智能系统的透明度和可解释性,可以促进医患之间的理解和信任,从而推动人工智能技术在医疗领域的健康发展和广泛应用。

二、决策可解释性

在利用人工智能技术提高糖尿病视网膜病变等复杂疾病的医疗服务质量的同时,确保决策过程的可解释性显得尤为重要。首先,决策可解释性能够显著增强医生和患者对人工智能提出建议和决策的信任度。这种信任是医患关系的核心,直接影响患者遵循医嘱和接受治疗的意愿。此外,当医生能够明确解释人工智能系统如何得出其诊断和治疗建议时,医患之间的沟通将得到极大改善。良好的沟通不仅有助于患者更好地理解自己的病情和治疗方案,还能提高患者的满意度和治疗依从性。此外,通过深入了解人工智能决策过程,医生可以更精准地识别出适合特定患者的治疗方案,实现个性化治疗,从而更有效地满足患者的需求。

然而,人工智能系统可能由于训练数据的偏差而在其决策中体现出偏见,这就需要决策的可解释性来发挥作用。决策可解释性使得研究人员和医生能够识别出人工智能偏见的来源,并理解这些偏见是如何影响决策的,从而采取相应的措施进行纠正。通过分析和理解人工智能模型的决策过程,开发者不仅可以识别和修正模型中的错误或不足,而且还能不断优化模型的性能,提高人工智能系统的准确性和可靠性。此外,对人工智能决策过程的深入理解不仅有助于纠正现有模型的偏见和错误,还能推动更先进算法的开发,这些算法能够更有效地处理复杂数据,减少偏见,为医疗决策提供更准确的支持。

综上所述,决策可解释性在使用人工智能技术改进医疗服务时发挥着核心作用。它不仅增强了医患间的信任和沟通,促进了个性化治疗的实现,而且在识别和纠正人工智能偏见、提高模型准确度,以及推动技术进步方面也具有不可替代的重要价值。

三、偏倚风险

随着人工智能技术在糖尿病视网膜病变筛查中的应用越来越广泛,其潜在的偏倚风险引起了广泛关注。这些风险主要来源于训练数据集的偏差和算法设计中的不平衡。特别是当训练数据集缺乏多样性,过分侧重于某一特定人群时,人工智能模型在处理广泛人群的数据时可能会表现出偏倚。此外,即使在数据相对多元化的情况下,算法本身的设计也可能不自觉地引入偏见,比如优化目标的选择可能无意中忽视了对所有人群公平性的考量。这些偏见风险不仅挑战了医疗服务的公平性原则,还有可能加剧现有的健康不平等现象,影响某些群体在诊断和治疗方面获得公正对待的机会。

为了减轻这种风险并推动治疗的公平性,采取一系列措施显得尤为重要。首先,确保人工智能模型的训练数据集包含广泛和多样的人群信息是基础。这要求从数据收集阶段开始就重视代表性和多样性的构建。其次,在算法的设计和实施过程中,开发者需要通过技术手段积极寻找并减少偏见,例如通过调整数据权重或改变优化目标来增强模型的公平性。除此之外,模型部署后的持续监控和评估也不可或缺,这包括定期检查人工智能系统的实际表现,确保其在各个群体中的公平性,并根据评估结果进行必要的模型调整或更新。

通过这些措施,可以有效地降低人工智能在医疗决策中带来的偏倚风险,促进治疗过程的公平性,确保所有患者均能公平受益于人工智能技术的进步。这不仅是对技术挑战的应对,更是对医疗伦理责任的履行,体现了对所有患者权利和福祉的尊重。

第十节 用户体验和患者参与

在糖尿病视网膜病变筛查和相关健康管理应用中,用户体验和患者参与是影响项目成功与否的关键因素。通过优化用户界面和丰富患者交互方式,可以显著提高患者的参与度和满意度。以下是几种改进用户体验和增强患者参与的策略。

1. 设计更友好的移动应用界面 用户界面是患者与健康管理工具互动的第一环节,因此它必须简洁、直观且易于导航。通过采用清晰的布局、合理的颜色对比和大字体,可以使应用更易于老年人和视力受损者使用。此外,界面设计应考虑到用户的操作习惯,减少步骤和复杂性,确保患者能够轻松地完成所需任务,如录入健康数据、查看医疗报告或预约筛查。

2. 提供多语言支持 为了满足多元文化背景患者的需求,移动应用和在线平台应提供多语言选项。这不仅有助于提高患者对健康信息的理解和接受度,也是尊重患者文化多样性和提升包容性的表现。多语言支持可以让非母语患者更加方便地使用应用,从而增加他们的参与度和对应用的满意度。

3. 增加互动性和个性化的健康教育内容 互动性功能,如问答游戏、健康挑战或虚拟奖励,可以激励患者积极参与健康管理,提高他们对疾病知识的学习兴趣。个性化内容,基于患者的健康状况、兴趣和行为习惯提供定制化的健康教育和管理建议,可以让患者感受到更加贴心和有效的服务。这种个性化和互动性的结合,能够有效提升患者的参与度和健康管理的自我效能感。

通过实施上述策略,可以构建一个以患者为中心的健康管理环境,提升用户体验,增强患者的参与度和满意度。这不仅有助于患者更好地管理自己的健康状况,也对提高筛查率、促进早期诊断和治疗,以及改善公共健康具有重要意义。

第十一节 跨学科协作的重要性

在实施糖尿病视网膜病变筛查项目中,跨学科团队协作发挥着至关重要的作用。这种协作涵盖了眼科医生、数据科学家、软件开发人员和公共卫生专家等多个领域的专业知识,确保筛查项目从技术实现到临床应用再到公众健康推广各环节的有效衔接与优化。眼科医生提供临床知识和诊疗经验,指导筛查标准的制定和结果的解读;数据科学家和软件开发人员负责开发和优化筛查软件,确保数据分析的准确性和用户界面的友好性;而公共卫生专家则参与策划和实施筛查项目,评估其对公众健康的影响,并促进筛查项目在更广泛社区的应用。

这种跨学科合作模式为糖尿病视网膜病变筛查项目带来了多方面的优势。首先,它允许每个领域的专家共享知识,通过综合不同领域的视角和专长,促进了筛查技术的创新和进步。其次,跨学科团队能够更全面地考虑和解决筛查项目实施过程中可能遇到的技术、临床和社会等方面的挑战,从而提高筛查项目的效率和效果。最后,这种协作有助于构建一个以患者为中心的筛查服务模式,通过提供个性化和多元化的服务,满足不同患者的需求,从而提高患者的参与度和满意度。

综上所述,跨学科团队协作不仅是实施糖尿病视网膜病变筛查项目的重要支撑,也是推动项目成功、创新医疗技术和提升公共健康水平的关键因素。因此,鼓励和促进跨学科合作,构建有效的协作机制,对于任何糖尿病视网膜病变筛查项目的成功都是至关重要的。

第十二节 小 结

随着计算机技术和互联网的快速发展,糖尿病视网膜病变的筛查模式和信息技术的应用经历了显著的变革。这些技术进步不仅提升了糖尿病视网膜病变筛查的效率,还有潜力使筛查服务更加公平和普遍可及。现代信息技术,特别是移动数据和云计算的应用,已经使得远程筛查变得可能,为偏远地区和资源有限的群体提供了前所未有的筛查机会。此外,人工智能技术在图像分析和自动分级方面的应用,预示着筛查过程将变得更加快速和准确。

然而,技术进步带来的好处同时伴随着挑战和责任。数据安全和患者隐私的保护成为信息技术广泛应用于医疗领域必须面对的重要问题。此外,随着人工智能决策在糖尿病视网膜病变筛查中的作用日益增大,确保人工智能系统的决策过程是透明和可解释的,也成为一个重要的伦理考量。因此,医疗界和技术开发者需要共同努力,确保技术应用不仅追求效率和效果,也符合伦理标准,保障患者权益。

展望未来,随着技术的不断发展和完善,预计糖尿病视网膜病变筛查将继续朝着更加个性化、智能化的方向发展。通过持续的技术创新和伦理审视,我们可以期待一个更加高效、公平且负责任的糖尿病视网膜病变筛查未来,为全球范围内减少糖尿病相关视力损失做出贡献。

第十一章 糖尿病视网膜病变的外科治疗

第一节 概　述

外科治疗在糖尿病视网膜病变管理中占据了重要的地位,提供了对中到晚期糖尿病视网膜病变,特别是对于增殖性糖尿病视网膜病变和糖尿病黄斑水肿患者的治疗选项。随着疾病的进展,仅依靠药物和激光治疗可能不足以控制病情,此时外科干预成为保护视力和预防失明的关键措施。

一、外科治疗的地位

外科治疗在糖尿病视网膜病变管理中的地位体现在以下几个方面。

1. 视网膜疾病的晚期干预　当糖尿病视网膜病变进展到一定程度,尤其是发展为增殖性糖尿病视网膜病变或伴有严重糖尿病性黄斑水肿时,外科治疗如玻璃体手术(玻璃体切割术)成为重要的治疗选项。

2. 复杂病例的治疗　在某些复杂或难治的糖尿病视网膜病变病例中,传统的激光治疗可能无法提供足够的治疗效果,外科治疗可以作为一种有效的补充或替代治疗方法。

3. 视力恢复　对于因糖尿病视网膜病变导致的视力严重下降或失明的患者,外科治疗可以移除视网膜和玻璃体出血,解除牵拉引起的视网膜脱离,从而恢复或改善视力。

二、外科治疗的作用

外科治疗在糖尿病视网膜病变管理中的作用不仅限于治疗已经出现的视网膜病变,还包括预防疾病进展到更严重的阶段。主要作用如下。

1. 预防失明　通过及时的外科干预,移除新生血管和玻璃体出血,可以有效预防由于增殖性糖尿病视网膜病变引起的失明。

2. 减轻黄斑水肿　对于糖尿病性黄斑水肿患者,外科治疗可以帮助减轻黄斑区域的水肿,改善或稳定视力。

3. 改善视网膜解剖状态　外科治疗可以修复因新生血管牵拉引起的视网膜脱离,恢复视网膜的正常解剖位置。

4.疗效评估和监测　外科治疗后,患者需要定期进行视力和眼底检查,以评估治疗效果和监测疾病是否有复发的迹象,这对于长期管理糖尿病视网膜病变患者的视力至关重要。

外科治疗是糖尿病视网膜病变综合治疗策略的重要组成部分,对于晚期糖尿病视网膜病变患者尤其重要。它不仅为治疗提供了额外的选择,而且在许多情况下是恢复或保护视力的唯一方法。医生需在综合评估患者的具体病情、疾病进展和患者整体健康状况后,制定个性化的治疗计划,以最大化治疗效果并最小化潜在风险。随着医疗技术的进步,未来可能会有更多的创新外科治疗方法用于糖尿病视网膜病变的治疗,为患者提供更好的视网膜健康和视力保护。

第二节　糖尿病视网膜病变的外科治疗历史

一、早期干预方法

早期对糖尿病视网膜病变的治疗主要依赖于激光光凝治疗,这一方法在 20 世纪 50年代末到 20 世纪 60 年代初开始得到应用。最初,使用的是氩激光,目的是通过热效应封闭异常的新生血管和减少视网膜的氧需求,从而阻止或减缓疾病的进展。虽然这种方法在减少糖尿病视网膜病变导致的视力损失方面取得了一定的成功,但它也有其局限性,包括无法治疗玻璃体出血和视网膜脱落等严重并发症。

二、外科治疗的演变

随着对糖尿病视网膜病变病理生理学认识的深入和微创技术的发展,外科治疗方法开始演变。20 世纪 70 年代,随着玻璃体手术(玻璃体切割术)的引入,为治疗复杂的糖尿病视网膜病变案例提供了新的可能。玻璃体切割术允许外科医生直接移除影响视力的玻璃体出血,修复视网膜脱落,并处理视网膜上的新生血管。此外,这一时期也见证了对不同激光波长的尝试,以提高治疗的安全性和效果。

三、现代外科治疗方法的发展

进入 21 世纪,随着医学成像技术的进步和对糖尿病视网膜病变病理机制更深入的理解,外科治疗方法更加多样化和精细化。微创手术技术,特别是微创视网膜手术,已经成为处理复杂糖尿病视网膜病变案例的首选方法。微创视网膜手术使用更小的切口,减少了手术相关的并发症,缩短了恢复时间。此外,抗血管内皮生长因子药物的出现为糖尿病视网膜病变治疗带来了革命性的变化,它们可以通过眼内注射直接作用于病变部位,有效控制新生血管的增生和黄斑水肿。现代外科治疗方法的发展不仅提高了治疗效果,也极大地改善了患者的治疗体验和生活质量。

总之,糖尿病视网膜病变的外科治疗历史反映了医学技术和理论的不断进步。从最初的激光光凝治疗到现代的微创手术和药物治疗,这一进程不仅极大地扩展了治疗糖尿病视网膜病变的手段,也为患者带来了更好的治疗效果和更高的生活质量。未来,随着新技术和新治疗理念的持续涌现,糖尿病视网膜病变的外科治疗将继续朝着更高效、更安全、更个性化的方向发展。

第三节　外科治疗指征

外科治疗在糖尿病视网膜病变管理中扮演着至关重要的角色,特别是在疾病的后期阶段。正确识别外科治疗的指征是确保患者获得最佳治疗效果的关键。以下内容详细讨论了不同类型糖尿病视网膜病变的外科治疗指征及评估治疗需求时的考量。

一、非增殖性糖尿病视网膜病变的外科治疗考量

尽管非增殖性糖尿病视网膜病变的治疗主要依赖于激光光凝治疗和严格的血糖控制,但在某些情况下,外科治疗可能成为一个选项。特别是当非增殖性糖尿病视网膜病变患者发展出严重的糖尿病黄斑水肿且对其他治疗方法反应不佳时,玻璃体手术可能被考虑用于移除影响视力的黄斑区液体积聚。然而,这类手术通常保留给那些疾病进展至更严重阶段的患者。

二、增殖性糖尿病视网膜病变的外科治疗指征

增殖性糖尿病视网膜病变是糖尿病视网膜病变的一种更为严重形式,其主要特点是视网膜新生血管的形成,可能导致玻璃体出血或视网膜脱离。在增殖性糖尿病视网膜病变患者中,外科治疗,尤其是玻璃体手术,是处理严重玻璃体出血、预防或修复牵引性视网膜脱离的有效手段。对于激光治疗无效的患者,或者当视网膜出血阻碍了激光治疗时,玻璃体手术成为首选。

三、糖尿病黄斑水肿的外科治疗指征

糖尿病性黄斑水肿是影响糖尿病视网膜病变患者视力的主要原因之一。在糖尿病性黄斑水肿的外科治疗中,玻璃体手术可能被考虑用于那些对抗血管内皮生长因子治疗和激光治疗无反应的患者。外科治疗可用于移除导致视网膜增厚和视力损失的黄斑区

液体积聚,特别是在伴有明显玻璃体牵引的情况下。

四、评估治疗需求:风险与益处

在考虑外科治疗时,必须仔细权衡潜在的风险和预期的益处。虽然外科治疗可以提供显著的视力改善和疾病进展的控制,但手术也可能带来并发症,如感染、出血或视网膜脱离。因此,治疗决策应基于全面的病情评估,考虑患者的总体健康状况、糖尿病视网膜病变的严重程度以及先前治疗的效果。

在制定治疗计划时,医生和患者之间的充分沟通至关重要,患者应被告知所有可行的治疗选项及其潜在的利弊。最终的治疗决策应旨在最大化患者的视力改善潜力,同时最小化手术风险。随着新技术和治疗方法的发展,外科治疗的指征和效果可能会继续演化,为未来糖尿病视网膜病变的管理提供新的希望。

第四节　主要外科治疗方法

外科治疗在糖尿病视网膜病变管理中发挥着重要作用。其中,激光光凝治疗作为一种非侵入性手术方法,长期以来一直是治疗糖尿病视网膜病变的主要方法之一。它通过在视网膜上施加激光烧灼,旨在减少视网膜需求的氧气,减轻或阻止疾病的进展。下面详细介绍激光光凝治疗的不同类型。

一、激光光凝治疗

激光光凝治疗是一种利用激光能量对视网膜进行精确治疗的方法,旨在防止视网膜病变的进一步恶化。

(一)全视网膜光凝治疗

全视网膜光凝治疗(panretinal photocoagulation,PRP)主要用于治疗增殖性糖尿病视网膜病变。此方法通过在视网膜周围区域(排除黄斑中心区域)施加多点激光光斑,旨在减少视网膜的需氧量,从而减轻缺氧状况,抑制新生血管的形成。全视网膜光凝治疗可以有效预防增殖性糖尿病视网膜病变导致的视网膜出血和玻璃体出血,减少视网膜脱落的风险,是增殖性糖尿病视网膜病变管理的重要治疗选项。

(二)局部视网膜光凝

局部视网膜光凝治疗(focal retinal photocoagulation,FRP)主要针对特定的视网膜病变区域,如微血管瘤或轻度的非增殖性糖尿病视网膜病变区域。FRP的目标是封闭或减少异常血管的渗漏,减轻黄斑区域的水肿,从而改善或稳定视力。

(三)糖尿病黄斑水肿的焦点和网格激光治疗

糖尿病黄斑水肿的激光治疗分为焦点激光治疗和网格激光治疗。焦点激光治疗针对特定的渗漏微血管瘤进行治疗,直接封闭这些引起水肿的渗漏点。网格激光治疗则在黄斑区域周围施加一系列稀疏的激光光斑,旨在改善视网膜氧合,减轻水肿。这两种方法都旨在减轻糖尿病性黄斑水肿,并通过稳定或改善中心视力来改善患者的视觉功能。

激光光凝治疗为糖尿病视网膜病变提供了一种有效的治疗手段,能够显著降低视力丧失的风险。选择激光治疗的类型和范围需根据糖尿病视网膜病变的严重程度和患者的具体情况来定。随着治疗技术的进步和对糖尿病视网膜病变病理机制更深入的理解,激光治疗方法在未来可能会进一步优化,为患者提供更为精准和有效的治疗选择。

二、玻璃体手术

玻璃体手术,或称为玻璃体切割术(vitrectomy),是一种微创手术方法,用于治疗复杂的糖尿病视网膜病变,特别是增殖性糖尿病视网膜病变和糖尿病黄斑水肿。该手术通过去除眼内的玻璃体凝胶和任何存在的血液或瘢痕组织,旨在恢复或改善视力,减少疾病进一步发展的风险。

(一)在增殖性糖尿病视网膜病变治疗中的应用

在增殖性糖尿病视网膜病变的治疗中,玻璃体切割术主要用于处理以下情况:①持续的玻璃体出血,尤其是在激光治疗无法进行或无效的情况下。②牵引性视网膜脱离,这是由异常新生血管和相关瘢痕组织在视网膜表面形成牵引力而引起。③为了施行全视网膜光凝治疗,在激光无法穿透玻璃体出血达到视网膜的情况下清除血液。④通过移除影响视力的血液和瘢痕组织,以及减轻视网膜的牵引力,玻璃体切割术有助于稳定视网膜的状态,防止进一步的视力损失。

(二)在糖尿病性黄斑水肿治疗中的应用

在糖尿病性黄斑水肿的治疗中,玻璃体切割术的应用通常考虑以下情况:①糖尿病性黄斑水肿伴有显著的玻璃体牵引,影响黄斑区域的解剖结构和功能。②对抗血管内皮生长因子治疗和/或激光治疗反应不佳的病例。③该手术可以通过解除黄斑区的牵引力,改善黄斑区的水肿状况,从而帮助改善视力。

(三)手术技术和术后管理

1. 手术技术　玻璃体切割术通过三个微小切口进入眼球,使用精细的手术器械去除玻璃体和任何异常组织。根据患者的具体情况,可能会结合使用激光治疗,以治疗视网膜的新生血管或加固视网膜。在某些情况下,手术中可能会注入油或气体以帮助视网膜贴合。

2. 术后管理　术后患者需定期复查,以监测视力恢复情况和视网膜状态。根据术中填充物的不同,患者可能需要采取特定的头位,以促进视网膜的恢复。需要密切注意术后并发症,如新的或持续的视网膜脱离、眼内压升高或感染,并根据情况及时处理。

玻璃体切割术为治疗复杂糖尿病视网膜病变提供了一种有效手段,特别是在传统治疗无效时。尽管存在一定的风险,但适当的患者选择和精心的术后管理可以最大限度地提高治疗成功率,改善患者的视力和生活质量。随着手术技术和设备的不断进步,玻璃体切割术的安全性和有效性预计将进一步提高。

三、注射疗法

注射疗法在糖尿病视网膜病变的治疗中起着重要作用,尤其是在管理糖尿病黄斑水肿和抑制增殖性糖尿病视网膜病变的新生血管形成方面。以下内容详细讨论了两种主要的注射疗法:抗血管内皮生长因子药物的玻璃体内注射和玻璃体内皮质激素注射。

（一）抗血管内皮生长因子药物的玻璃体内注射

血管内皮生长因子是一种促进血管增生的蛋白质,对糖尿病视网膜病变的进展尤其是增殖性糖尿病视网膜病变和糖尿病性黄斑水肿的形成有重要作用。抗血管内皮生长因子药物通过阻断血管内皮生长因子的作用,从而抑制异常血管的生长和渗漏。

1. 应用　①糖尿病黄斑水肿:抗血管内皮生长因子治疗是糖尿病性黄斑水肿的首选治疗方法之一,能有效减少视网膜中心区域的水肿,改善或稳定视力。②增殖性糖尿病视网膜病变:虽然激光光凝治疗仍是增殖性糖尿病视网膜病变的标准治疗方法,但抗血管内皮生长因子药物在某些情况下可以作为辅助治疗,尤其是在激光治疗无法进行或视网膜新生血管活动性强烈的情况下。

2. 注意事项　①抗血管内皮生长因子治疗需定期进行,通常需要多次注射以维持治疗效果。②需要密切监测患者的视力和视网膜状况,以评估治疗效果并及时调整治疗方案。

（二）玻璃体内皮质激素注射

皮质激素(皮质类固醇)注射是治疗糖尿病性黄斑水肿的另一种方法,通过抗炎作用减轻视网膜的水肿和渗漏。

1. 应用　①主要用于对抗血管内皮生长因子治疗无反应或有禁忌的糖尿病性黄斑水肿患者。②在某些情况下,也可用作增殖性糖尿病视网膜病变的辅助治疗,尤其是当患者对抗血管内皮生长因子药物反应不佳时。

2. 注意事项　①皮质激素治疗可能导致眼内压升高和白内障的形成,因此需在专业医生指导下进行,对患者进行严密监测。②与抗血管内皮生长因子治疗相比,皮质激素注射可能不需要那么频繁的治疗周期,但仍需根据患者的具体反应来调整治疗计划。

注射疗法为糖尿病视网膜病变的治疗提供了有效的手段,尤其是对于那些对传统治疗方法无效的复杂病例。抗血管内皮生长因子药物和皮质激素注射各有其应用范围和注意事项,选择适当的治疗方案需要基于患者的病情特点和对治疗的个体反应。随着医学研究的深入,未来可能会有更多新型药物和注射治疗方法的开发,为糖尿病视网膜病变患者带来更多治疗选择和更好的视力恢复机会。

四、结合治疗策略

在糖尿病视网膜病变的治疗中,采用单一方法可能无法满足所有治疗需求,特别是在复杂或难治的病例中。因此,结合使用不同的治疗方法可以提高治疗效果,减轻病变程度,并提高患者的视力恢复潜力。以下内容详细讨论了两种常见的结合治疗策略。

(一)激光治疗与注射疗法的结合使用

1. 应用范围   ①糖尿病黄斑水肿:对于糖尿病性黄斑水肿患者,抗血管内皮生长因子药物的玻璃体内注射可以有效减轻黄斑区域的水肿和渗漏,而焦点激光治疗则用于稳定病变区域,减少再次水肿的风险。这种结合使用的策略旨在利用两种治疗的互补优势,以最大限度地减少糖尿病性黄斑水肿对视力的影响。②增殖性糖尿病视网膜病变:抗血管内皮生长因子药物注射可作为全视网膜光凝治疗的辅助手段,用于减轻新生血管的活性和减少视网膜出血,为激光治疗创造更有利的条件。

2. 优势与注意事项   ①结合治疗可以提供更快的疗效,减少激光治疗对视网膜的损伤,同时降低重复注射的需求。②需要密切监测患者的反应和可能出现的并发症,特别是在使用抗血管内皮生长因子药物时,考虑到其可能对眼内压和玻璃体出血的影响。

(二)玻璃体切割术与其他治疗方法的综合应用

1. 应用范围   ①对于增殖性糖尿病视网膜病变患者,玻璃体切割术通常在存在严重玻璃体出血或牵引性视网膜脱离时考虑。在手术中,可能会结合激光治疗来进行视网膜光凝,以稳定视网膜状态,预防新生血管的进一步增生。②在糖尿病性黄斑水肿患者中,玻璃体切割术可以用于解除黄斑区的牵引,同时可能会结合使用抗血管内皮生长因子或皮质激素注射来优化治疗效果。

2. 优势与注意事项   ①结合应用可以针对性地解决视网膜病变的多个方面,提高治疗成功率,尤其是在复杂或难治的病例中。②在采用结合治疗策略时,重要的是要根据患者的具体情况和病变程度来制定个性化的治疗计划,并进行密切的术后监测,以及时发现并处理可能出现的并发症。

结合治疗策略在糖尿病视网膜病变的管理中展现了其独特的价值和重要性。通过综合应用激光治疗、注射疗法和玻璃体手术等不同方法,可以为患者提供更为全面和有效的治疗方案。这种多模态治疗方法不仅能够更好地控制疾病进展,还能在一定程度上降低治疗相关的风险和并发症,从而改善患者的视力和生活质量。随着对糖尿病视网膜病变病理机制更深入的理解和治疗技术的不断进步,未来结合治疗策略将继续演化,为糖尿病视网膜病变患者带来更多的希望和可能性。

第五节　外科治疗的效果评估

评估糖尿病视网膜病变外科治疗的效果是一个复杂的过程,涉及对视力改善、视网膜状况恢复,以及并发症控制等多个方面的综合考量。以下内容将详细讨论治疗成功的标准、远期与近期治疗效果的对比,以及治疗失败的可能原因。

一、治疗成功的标准

治疗糖尿病视网膜病变成功的标准涵盖多个关键方面,这些标准共同确定了治疗的效果和患者的视力预后。

1. 视力改善或稳定　具体来说,患者的视力应该得到明显的改善,或至少保持稳定,不再进一步恶化,其中中心视力的保持尤为重要,因为它直接关系到患者的日常生活质量。

2. 视网膜状态改善　这包括视网膜的解剖位置能恢复到正常,新生血管活性的减退,以及视网膜和/或黄斑水肿的减轻。

3. 控制并发症　这些并发症可能包括眼内压的升高、白内障的发展或视网膜脱离等,它们的控制不仅关系到治疗效果,更直接影响患者的视力安全和生活质量。因此,一个全面的治疗计划不仅要解决原始的病理问题,还要兼顾到预防和管理这些潜在的并发症。

二、保证成功的要求

为确保糖尿病视网膜病变手术的成功,手术前后的全面管理是至关重要的。成功的手术不仅需要精湛的技术,还需要在术前、术中以及术后进行综合管理。以下是实现成功手术的关键步骤及相关学术支持。

1. 手术指标与技术　糖尿病视网膜病变的治疗通常涵盖玻璃体切除术,这一过程往往与激光光凝或抗血管内皮生长因子药物的玻璃体腔内注射相结合。选择手术的决策基于多种因素,包括黄斑水肿的严重程度、存在的纤维血管增生以及持续的玻璃体出血。

2. 术前管理　术前评估中,使用光学相干断层扫描和荧光素眼底血管造影来全面评估视网膜结构是必需的,以便确定视网膜损伤的程度和黄斑缺血的状况。同时,患者的系统状况如血糖、血压和脂质水平需要得到良好控制,以降低术后并发症的风险。代谢控制在成功控制糖尿病视网膜病变方面发挥着重要作用。研究表明,与每天多次注射胰岛素相比,持续皮下注射胰岛素可减少视网膜病变的发展。获得最佳血糖控制对于减缓糖尿病视网膜病变的进展和避免视觉并发症至关重要。此外,手术干预,如针对增殖性糖尿病视网膜病变晚期并发症的玻璃体切除术,对于控制视网膜并发症仍然至关重要,即使是接受过最佳激光光凝和药物治疗的患者也不例外。

3. 术中技术 糖尿病视网膜病变手术主要通过经解剖的玻璃体切除术进行,通常会配合表面视网膜膜和内界膜剥离来减轻对视网膜的牵拉。此外,采用宽角视系统和先进的照明设备可以大幅提升手术的精确性和安全性。

4. 术后护理 术后护理的优化是确保手术成功的关键,包括使用皮质类固醇处理炎症反应,并通过光学相干断层扫描监测液体积累情况。对于可能出现的复发性出血或新生血管组织,需要及时进行干预。

总之,糖尿病视网膜病变的成功外科治疗需要多学科方法,包括代谢控制、风险分层、基于指南的护理和外科技术的进步。通过将这些标准融入临床实践,医疗服务提供者可以提高糖尿病视网膜病变患者的治疗效果并保护其视力。

三、远期和近期治疗效果的对比

1. 近期治疗效果 近期治疗效果通常指手术后几周到几个月内的视力改善和视网膜状况的恢复。在这一阶段,患者可能会经历视力的快速改善,特别是对于玻璃体出血或糖尿病性黄斑水肿导致的视力下降。

2. 远期治疗效果 远期效果指治疗后一年以上的效果,包括视力的长期稳定性、视网膜状态的持续改善以及并发症的控制。远期效果的评估对于判断治疗方法的持久效果尤为重要。

四、治疗失败的原因分析

治疗失败可能由多种因素引起,具体如下。

1. 病情本身的严重程度 极其严重的糖尿病视网膜病变或长期未得到有效控制的病例,其治疗效果可能有限,因为视网膜结构可能已经发生不可逆转的损伤。

2. 手术技术或执行问题 手术技术的不足、手术中出现的问题或术后管理不当都可能影响治疗效果。

3. 患者因素 包括患者的血糖控制情况、合并症的存在,以及对治疗的个体反应差异,都可能影响治疗的成功率。

4. 并发症的发生 如眼内压升高、感染、视网膜脱离等,并发症的发生可能导致治疗效果不佳或视力进一步下降。

外科治疗的效果评估是糖尿病视网膜病变管理中的一个关键组成部分,它要求医生综合考虑治疗后的视力变化、视网膜状态以及患者的总体满意度。通过对近期和远期治疗效果的仔细对比和分析,以及对治疗失败原因的深入了解,医疗团队可以不断优化治疗方案,为糖尿病视网膜病变患者提供更有效的治疗策略,从而改善他们的视力和生活质量。

第六节　术后管理和监测

在糖尿病视网膜病变的外科治疗后,细致周到的术后管理和监测对于最大化治疗效果、预防并发症,以及维持患者生活质量至关重要。

一、术后并发症管理

外科治疗后可能出现的并发症包括但不限于眼内感染、视网膜脱离、眼内压增高,以及白内障发展。有效的并发症管理策略包括以下几点。

1. 早期识别　通过术后定期的眼部检查,尽早识别并发症的迹象。

2. 及时干预　对于检测到的并发症,必须迅速采取相应的医疗措施,可能包括药物治疗、进一步的手术干预或特定的眼部护理。

3. 患者教育　向患者提供关于可能的并发症症状的信息,以及何时应该联系医疗提供者的指导。

二、长期视力监测和复发管理

1. 定期眼科检查　治疗后患者应进行定期的眼科检查,包括视力测试、眼底检查,以及必要时的光学相干断层扫描评估,以监测视力变化和视网膜状况。

2. 复发风险评估　特别注意评估糖尿病视网膜病变复发的风险,包括新生血管的再次增生或糖尿病性黄斑水肿的恶化。

3. 长期治疗计划　根据患者的监测结果和复发风险,制定包括可能的再治疗在内的长期治疗计划。

三、患者生活质量评估

1. 生活质量问卷　采用标准化的生活质量问卷,如视觉功能问卷,来评估治疗对患者日常生活的影响。

2. 心理和社会支持　提供必要的心理健康和社会支持服务,帮助患者应对视力损失带来的心理压力和生活调整。

3.视力康复服务　对于视力严重受损的患者,推荐视力康复服务,包括低视力辅助设备的使用和适应性训练,以提高他们的自理能力和生活质量。

术后管理和监测是糖尿病视网膜病变外科治疗成功的关键组成部分,不仅包括对并发症的及时管理和长期视力的监测,也包括对患者生活质量的综合评估和支持。通过实施这些策略,医疗团队可以帮助患者达到最佳的视力恢复结果,同时减轻治疗过程中的不适和心理负担,促进患者的整体福祉。

第七节　新兴技术和未来方向

随着医学研究的深入和技术的进步,糖尿病视网膜病变的治疗领域持续见证了新技术和治疗方法的出现。这些创新不仅提高了治疗的有效性和安全性,还为患者提供了更多的治疗选项,改善了生活质量。

一、微创手术技术的发展

微创手术技术在糖尿病视网膜病变治疗中的应用日益增加,其目标是减少手术对患者的创伤和恢复时间。微创视网膜手术通过使用更小的切口和更先进的器械进行,能够减少术中和术后的并发症风险,同时保持,或甚至提高手术的效果。此外,随着手术导航系统和高清显微镜等辅助设备的应用,外科医生能够以更高的精确度进行视网膜手术,从而进一步提高了手术的安全性和成功率。

二、新型药物和治疗方法的探索

在药物治疗方面,抗血管内皮生长因子药物的成功应用已经极大地改善了糖尿病视网膜病变患者的治疗结果,但研究人员仍在寻找更有效的治疗方案。新一代的抗血管内皮生长因子药物、生物制剂和基因疗法正在被探索,以期提供更长效、更有针对性的治疗。此外,针对糖尿病视网膜病变的病理机制,例如氧化应激和炎症途径,新的药物也在开发中,这些药物可能会作为抗血管内皮生长因子治疗的补充或替代选项。

三、个体化治疗策略的重要性

随着精准医疗的发展,个体化治疗策略在糖尿病视网膜病变管理中的重要性日益凸显。通过综合考虑患者的遗传背景、疾病特点和生活习惯等因素,医生能够为每位患者定制更加精准和有效的治疗方案。此外,利用大数据和人工智能技术分析患者信息和治疗反应,未来可能会进一步提高治疗的个体化程度,从而为糖尿病视网膜病变患者提供更加精确的治疗预测和优化的治疗方案。

糖尿病视网膜病变的治疗正处于一个快速发展的时期,新兴技术和治疗方法的出现为患者带来了新的希望。微创手术技术、新型药物和个体化治疗策略的发展,预示着未来糖尿病视网膜病变治疗将更加有效、安全和个性化。持续的科学研究和技术创新将不断推动这一领域向前发展,为糖尿病视网膜病变患者提供更好的视力保护和改善生活质量的可能。

第八节　小　结

在糖尿病视网膜病变的治疗领域,外科手段已经实现了显著的进步,为患者提供了一系列有效的治疗选项,以预防视力丧失和改善视网膜状况。这些方法包括激光光凝治疗、玻璃体切割术及药物注射等,它们在管理复杂或难治病例方面显示出了显著的效果。然而,尽管取得了这些成就,糖尿病视网膜病变的外科治疗仍面临着一系列挑战,包括治疗效果的个体差异、手术相关的并发症和疾病复发风险等。随着糖尿病的流行率持续增加,预计未来将有更多患者需要接受此类治疗,这对医疗系统提出了更高的要求。

对患者来说,及早诊断和治疗糖尿病视网膜病变至关重要。遵循医生的治疗建议,定期进行眼科检查,并维持良好的血糖和血压控制是管理糖尿病视网膜病变的关键。而对医疗提供者而言,持续更新对糖尿病视网膜病变治疗方法的认识,并通过制定个体化的治疗计划来满足患者的需求,同时密切监测治疗效果和潜在的并发症,是提高治疗成功率的重要策略。

糖尿病视网膜病变治疗研究的重点应集中在开发新型药物、微创手术技术及个体化治疗策略上。更深入的疾病机制研究将有助于发现新的治疗靶点,而大数据和人工智能技术的应用则有望提高治疗的个体化程度,为患者提供最优的治疗方案。随着科学研究的不断进步和新技术的应用,糖尿病视网膜病变外科治疗的未来前景充满希望,有望进一步改善患者的视力和生活质量。

第十二章 抗血管内皮生长因子治疗糖尿病眼病

第一节 概　述

糖尿病视网膜病变是全球范围内导致工作年龄人口失明的主要原因之一,对公共卫生构成重大挑战。根据世界卫生组织的报告,全球约三分之一的糖尿病患者会发展成某种程度的糖尿病视网膜病变,且每三十名糖尿病患者中就有一名会发展成威胁视力的增殖性糖尿病视网膜病变。此外,糖尿病性黄斑水肿作为糖尿病视网膜病变的一种常见形式,是糖尿病成年人视力丧失的主要原因。

一、糖尿病眼病的病理生理

1. 微血管损伤　糖尿病患者的高血糖水平长期存在会导致微血管损伤,这是由于高血糖诱发的生化反应改变了血管内皮的正常功能,使血管壁变薄并失去弹性,进而发生血液成分的渗漏。这种渗漏不仅涉及液体,还包括脂质和蛋白质,最终在视网膜形成硬性渗出物,导致视网膜结构和功能的变化。

2. 血管阻塞和缺氧　糖尿病引起的血管阻塞主要是由血管内皮损伤和血液黏度增加造成的。阻塞的血管减少了视网膜的血液供应,导致局部缺氧。这种缺氧状况刺激视网膜产生血管内皮生长因子和其他生长因子,促使新血管的形成,即增殖性糖尿病视网膜病变的典型表现。

3. 血视网膜屏障(blood-retinal-barrier,BRB)的破坏　正常的血视网膜屏障功能是防止血液中的大分子和有害物质进入视网膜,维持视网膜环境的稳定。在糖尿病中,高血糖直接损害内皮细胞和紧密连接,导致屏障功能受损,从而加剧了视网膜的炎症和水肿。

这些病理变化的共同作用导致了糖尿病视网膜病变的发展,从无症状的轻微变化到视力严重受损的临床表现。因此,及时监测糖尿病患者的眼底状况,尤其是那些病程较长或血糖控制不良的患者,对于早期诊断和治疗糖尿病视网膜病变至关重要。

二、血管内皮生长因子的作用

血管内皮生长因子是关键的细胞信号蛋白,主要在低氧状态下由多种细胞(包括视网膜细胞)产生,其在正常的血管发育及病理状态下的血管新生中发挥着核心作用。血管内皮生长因子通过以下机制,在糖尿病视网膜病变中显著地影响视网膜的结构和功能。

1. 血管生成和渗漏　血管内皮生长因子是一个强效的血管生成因子,它不仅促进新血管的形成,还增加现有血管的渗透性。在糖尿病视网膜病变中,由于血管内皮生长因子的过度表达,这些新生血管通常结构不稳,容易破裂,导致视网膜和玻璃体出血,是增殖性糖尿病视网膜病变特征的一部分。

2. 炎症反应　血管内皮生长因子还具有调节炎症的作用,它能够促进炎症细胞的招募到视网膜,这些炎症细胞通过释放更多的炎症介质和破坏性酶进一步破坏血视网膜屏障,加剧视网膜水肿和视力下降,这是糖尿病性黄斑水肿的主要病理过程。

3. 细胞生存　血管内皮生长因子在保持视网膜细胞存活方面也扮演着重要角色,尤其在低氧环境中。它通过促进细胞的血管依赖生存信号来帮助视网膜细胞适应低氧条件,但这种效应在糖尿病视网膜病变中可能导致病理状态的加剧。

在糖尿病视网膜病变中,由于持续的高血糖和组织低氧状态,血管内皮生长因子的表达显著增加,这不仅促进了视网膜病变的发展,同时也成为治疗的一个重要靶点。抗血管内皮生长因子治疗通过特异性阻断血管内皮生长因子的生物活性,已经证明可以有效地减缓甚至逆转糖尿病性黄斑水肿和增殖性糖尿病视网膜病变的进展,是目前糖尿病视网膜病变治疗的重要策略之一。这种治疗通过减少血管渗漏和抑制新血管生成,帮助维持或改善患者的视力,防止糖尿病视网膜病变的进一步恶化。

第二节　血管内皮生长因子的生物学功能与表达

一、血管内皮生长因子的生物学功能

血管内皮生长因子是维持眼部健康不可或缺的关键因子,尤其是在眼内微环境中,血管内皮生长因子的平衡对于视网膜的功能至关重要。血管内皮生长因子在促进血管生成和修复方面扮演着双刃剑的角色,其在正常视网膜的维护和疾病状态下的过表达带来的影响尤为显著。

1. 血管生成(血管新生)　血管内皮生长因子是血管新生的主要催化剂,它通过激活血管内皮细胞的一系列生物过程,如细胞的增殖、迁移及新血管管腔的形成,来促进新血

管的生成。这种能力在眼部组织损伤或病理状态下尤为重要,如在糖尿病视网膜病变中,血管内皮生长因子的过量表达被认为是对视网膜低氧环境的一种补偿反应。然而,由于这些新形成的血管常常结构不完整、易碎,它们容易破裂,导致出血和视网膜渗漏,加剧病变的恶化。

2.增加血管渗透性　除了促进新血管生成,血管内皮生长因子还能显著增强血管的渗透性。这一功能通过放松血管内皮细胞间的紧密连接来实现,使得血浆和血液成分更易于从血管内渗透到周围组织中。在糖尿病视网膜病变的情境下,这种增强的血管渗透性尤其危险,因为它会导致视网膜下和/或视网膜内液体积聚,形成糖尿病性黄斑水肿,从而严重影响患者的中央视力。

血管内皮生长因子的这些生物学功能说明了为何在糖尿病视网膜病变的治疗中,抗血管内皮生长因子疗法成为一种重要的干预措施。通过抑制血管内皮生长因子的活性,可以有效控制不良的血管新生和减少血管渗透性,从而减缓或逆转病理过程,保护视网膜免受进一步的损害。

二、血管内皮生长因子表达的变化

在糖尿病的环境中,体内的高血糖状态对血管内皮生长因子的表达和活性产生显著影响。糖尿病视网膜病变中血管内皮生长因子表达的增加是由以下几个因素共同作用。

1.高血糖诱导的表达增加　持续的高血糖状态通过多种生化路径激活血管内皮生长因子的产生。高级糖基化终产物(advanced glycation end-products, AGEs)及其受体(RAGE)的相互作用是高血糖状态下血管内皮生长因子表达增加的主要原因之一。这种相互作用激活了多种炎症信号途径,包括核因子κB(NF-κB),这些途径最终导致血管内皮生长因子的表达增加。

2.缺氧诱导的表达增加　糖尿病相关的微血管病变会导致局部组织的血供不足和缺氧。缺氧进一步通过缺氧诱导因子-1(hypoxia-inducible factor-1, HIF-1)等转录因子激活血管内皮生长因子基因的表达。这种缺氧状态是血管内皮生长因子在糖尿病视网膜病变中过度表达的关键驱动力。

3.血管内皮生长因子与糖尿病眼病的恶化　在糖尿病的环境中,血管内皮生长因子表达的增加不仅促进了新血管的形成,也加剧了视网膜的血管渗透性。新生血管往往结构不稳定,易发生渗漏和出血,而增加的血管渗透性导致视网膜和黄斑区液体积聚,这些都是糖尿病视网膜病变进展和视力损害的直接原因。

控制血管内皮生长因子的活性因此成为治疗糖尿病视网膜病变的核心策略之一。抗血管内皮生长因子疗法通过阻断血管内皮生长因子的生物活性,能够有效控制或减缓病变的进展,减少视网膜和黄斑区的液体积聚。此外,抗血管内皮生长因子疗法还能减少由新生血管引起的并发症,如玻璃体出血和新生血管性青光眼,从而在维护视力和防止视力进一步恶化方面发挥关键作用。

第三节　抗血管内皮生长因子药物的类型及机制

一、常用的抗血管内皮生长因子药物

抗血管内皮生长因子药物是治疗糖尿病视网膜病变和糖尿病性黄斑水肿的关键治疗选项。这些药物通过抑制血管内皮生长因子,阻断其在病变进程中的关键作用,特别是在血管生成和渗漏方面。以下是几种广泛使用的抗血管内皮生长因子药物。

1. 雷珠单抗　雷珠单抗是一种重组人源化单克隆抗体片段,专门设计用来结合血管内皮生长因子-A 的所有亚型,并阻断它们与细胞表面受体的结合。这一作用机制有助于抑制异常的血管新生和血管渗漏。雷珠单抗是通过眼内注射直接投给至受影响的眼部,常用于治疗糖尿病性黄斑水肿和增殖性糖尿病视网膜病变,并已在多个临床试验中显示出良好的疗效和安全性。

2. 贝伐单抗　贝伐单抗是一种全人源化单克隆抗体,最初被开发用于治疗某些类型的癌症,因其能够结合血管内皮生长因子-A 并阻止其与受体的结合,从而抑制癌细胞的血管供血。在眼科领域,尽管贝伐单抗主要是以"非标签使用"(off-label use)的形式应用,但它在治疗糖尿病视网膜病变和糖尿病性黄斑水肿中表现出了显著的疗效,尤其是在成本效益方面对于许多医疗体系来说更具吸引力。

3. 阿柏西普　阿柏西普是一种融合蛋白,通常被称为血管内皮生长因子阱。它结合了血管内皮生长因子-A、血管内皮生长因子-B 以及胎盘生长因子(PLGF)的受体部分,具有非常高的亲和力,可以有效阻止这些生长因子激活它们的受体。阿柏西普的这种独特机制赋予其强大的抑制血管生成效果,使其成为治疗糖尿病性黄斑水肿和增殖性糖尿病视网膜病变的重要药物之一。

这些抗血管内皮生长因子药物的广泛应用不仅改善了糖尿病眼病患者的视力预后,还减缓了病变的进展,对维护和恢复患者的生活质量起到了关键作用。然而,药物的选择和使用需根据患者的具体病情、治疗响应和可能的副作用进行个体化考虑,以达到最佳治疗效果。

二、药物机制

抗血管内皮生长因子药物通过阻断血管内皮生长因子的活性,对糖尿病视网膜病变和糖尿病性黄斑水肿的治疗起到核心作用。以下是这些药物改善视网膜病变的主要

机制。

1.抑制血管新生　血管内皮生长因子是血管新生的主要驱动因子,特别是在缺氧或高血糖环境中,它的过度表达会导致异常新血管的形成。这些新血管往往质地脆弱,易于破裂,导致出血。抗血管内皮生长因子药物通过中和血管内皮生长因子或阻断其与细胞表面受体的结合,显著减少病理性新血管的形成,这对于治疗或控制增殖性糖尿病视网膜病变尤为关键。

2.减少血管渗漏　血管内皮生长因子还具有增加血管渗透性的作用,这导致视网膜血管渗漏,液体和血浆成分泄漏到视网膜和黄斑区,形成黄斑水肿。抗血管内皮生长因子治疗通过抑制血管内皮生长因子活性,有效减少视网膜血管的渗漏,减轻水肿和黄斑区的液体积聚,从而改善或稳定视力。

3.改善视网膜炎症　血管内皮生长因子与炎症过程密切相关,它能够激活炎症细胞和释放炎症介质,加剧视网膜的炎症反应。抗血管内皮生长因子药物的应用有助于降低视网膜的炎症水平,抑制由炎症引起的视网膜损伤和功能失调。

这些药物通常通过眼内注射直接给药,能够确保药物直接到达视网膜,发挥快速而直接的疗效。定期的眼内注射能有效控制糖尿病视网膜病变的进展,帮助患者维持或改善视力,从而避免或延迟由糖尿病视网膜病变和糖尿病性黄斑水肿引起的视力严重下降或失明。这种治疗方式要求患者定期接受眼科医生的评估和治疗,以监测疾病的进展和调整治疗计划。

第四节　临床应用

一、在治疗不同类型糖尿病视网膜病变中的应用

抗血管内皮生长因子治疗作为糖尿病视网膜病变和糖尿病性黄斑水肿管理的核心策略,已广泛应用于各种阶段的糖尿病眼病。以下是抗血管内皮生长因子药物在不同类型糖尿病视网膜病变中的具体应用。

（一）非增殖性糖尿病视网膜病变

1.应用与目标　在非增殖性糖尿病视网膜病变的治疗中,抗血管内皮生长因子药物的主要目的是防止病变进展到更严重的阶段,如增殖性糖尿病视网膜病变。在中到重度非增殖性糖尿病视网膜病变中,抗血管内皮生长因子药物可用于治疗或预防黄斑水肿的形成,尤其在黄斑中心涉及的情况下,以改善或稳定视力。

2.临床应用　虽然在没有明显糖尿病性黄斑水肿的非增殖性糖尿病视网膜病变中,抗血管内皮生长因子药物的使用相对较少,但在黄斑区液体积聚明显时,及时使用抗血

管内皮生长因子药物可以防止视力损失,并有助于延缓病变向增殖性糖尿病视网膜病变的进展。

（二）增殖性糖尿病视网膜病变

1. 作用机制　在增殖性糖尿病视网膜病变的治疗中,抗血管内皮生长因子药物尤其重要,因为它们能迅速减少新生血管的生长及其相关并发症,如眼前房或玻璃体出血。这类药物通过抑制血管内皮生长因子,减少异常血管的生长和血管渗透性,从而减轻出血和渗漏。

2. 治疗组合　抗血管内皮生长因子治疗通常与传统的激光光凝治疗相结合使用,旨在优化治疗效果并减少单独激光治疗可能引起的视野损伤和其他副作用。这种组合策略可提供更全面的治疗效果,尤其适用于疾病严重或激光治疗反应不佳的患者。

（三）糖尿病性黄斑水肿

1. 主要适应证　糖尿病性黄斑水肿是抗血管内皮生长因子治疗的主要适应证之一。这种治疗通过阻断血管内皮生长因子诱导的血管渗透性,有效减轻黄斑区的液体积聚和肿胀。

2. 治疗成效　大量临床试验表明,抗血管内皮生长因子治疗能显著改善中央视网膜厚度和视力,为糖尿病性黄斑水肿患者提供了明显的视力恢复或稳定。该治疗尤其对于中心涉及型糖尿病性黄斑水肿表现出高效的疗效,帮助患者维持或改善中央视力,提高生活质量。

二、抗血管内皮生长因子治疗的效果

抗血管内皮生长因子治疗已成为糖尿病视网膜病变及糖尿病性黄斑水肿管理的核心组成部分,具体成效和挑战如下。

（一）临床研究成果

一系列重要的临床试验,如 RIDE/RISE、VIVID/VISTA 等,已经证实抗血管内皮生长因子药物对于治疗糖尿病性黄斑水肿具有显著效果。在这些研究中,使用雷珠单抗和阿柏西普的患者多数视力得到明显改善或至少保持稳定。这些抗血管内皮生长因子药物显示出能显著提高视力,尤其是在处理涉及中央黄斑的糖尿病性黄斑水肿患者时,这些药物能够快速减轻黄斑水肿,改善视力。

（二）安全性与副作用

1. 安全性　对于长期应用的安全性,包括潜在的全身影响（如心血管事件风险）,仍需要更多的研究和监控来确保治疗的全面安全性。

2. 副作用　虽然抗血管内皮生长因子治疗通常被认为安全,但也存在一些副作用,最常见的包括眼内炎症、短暂的眼内压升高,以及少数情况下的眼内出血。

（三）持续性与治疗频率

1. 持续性问题　尽管抗血管内皮生长因子药物能快速改善视力,许多患者为了维持疗效,需要定期进行眼内注射,这增加了治疗的复杂性和患者的负担。

2. 治疗计划制订　治疗频率通常依赖于患者对药物的反应及药效的持续时间,这要求医生为每个患者制订个性化的治疗计划,以优化疗效和减少访问次数。

抗血管内皮生长因子治疗对于管理糖尿病视网膜病变和糖尿病性黄斑水肿具有不可替代的作用,能够显著改善患者的视力和生活质量。然而,治疗的长期性、安全性和个体化管理仍然是未来研究和实践中需要关注的重点。继续优化治疗方案和减少治疗频次将是未来研究的重要方向,以解决长期治疗的挑战和提高患者的整体治疗体验。

第五节　治疗中的挑战与限制

尽管抗血管内皮生长因子治疗对于糖尿病视网膜病变和糖尿病性黄斑水肿具有显著疗效,但在临床实践中仍面临诸多挑战和限制。

一、治疗过程中可能出现的问题

1. 眼内炎和感染　抗血管内皮生长因子药物的注射可能引起眼内炎,尽管其发生率低,但一旦发生可导致严重的视力损失。采用严格的无菌技术和注射后使用适当的抗生素是预防这种并发症的关键。

2. 眼内压增高　抗血管内皮生长因子注射后一些患者可能经历暂时的眼内压升高,特别是在注射后的几小时内最为常见。虽然这种情况通常可通过使用降压眼药水控制,但对于已有青光眼或眼内压问题的患者,需进行更密切的监控。

3. 注射相关并发症　除了眼内炎和眼内压升高,抗血管内皮生长因子治疗还可能引起其他并发症,如玻璃体出血或极少数情况下的视网膜脱落。这些严重的并发症虽然罕见,但对患者视力具有潜在的长期负面影响。

二、对治疗不响应病例的管理策略

尽管抗血管内皮生长因子治疗在多数糖尿病视网膜病变患者中效果显著,但仍有部分患者对治疗不响应或响应不佳,管理这些病例需要特别的策略。

1. 评估治疗响应　首先需要确保治疗失败是由于药物效果不佳,而非治疗计划或治疗执行的问题。这包括评估用药剂量、注射技术及频率是否适当。

2. 增加治疗频率或更换药物　对于初次治疗反应不佳的患者,考虑增加治疗的频率或改用其他类型的抗血管内皮生长因子药物,如从贝伐单抗转为雷珠单抗或阿柏西普。

3.联合治疗 对于顽固性或复杂的病例,可以考虑将抗血管内皮生长因子治疗与其他治疗方法结合,如激光治疗、皮质类固醇治疗,或者考虑手术干预,如玻璃体手术。

4.探索新治疗 对于持续不响应常规抗血管内皮生长因子治疗的病例,可以考虑将他们纳入新药临床试验,探索新型抗血管内皮生长因子药物或其他新型治疗方法。

5.个体化治疗计划 对于不响应治疗的患者,需要根据个体的具体情况(如糖尿病控制情况、病变程度、伴随疾病等)制定个体化的治疗计划。

通过上述策略,可以有效管理抗血管内皮生长因子治疗不响应的病例,提高治疗效果,减少并发症,最终改善患者的视力和生活质量。

第六节 组合疗法

抗血管内皮生长因子药物在糖尿病视网膜病变治疗中的应用效果显著,但在复杂或难治病例中,为了提高治疗效果和优化治疗结果,经常与其他治疗方式如皮质类固醇和激光治疗结合使用。这种组合治疗策略旨在通过不同机制的协同作用,增强疗效,减少副作用,提高患者的生活质量。

一、与皮质类固醇的结合使用

1.双重机制 皮质类固醇具有显著的抗炎作用,能有效抑制炎症介质的释放和血管的渗透性,从而减轻视网膜和黄斑区的水肿。当抗血管内皮生长因子药物与皮质类固醇结合应用时,不仅可以抑制异常血管的生长和渗透,还可以减轻由炎症引起的进一步损伤,特别适用于对抗血管内皮生长因子治疗反应不佳的糖尿病性黄斑水肿患者。

2.优化疗效 在一些抗血管内皮生长因子治疗效果有限的病例中,添加皮质类固醇可以显著提高治疗效果,减少治疗次数,延长治疗效果的持续时间。

二、与激光治疗的结合使用

1.协同作用 激光治疗通过热效应封闭异常血管并减少视网膜缺氧,特别适用于控制增殖性糖尿病视网膜病变中的新生血管。当抗血管内皮生长因子药物与激光治疗结合使用时,可以提前控制新生血管,减少激光治疗后的复发率,同时降低因激光治疗可能引起的视网膜损伤。

2.减少副作用 激光治疗可能引起的视野损伤和其他视网膜结构的损害在结合使用抗血管内皮生长因子药物后可以显著减轻,因为这种组合方式可以减少对激光治疗的依赖,使用更温和的激光参数。

通过结合使用抗血管内皮生长因子药物和其他疗法,尤其是皮质类固醇和激光治疗,可以提供一个更全面的治疗方案,针对糖尿病视网膜病变的不同阶段和类型提供个性化的治疗选择。这种多模式的治疗策略有助于实现更佳的治疗效果,减少副作用,优化患者的治疗体验。未来的研究需要进一步验证这些组合疗法的最佳应用时机、剂量和治疗间隔,以确保最大限度地提高疗效和患者安全。

三、优势与风险

在糖尿病视网膜病变的治疗中,使用组合疗法可以针对病情的复杂性和多变性提供个性化治疗,这在临床实践中表现出明显的优势和一些潜在的风险。

(一)优势

1.增强治疗效果 结合使用抗血管内皮生长因子和皮质类固醇可以同时抑制血管新生和控制炎症,从而在治疗糖尿病性黄斑水肿和增殖性糖尿病视网膜病变时,提供双重作用机制。实际案例显示,对于反复发作的糖尿病性黄斑水肿患者,添加皮质类固醇可以有效减少黄斑区的液体积聚,改善视力。

2.减少治疗频次 通过有效组合治疗,如在初期使用高效的抗血管内皮生长因子药物后辅以激光治疗,可以达到持久的病变控制,从而减少整体治疗次数,增加治疗间隔。案例研究表明,结合治疗有助于维持长期的视网膜稳定性,减少年度注射次数。

3.减少并发症 在需要较高剂量抗血管内皮生长因子治疗的患者中,添加皮质类固醇可以减少所需的抗血管内皮生长因子剂量,从而降低潜在的全身性副作用风险。

(二)风险

1.增加副作用 组合疗法虽提高了治疗效果,但也可能增加眼内压升高和白内障的风险,特别是在长期使用皮质类固醇的患者中更为常见。某些案例报告指出,频繁的眼内注射可能增加眼内炎和眼内感染的风险。

2.成本和治疗复杂性 组合治疗通常涉及更高的治疗成本,特别是在使用专利抗血管内皮生长因子药物和皮质类固醇制剂时。治疗的复杂性需要医生和患者之间更密切的合作和沟通,以确保治疗计划的正确执行和监控。

3.治疗计划的精确要求 组合治疗要求精确的剂量和治疗间隔,不当的治疗计划可能导致治疗效果不佳或增加不良反应。需要定期评估治疗效果和调整治疗方案,以适应患者的变化需求。

通过临床案例的持续收集和分析,可以更好地理解组合治疗的具体应用情况,从而优化糖尿病视网膜病变的综合管理策略,最大化治疗效益,同时控制相关风险。

第七节　研究进展和未来方向

随着抗血管内皮生长因子治疗技术的发展,研究人员一直在探索更有效、更持久、更方便的治疗方法,以应对糖尿病视网膜病变的挑战。下面详细介绍一些具有前景的研究方向。

一、当前研究中的新型抗血管内皮生长因子疗法和给药方法

(一)长效抗血管内皮生长因子药物

1.法瑞西单抗(faricimab)　作为一种创新的双重抑制剂,法瑞西单抗不仅针对血管内皮生长因子-A,还能抑制血管内皮生长因子受体2(Ang-2)。这种双重作用机制有助于更全面地调控眼部血管病变,实现更长的给药间隔,目前已显示出每2~4个月注射一次的潜力。

2.布西珠单抗(brolucizumab)　相较于现有的抗血管内皮生长因子药物,布西珠单抗具有更小的分子大小和更高的浓度,能提供更长持久的疗效,目前用于治疗湿性年龄相关性黄斑变性,其在糖尿病眼病中的应用也在进行研究。

(二)缓释和控释系统

1.植入式药物释放装置　如输送港系统(port delivery system,PDS)与雷珠单抗,该系统是一种可重填的微型植入装置,放置在眼球的后段,可连续释放抗血管内皮生长因子药物达六个月以上,大幅减少患者的注射频率。

2.生物降解聚合物系统　研究人员还在探索使用生物降解材料制成的微粒或凝胶,这些微粒可以缓慢释放抗血管内皮生长因子药物,从而提供持续的药物供应。

(三)基因疗法

1.腺相关病毒载体传递　使用腺相关病毒(AAV)载体传递特定的抗血管内皮生长因子基因到眼部细胞,让眼内细胞自产抗血管内皮生长因子蛋白,这一策略可以实现长期的血管生成抑制效果,目前处于早期临床试验阶段。

2.CRISPR基因编辑技术　利用CRISPR技术直接编辑眼部细胞的DNA,抑制血管内皮生长因子的表达,这种方法的精确性和潜在的永久效果使其成为非常有前途的未来治疗策略。

这些创新技术和治疗策略的开发不仅展示了抗血管内皮生长因子治疗领域的快速进展,也为糖尿病视网膜病变患者带来了新的希望。未来的研究将继续探索这些方法的安全性、有效性及其在临床实践中的具体应用。

二、未来研究可能的方向和新兴治疗策略

未来的研究将继续探索更有效的治疗策略,以解决当前治疗的局限性并提供更好的患者体验。

1. 新药物和新靶点的发掘　随着对糖尿病视网膜病变病理机制更深入的理解,未来的研究将继续寻找新的药物靶点。除了血管内皮生长因子外,其他促进血管生成和炎症的分子如血小板源性生长因子(PDGF)、转化生长因子-β(TGF-beta)等,也可能成为新的治疗靶点。

2. 给药技术的创新　为了减少治疗带来的不便和提高药物的局部效果,未来研究将探索新的给药技术,如通过眼部外用制剂(眼药水)或者更先进的眼内植入物持续释放系统,从而避免频繁的眼内注射。

3. 跨学科研究的推进　视网膜病变治疗的未来研究将是多学科的融合,包括生物学、材料科学、药物学和基因工程等领域的交叉合作。通过跨学科的合作,可以从多角度解决疾病治疗过程中的问题。

4. 患者监测和远程医疗的集成　随着科技的发展,将远程医疗技术集成到糖尿病视网膜病变的治疗和管理中将成为可能。通过实时数据监测和分析,医生可以更精确地调整治疗方案,同时提高患者的依从性和治疗的便捷性。

这些研究进展和新兴策略的开发,旨在提高治疗的效果、安全性和患者的生活质量,同时减少医疗系统的负担。通过持续的创新和研究,未来的抗血管内皮生长因子治疗将更加个性化、高效和安全。

第八节　小　结

一、抗血管内皮生长因子治疗在现代糖尿病眼病管理中的地位

尽管抗血管内皮生长因子治疗在糖尿病视网膜病变管理中已显示出显著效果,但为了进一步优化治疗成果、减少并发症,以及探索更经济的治疗选项,持续的研究是至关重要的。未来的研究应包括以下几方面。

1. 药物效果的持续性和间隔优化　研究新的药物配方和给药策略,旨在延长抗血管内皮生长因子治疗的效果,减少患者需经历的注射次数,从而提高治疗依从性并降低整体治疗成本。

2. 并发症的管理和预防　通过更深入地了解治疗相关并发症的发生机制,开发新的预防和管理策略,如改进注射技术、采用组合疗法减轻眼内压升高的风险。

3. 经济性评估和获取途径　随着抗血管内皮生长因子治疗的普及,对其经济性和患者获取途径的评估变得越来越重要。研究应聚焦于降低成本和提高治疗的可获得性,使所有需要的患者都能够接受到这一生命改变的治疗。

4. 新兴治疗策略的探索　持续探索新的抗血管内皮生长因子分子、治疗靶点及非血管内皮生长因子依赖的病理途径,如探索抗炎疗法和神经保护策略等,可能提供对抗血管内皮生长因子治疗不响应的病例的解决方案。

通过这些持续的努力,未来的研究不仅可以提高抗血管内皮生长因子治疗的疗效和安全性,还能够确保更多患者能够从中受益。这是一个不断进步的领域,需要全球研究者、临床医生和政策制定者的共同努力,以确保治疗的最优化和普及化。

二、持续研究的重要性以优化治疗成果

持续的研究对于进一步提高抗血管内皮生长因子治疗的效果和安全性至关重要。研究的目标不仅是开发新一代更有效的抗血管内皮生长因子药物,还包括改进给药方法以减少治疗频率,发展更为精确的疾病监测工具,以及为不同病理和遗传背景的患者量身定制治疗方案。

未来的研究还需要集中于解决治疗成本高和患者依从性低等问题,以及评估长期使用抗血管内皮生长因子药物的全身性影响。此外,随着组合疗法和个性化医疗的兴起,探索抗血管内皮生长因子与其他治疗手段(如皮质类固醇、激光治疗,甚至潜在的基因疗法)的协同效应将是未来研究的重点。

总之,虽然抗血管内皮生长因子治疗已在糖尿病眼病管理中取得了显著成就,但持续的研究和创新是确保这些治疗成果能够持续优化并普及到全球范围内每一位有需要的患者的关键。

第十三章 糖尿病视网膜病变的激光治疗

第一节 激光治疗的基础

激光治疗在眼科,特别是在糖尿病视网膜病变管理中的应用,不仅代表了一种技术上的飞跃,也标志着治疗策略的根本转变。自 20 世纪中叶以来,激光技术的引入和进步极大地改变了我们对眼底疾病,尤其是糖尿病引起的视网膜病变的治疗方法。

一、激光治疗的背景

(一)糖尿病视网膜病变治疗的演变

糖尿病视网膜病变的治疗方法随着时间的推移和医学技术的进步而发展变化。从早期的药物治疗和血糖控制到激光和现代药物介入的使用,治疗策略的变化显著提高了治疗效果和患者的生活质量。

1. 早期的血糖管理 在 20 世纪中叶之前,糖尿病视网膜病变的治疗主要依赖于血糖控制。医生和患者集中精力在通过饮食、体力活动和胰岛素治疗来管理血糖水平,以延缓病变的发展。尽管这种方法在控制糖尿病本身方面取得了一定的成功,但在预防糖尿病视网膜病变导致的视力严重下降方面,效果往往有限。这主要是因为血糖控制不能直接解决由糖尿病引起的微血管损伤问题。

2. 激光治疗的引入 20 世纪 50 年代末到 60 年代初,激光技术的发展为糖尿病视网膜病变治疗带来了革命性的改变。激光治疗的引入,特别是氩激光(Argon laser)的使用,标志着治疗方法从单一的血糖控制向直接干预病变进程的转变。氩激光的成功应用于糖尿病视网膜病变的治疗中,主要是因为它能精确地光凝视网膜上的异常血管和微动脉瘤,从而减少渗漏和出血,防止视力进一步恶化。

3. 临床研究的推动和现代治疗方法 随着对糖尿病视网膜病变病理机制的进一步了解,临床研究如糖尿病视网膜病变研究和后续的糖尿病视网膜病变早期治疗研究等,系统地评估了激光治疗的有效性和安全性。这些研究不仅证实了激光治疗在防止或延缓糖尿病视网膜病变进展中的重要作用,也推动了包括抗血管内皮生长因子治疗在内的现代药物治疗方法的开发和应用。

从最初的血糖控制到激光治疗的引入,再到现代的药物治疗方法,糖尿病视网膜病变的治疗策略经历了显著的演变。这些变化不仅提高了治疗效果,也极大地改善了糖尿病患者的视力保护和生活质量,未来的治疗将继续依靠技术创新和多学科合作来进一步提升治疗效果和患者体验。

（二）激光治疗的引入和初期应用

激光技术的引入无疑是现代眼科医学的一次革命,特别是在糖尿病视网膜病变的治疗领域。自从 20 世纪 60 年代末氩激光被发明以来,它就为治疗糖尿病视网膜病变提供了一种更精确和可控的方法。以下是关于氩激光治疗及其对糖尿病视网膜病变治疗领域影响的更多详细信息。

1. 氩激光的特点和初期应用　氩激光发射的蓝绿光波段特别适合于眼科操作,因为它可以被血红蛋白和视网膜色素吸收,而对周围组织的损害较小。这一特性使得氩激光成为治疗视网膜病变,尤其是糖尿病视网膜病变中微动脉瘤和新生血管的理想工具。早期的应用显示,氩激光能够有效地减少糖尿病患者视网膜的氧气需求,通过减轻视网膜的代谢负担来减缓病变的进展。

2. 临床研究和治疗效果　20 世纪 70 年代进行的糖尿病视网膜病变研究是一项里程碑式的研究,它验证了氩激光治疗在预防糖尿病视网膜病变进展到增殖性糖尿病视网膜病变的有效性。该研究明确显示,适时的激光治疗能显著减少由糖尿病视网膜病变引起的视力丧失和致盲风险。

3. 技术的演进和新治疗策略　随着技术的发展,除了氩激光外,其他类型的激光如半导体激光和频倍 Nd：YAG 激光也开始被用于治疗不同类型和阶段的糖尿病视网膜病变。例如,用于治疗糖尿病性黄斑水肿的格栅样激光治疗,以及使用微脉冲和选择性激光技术,旨在提供更少的视网膜损伤和更好的治疗结果。

4. 现代应用和未来展望　如今,激光治疗仍然是治疗糖尿病视网膜病变的重要手段,其治疗效果和安全性在多年的临床实践中得到了广泛的认可。未来的发展方向可能包括更精细的激光设备、个性化的治疗参数设置,以及与新型药物如抗血管内皮生长因子治疗的结合使用,以提供更全面和效果更佳的治疗方案。

二、激光技术的类型和发展

（一）不同类型的激光设备

激光治疗为糖尿病视网膜病变的管理提供了多样化的治疗选项。随着不同类型激光设备的发展,治疗方法变得更加精细和多样,允许医生针对具体的病变类型选择最合适的激光方式。每种激光设备的波长和能量输出特性决定了其在临床上的特定应用。

1. 氩激光(Argon Laser) 氩激光发射的蓝绿光波长主要集中在 488 nm 和 514 nm，这使得它非常适合于目标视网膜的病变区域。氩激光的光被视网膜色素上的黄色色素良好吸收，这样的选择性吸收最大限度地减少了对周围健康组织的损伤。因此，氩激光成为处理糖尿病视网膜病变中非增殖性糖尿病视网膜病变和增殖性糖尿病视网膜病变的传统选择。

2. 频倍 Nd∶YAG 激光(Frequency-doubled Nd∶YAG Laser) 频倍 Nd∶YAG 激光提供的是 532 nm 的绿光，这种激光对血红蛋白有较高的吸收率，使其非常适合用于处理视网膜和前房角的治疗。它的光束可以精确处理视网膜上的病变，而且在治疗糖尿病性黄斑水肿时特别有用，因为它可以精确地减少黄斑区域的渗漏而不对中央视力造成损害。

3. 半导体激光(Diode Laser) 半导体激光通常发射 810 nm 的近红外线，该波长能够深入视网膜更深层，适合于深层视网膜和玻璃体前膜的治疗。它的深层渗透能力特别适合于处理那些难以达到的病变，如深层的新生血管或广泛分布的病变。

（二）技术的演进与新型激光设备

随着科技的进步，新型激光设备不断被开发，以提供更安全、更有效的治疗选项。例如，最新的微脉冲激光技术可以提供更细腻的能量控制，减少热损伤而保持治疗效果。此外，新一代激光设备正在探索更多波长和模式的组合，以优化对不同病变阶段的治疗。

微脉冲激光技术通过间歇性发射激光脉冲，以非连续的方式提供能量，从而最大程度地减少组织的热损伤。微脉冲激光被用于治疗敏感区域，如黄斑区，以避免损害中央视力。

这些技术的发展不仅提高了激光治疗的精确性和安全性，也为糖尿病视网膜病变的个性化治疗提供了更多可能性。未来，激光治疗预计将继续与其他医学领域的进步相结合，如药物释放系统和生物标记物的利用，进一步提高疗效和患者的治疗体验。

（三）激光参数设置的重要性

激光治疗的成功在很大程度上依赖于激光参数的精确设置。每个参数的调整不仅影响治疗的有效性，还关系到患者的安全和治疗后的恢复质量。下面详细解释了每个参数的作用及其在临床应用中的重要性。

1. 能量 激光能量的选择是基于要达到的治疗效果和最小化损伤风险之间的平衡。能量过高可能会导致视网膜损伤甚至永久性视力丧失，特别是当治疗接近或涉及中心黄斑区时。相反，能量设置过低可能无法产生足够的治疗效果，使病变持续发展。因此，选择正确的能量级别对于达到预期的疗效和避免不必要的并发症至关重要。

2. 斑点大小 斑点大小决定了激光能量作用的范围。选择适当大小的斑点可以确保激光精确作用于目标区域，而不影响周围健康组织。较大的斑点适用于广泛病变的治疗，可以快速覆盖较大区域；而较小的斑点则适用于精细治疗，如直接针对微动脉瘤或局部的新生血管,这样可以更精确地控制治疗效果,减少周围视网膜的损伤。

3.持续时间　激光的持续时间(脉冲宽度)是影响治疗深度和范围的关键因素。短脉冲激光通常用于表浅的视网膜病变,可以限制热效应的传播,从而保护深层视网膜和周围敏感结构不受损伤。长脉冲则可用于需要更深层次治疗的情况,如较厚的视网膜或玻璃体前膜,以确保能量能够深入到所需的治疗深度。

4.重复率　激光的重复率决定了治疗的速度和效率。较高的重复率可以在短时间内完成大面积的治疗,非常适合紧急情况或广泛病变。然而,高重复率也增加了过度热积累的风险,可能导致更广泛的组织损伤。因此,在使用高重复率时需要特别注意冷却间隔和总能量输出的控制。

三、治疗机制

(一)激光对视网膜的生物物理效应

激光治疗利用的基本机制是光能转换为热能,通过热效应直接作用于视网膜组织,引发一系列生物物理变化,从而达到治疗目的。这些变化包括组织光凝、组织收缩和封闭,以及细胞活性的改变。以下是这些机制的详细解析和其对糖尿病视网膜病变治疗的具体影响。

1.组织光凝　激光能量被视网膜中的色素颗粒吸收后,引起快速的温度升高,导致目标区域的组织光凝。这对于直接治疗微动脉瘤和新生血管尤为重要,因为这些病变组织光凝后可以有效阻断异常血管的进一步生长和渗漏,从而减少或防止视网膜出血和渗出,这是治疗糖尿病视网膜病变中一个关键步骤。

2.组织收缩和封闭　热效应不仅能光凝异常的视网膜组织,还能引起周围小血管的收缩和封闭。这有助于稳定病变区域,减少新的渗漏点的形成。此外,通过减少血液和渗出物的积聚,可以帮助维持或恢复视网膜的结构和功能稳定性,进一步保护视力。

3.细胞活性改变　热效应对视网膜色素上皮细胞的影响尤为重要,因为这些细胞在调节视网膜与脉络膜之间的物质交换中起着核心作用。激光治疗可以改变这些细胞的代谢和分泌活性,促进受损视网膜区域的修复过程,同时可能减少炎症反应和促进组织愈合。

(二)减少视网膜氧耗和促进异常血管封闭的机制

激光治疗的效果在减少视网膜的氧气消耗和促进异常血管封闭方面表现尤为明显。这些作用通过直接和间接的机制来达成,对于糖尿病视网膜病变,尤其是增殖性糖尿病视网膜病变和糖尿病性黄斑水肿的治疗具有重要的临床意义。

1.减少视网膜的氧耗

(1)减少代谢活性:通过激光光凝技术,部分视网膜组织被去除或其活性被降低,从而减少整体的氧气和营养需求。这种代谢活性的降低有助于降低视网膜对氧气的总需求,减轻视网膜血管系统的负担,从而防止或减缓病变的进一步发展。

(2)增强氧气扩散:激光治疗通过改变视网膜和脉络膜之间的屏障,增加了氧气从脉络膜到视网膜的扩散效率。这种增强的氧气扩散有助于改善视网膜尤其是外层视网膜的氧气供应,从而减少因缺氧引起的新生血管生成。

2. 促进异常血管的封闭

(1)直接封闭异常血管:激光直接作用于新生血管,其热效应可以迅速封闭这些异常血管结构,有效防止由于血管破裂引起的出血和其他并发症。这种直接作用不仅迅速但也局部化,因此可以精确控制治疗区域,最大程度减少对周围健康组织的影响。

(2)刺激内源性修复:激光治疗的热效应还能激发局部的自愈反应,包括促进内皮细胞的增殖,这些内皮细胞能够形成新的健康血管,替代受损或病变的血管。此外,激光治疗还能促进产生抗炎和修复促进因子,加速病变区域的愈合过程。

这些机制的共同作用使得激光治疗成为治疗糖尿病视网膜病变尤其是增殖性病变和黄斑水肿的一个有效手段。正确的激光参数设置和精确的治疗目标是实现治疗效果的关键。

第二节　激光治疗的临床应用

激光治疗在糖尿病视网膜病变的管理中扮演着至关重要的角色,尤其在处理非增殖性糖尿病视网膜病变、增殖性糖尿病视网膜病变及糖尿病性黄斑水肿时。

一、适应证和患者筛选

在实施激光治疗前,精确的患者筛选和确定适应证是必不可少的,以确保每位患者都能获得最适合其病情的治疗。

(一)非增殖性糖尿病视网膜病变的管理

在非增殖性糖尿病视网膜病变的管理中,激光治疗的目标是阻止病变进展到更严重的阶段,特别是避免向增殖性糖尿病视网膜病变转变。这一治疗尤其适用于中度到重度非增殖性糖尿病视网膜病变的患者,特别是那些有视网膜出血和显著微动脉瘤的病例。

1. 筛选标准　①激光治疗适用于出现视网膜出血或显著微动脉瘤的患者,尤其是当这些病变靠近视网膜中心区域时。②病变的位置、范围和严重程度是决定是否进行激光治疗的重要因素。③在实施治疗前,通常需要详细的眼底检查,如荧光素眼底血管造影或光学相干断层扫描,以评估病变的具体情况。

2. 治疗目标　①激光光凝治疗旨在减轻视网膜的缺氧状态,从而减少新生血管的形成风险,防止病变发展成增殖性糖尿病视网膜病变。②通过减少视网膜出血和微动脉异常,激光治疗有助于稳定视网膜状态,改善或维持视力。

(二)增殖性糖尿病视网膜病变的主要治疗策略

增殖性糖尿病视网膜病变是糖尿病视网膜病变中最严重的形式,特征是新生血管的形成,这些血管通常脆弱且容易出血,增加了视网膜脱离和失明的风险。增殖性糖尿病视网膜病变的治疗主要目的是消除新生血管和防止视网膜出血及脱离。激光治疗是治疗增殖性糖尿病视网膜病变的标准治疗方法之一,尤其是在新生血管已形成且存在或有出血风险的情况下。激光治疗在增殖性糖尿病视网膜病变的治疗中发挥着关键作用,旨在消除这些新生血管并防止进一步的并发症。

1. 激光光凝治疗

(1)机制:激光光凝治疗通过准确地将激光能量应用于新生血管及其周围区域,利用热效应使这些异常血管收缩和封闭。这一过程减少了视网膜的氧需求,因为减少了受损视网膜区域的代谢活动,从而帮助退化新生血管,减少其破裂和出血的风险。

(2)应用方法:广泛的视网膜激光光凝通常涉及散在整个受影响区域的多个激光斑点。这些斑点不仅针对已形成的新生血管,还包括视网膜的其他部分,以全面降低病变区域的氧消耗和血管生成激素的影响,达到封闭新生血管并稳定视网膜的目的。

2. 治疗范围和考量

(1)全视网膜光凝:在严重的增殖性糖尿病视网膜病变案例中,可能需要进行全视网膜光凝。这种方法的目标是在整个视网膜应用激光,尤其是视网膜外围区域,因为这些区域通常不容易被直接观察到,是新生血管和视网膜脱落的潜在区域。

(2)精准治疗:精准地定位激光治疗至关重要,特别是在黄斑区附近操作时,以避免对中心视力造成损害。使用高精度的成像技术,如光学相干断层扫描和荧光素眼底血管造影,可以帮助医生更精确地识别目标区域,从而提高治疗的安全性和效果。

3. 后续监测和可能的复治

(1)监测和评估:治疗后需要定期进行眼底检查,以监控治疗效果和及时发现任何新的或持续的病变。这对于确定是否需要进一步治疗或调整治疗计划至关重要。

(2)复治可能性:在某些情况下,即使进行了初始的激光治疗,新生血管可能会再次发生或未能完全消退,需要进行复治。复治的决定基于持续的监测结果和患者的具体反应。

通过这些策略,激光治疗为增殖性糖尿病视网膜病变患者提供了一个有效的管理选项,有助于控制病情发展,防止严重视力损失。

(三)糖尿病性黄斑水肿的焦点和扩散激光治疗

糖尿病性黄斑水肿是糖尿病视网膜病变中常见的并发症,影响中心视力,治疗目标是减轻黄斑区的水肿和保护视力。激光治疗在糖尿病性黄斑水肿的管理中具有关键作用,包括焦点和扩散激光治疗两种主要方式。

1. 焦点激光治疗

(1)目的与应用:焦点激光治疗主要针对泄漏的微动脉瘤,即直接在泄漏点进行激光光凝。这种治疗方法能有效封闭异常的微血管,减少局部渗漏,从而降低黄斑区的水肿。

(2)治疗过程:在进行焦点激光治疗之前,通常通过荧光素眼底血管造影确定具体的泄漏点。这项检查帮助医生识别需要治疗的微动脉瘤和泄漏区域,确保激光能精确施加于目标区域。

2. 扩散激光治疗

(1)适应证:扩散激光治疗适用于那些存在广泛扩散水肿的糖尿病性黄斑水肿患者。与焦点激光治疗不同,扩散激光治疗不直接针对单个泄漏点,而是在较大区域内的多个泄漏区域周围应用激光斑点。

(2)治疗目标:这种方法的目的是在广泛区域内减少血管的渗漏,通过稳定视网膜的屏障功能来控制和减少整体的视网膜水肿。

3. 治疗的选择和策略

(1)患者筛选:确定哪种激光治疗方式最适合患者需基于详细的视网膜检查和成像结果,医生会根据黄斑水肿的范围、位置和严重程度来选择最合适的治疗方法。

(2)治疗效果评估:治疗后,定期进行视力和眼底检查,以监测治疗效果和视网膜状态。光学相干断层扫描在这方面尤其有用,因为它可以提供黄斑区水肿的详细图像和数据,帮助评估水肿的减少程度及需要进一步治疗的必要性。

(3)治疗调整:根据患者对初次治疗的响应,可能需要调整激光参数或进行多次治疗,以最大限度地减少糖尿病性黄斑水肿并保护患者的视力。

通过精确的治疗策略和适当的患者筛选,激光治疗可以显著改善糖尿病性黄斑水肿患者的治疗效果,减少并发症的风险,从而帮助患者维持或改善视力。

二、激光治疗的实施

激光治疗是糖尿病视网膜病变管理中的一项精确且有效的治疗技术。确保治疗的最大效果与最小副作用,需要精细的技术操作和周全的患者管理。

(一)技术操作

激光治疗的成功依赖于多个关键技术的合理应用。

1. 激光选择　根据病变的类型和位置,选择最适合的激光类型。氩激光适用于针对性的光凝治疗,频倍 Nd:YAG 激光适用于处理较深层的视网膜结构,而半导体激光则适用于治疗更深层的视网膜和玻璃体前膜。

2.参数设置 精确调整激光的能量输出、斑点大小、持续时间和重复频率,以适应特定的治疗需求。正确的参数设置可以最大化治疗效果,同时减少对周围健康组织的损伤。

3.使用技术 使用间接眼底镜或直视系统确保激光精确到达目标区域。治疗通常在局部或全身麻醉下进行,以确保患者的舒适度和减少治疗过程中的不适。

(二)患者管理

激光治疗的安全和效果也依赖于优秀的患者管理。

1.患者准备 治疗前进行详细的眼底检查,评估病变情况和确定治疗区域。同时,应详细向患者解释治疗过程和可能的感觉,准备局部麻醉,确保患者理解并配合治疗。

2.实时监控 在治疗过程中实时监测患者的反应和舒适度,适时调整激光参数或治疗策略,以适应患者的反应和达到最佳治疗效果。

3.术后护理 提供详细的术后护理指导,包括对可能出现的短期并发症的处理和对视力恢复的期望说明,确保患者能够获得正确的后续关照和指导。

(三)治疗计划

激光治疗可能需要多次,尤其是在病变范围广泛或响应治疗较慢的情况下。

1.初始评估和计划制定 根据初次诊断确定治疗的频率和总次数,治疗初期可能需要较密集的评估。

2.治疗间隔 根据患者的反应和治疗效果调整后续治疗的间隔时间。通常,随着病情的改善,治疗间隔可以逐步延长。

3.长期跟踪 即便治疗结束,也需要定期进行眼底检查和视力测试,以监控病情是否有复发或其他长期变化。

通过这些细致的操作和管理策略,激光治疗可以有效地控制糖尿病视网膜病变,改善或维持患者的视力。正确的操作和患者教育是实现成功治疗的关键。

三、治疗后的监控和评估

对激光治疗的短期和长期效果进行详细评估是确保治疗成功并优化病情管理的关键步骤。这包括定期的视网膜检查和视功能检查,以及对治疗区域及其周围区域状况的综合评估。

(一)效果评估

1.短期效果评估 在短期内,关注治疗后视网膜的立即反应是至关重要的,包括微动脉瘤的消退、新生血管的退化,以及视网膜水肿的减轻。首次复诊检查应在治疗后几周内进行,以便评估视网膜的初始反应,并监测任何潜在的并发症,如短暂的视力下降或治疗区域的炎症反应。

2. 长期效果评估　长期效果的评估侧重于视网膜病变的稳定性、视力的改善或维持,以及防止病变进一步恶化。需要定期进行综合评估,通常每3~6个月复查1次,根据病情的变化调整治疗策略,特别是对于那些病变较为复杂或不稳定的患者。

（二）治疗后检查的重要性

1. 视网膜检查　定期进行彻底的眼底检查至关重要,包括使用眼底摄影、荧光素眼底血管造影和光学相干断层扫描。这些检查有助于详细了解视网膜的结构变化,监测治疗区域及其周围区域的状况。通过这些方法,医生可以评估新生血管的活性、视网膜水肿的程度和任何新的或恶化的视网膜出血。

2. 视功能检查　视功能检查,包括标准视力检查和视野检查,是评估视力功能变化的重要工具。这些检查可以揭示治疗效果对患者日常视觉功能的实际影响。对于糖尿病性黄斑水肿患者,定期进行中央视力相关检查,如 Amsler 方格检查,以评估黄斑区功能的改善或下降程度。

通过这些综合的监控和评估措施,医生能够全面了解患者治疗效果,及时发现潜在问题,并根据患者的具体需要调整治疗计划。这种持续的关注和评估是优化治疗结果、提高患者生活质量的关键。

第三节　激光治疗的效果和挑战

评估激光治疗的效果是理解其在糖尿病视网膜病变管理中作用的关键。这不仅涉及治疗成功的度量,还需要认识到治疗可能的失败和挑战。

一、治疗效果的评估

激光治疗在糖尿病视网膜病变的管理中是一种关键的治疗方式。其成功的评估不仅涉及短期和长期的视力保护,还包括对治疗失败的可能原因的理解。

（一）统计数据和研究结果

1. 临床试验分析　大量临床试验数据表明,激光治疗可以显著减少糖尿病视网膜病变患者的视力丧失风险。例如,早期糖尿病视网膜病变治疗研究显示,及时的焦点和扩散激光治疗能够有效控制糖尿病性黄斑水肿,减少视力严重损失的比例。临床研究也表明,对于增殖性糖尿病视网膜病变患者,进行广泛的视网膜光凝术可以显著减少视网膜出血和新生血管并发症。

2. 长期效果　随着激光技术的不断进步,治疗效果的持续性也在提高。多数患者在接受初次激光治疗后的数年内不需要重复治疗,但这也取决于糖尿病控制情况和个体差异。

（二）治疗成功的标准和失败的可能原因

1. 治疗成功的标准

（1）成功的激光治疗应当能稳定或改善患者的视力，减少或控制病变的进展，特别是防止糖尿病视网膜病变进展到更严重的阶段。

（2）成功的标准也包括患者对治疗的满意度，如症状的缓解和生活质量的提高。

2. 治疗失败的可能原因

（1）疾病本身的严重程度：患者的基线状况，如糖尿病控制不良和病变已至晚期，可能导致治疗效果不佳。

（2）技术执行：不适当的激光参数设置或技术执行不当可能导致治疗效果不理想。

（3）患者合作度：患者对治疗计划的遵守程度，如未能按时完成治疗或后续跟踪，也可能影响最终结果。

（4）生物学因素：个体对治疗的生物学反应差异，如炎症反应和修复能力的个体差异，也可能影响治疗结果。

（5）通过持续的监测和评估，及时调整治疗策略，可以最大限度地提高激光治疗的成功率，同时减少失败的风险。这要求医生、患者及治疗团队之间有良好的沟通与合作。

二、激光治疗的并发症和管理

（一）常见并发症

1. 视力下降　激光治疗可能导致暂时或永久的视力下降，尤其是当激光直接或间接影响到黄斑区时。这可能是由于过度或不当的激光使用，导致视网膜组织损伤。

2. 疤痕形成　激光光凝可以导致视网膜烧伤和疤痕形成，这可能影响视网膜的功能，导致视野缺失或视觉畸变。

3. 破损区域扩展　在某些情况下，激光治疗后的破损区域可能会扩展，这可能是由于治疗引起的局部炎症反应。

4. 新生血管的增加　虽然激光治疗旨在减少或封闭新生血管，但在某些情况下，治疗可能刺激更多新生血管的形成，尤其是治疗不当时。

（二）并发症的防治

1. 精确的参数设置　使用适当的激光参数，包括能量、斑点大小、持续时间和重复频率，以对周围健康视网膜的损伤最小化。

2. 精确的目标定位　确保激光治疗精确地针对所需区域，避免黄斑区和其他敏感区域的不必要暴露。

3. 术前和术后评估　治疗前后进行全面的眼底检查,包括视网膜成像和视功能检查,以监测潜在的并发症。

4. 患者教育　向患者详细说明激光治疗的可能风险和并发症,以及治疗后可能需要的行为和视力监控。

5. 及时处理并发症　一旦发现并发症,应立即采取措施进行治疗,如使用抗炎药物控制炎症,或进一步的视网膜手术来处理严重的视网膜损伤或脱离。

三、未来的方向和新技术

(一)技术与治疗方法创新

1. 选择性视网膜治疗(SRT)　SRT利用微脉冲激光技术,只对视网膜的色素上皮细胞产生热效应,从而避免对神经感光细胞造成损伤。这种技术可以减少并发症,同时有效治疗糖尿病视网膜病变和糖尿病性黄斑水肿。

2. 导航激光系统　利用先进的成像技术与激光设备结合,提供实时视网膜成像导航,可以精确地定位治疗区域,提高激光治疗的精确性和安全性。

3. 微脉冲激光治疗　微脉冲激光不产生连续的激光束,而是产生一系列微脉冲,能量只作用于目标组织,减少周围健康组织的热损伤。这种方法已显示出在治疗糖尿病性黄斑水肿时的优势,尤其是在减少视网膜损伤方面。

4. 多波长激光系统　新一代激光设备可能包括可调节的多波长输出,允许根据具体的病变类型和位置选择最适合的波长,以优化治疗效果。

(二)组合疗法的应用前景

1. 激光治疗与抗血管内皮生长因子疗法的结合　抗血管内皮生长因子药物可以减少血管渗漏和新生血管的形成,而激光治疗可以封闭已形成的异常血管和减少渗漏。这种组合疗法正在被研究,以期提高治疗效果,特别是在治疗增殖性糖尿病视网膜病变和糖尿病性黄斑水肿的患者中。

2. 激光与皮质类固醇治疗的结合　对于那些对抗血管内皮生长因子治疗反应不佳的患者,将激光治疗与皮质类固醇植入物结合使用可能提供更好的治疗效果,特别是在控制糖尿病性黄斑水肿方面。

3. 激光与其他药物疗法的研究　进行更多的临床试验以评估激光治疗与新兴药物(如炎症抑制剂或新的代谢途径调节剂)结合的效果,可能为糖尿病视网膜病变的综合管理开辟新的途径。

第四节 小 结

一、激光治疗在糖尿病视网膜病变管理中的价值

激光治疗在糖尿病视网膜病变管理中占据了核心地位。随着时间的推移和技术的进步，激光治疗已经从一个辅助治疗选项发展成为糖尿病视网膜病变患者治疗计划中不可或缺的一部分。激光治疗的主要价值在于其能够有效地减缓甚至阻止病变的进展，特别是在非增殖性糖尿病视网膜病变和增殖性糖尿病视网膜病变的治疗中。此外，对于糖尿病性黄斑水肿的治疗，激光治疗提供了一个可以显著改善视力的治疗选项，尤其是在结合现代药物治疗的情况下。

激光治疗的优势不仅在于其治疗效果，也在于其相对较高的安全性和较低的复发率。与其他治疗方法相比，激光治疗通常具有一次性或少次治疗就能达到长期效果的特点，这在管理慢性疾病如糖尿病视网膜病变时尤为重要。

二、研究的限制和未来研究的需要

（一）当下研究面临的限制

尽管激光治疗已被广泛应用于糖尿病视网膜病变的管理，但现有研究仍存在一些限制。

1. 研究设计 许多研究缺乏长期的随访数据，无法全面评估激光治疗的长期效果和潜在的迟发性并发症。

2. 个体差异 患者对激光治疗的反应存在显著差异，当前研究尚未能充分解释这些差异的生物学基础。

3. 技术变化 随着新技术和新设备的快速发展，确保所有研究结果的时效性和相关性成为一大挑战。

（二）未来研究的需要

针对未来研究的需要，以下几个方面应当受到重视。

1. 组合疗法 深入研究激光治疗与其他药物（如抗血管内皮生长因子药物）结合的疗效，以优化治疗效果。

2. 个性化医疗 开展更多的研究来探索如何根据患者的具体情况调整激光治疗参数，实现个性化治疗。

3. 新技术的临床验证 随着新激光技术和设备的开发，需要进行严格的临床试验以验证它们的安全性和有效性。

　　总体来说,激光治疗在糖尿病视网膜病变管理中的地位确立且不断强化,未来的研究将进一步扩展其应用范围,提高治疗效果,减少并发症,从而更好地服务于糖尿病视网膜病变患者。

第十四章 皮质类固醇治疗糖尿病视网膜病变

第一节 概 述

一、糖尿病视网膜病变对视力的影响

糖尿病视网膜病变是糖尿病最常见的并发症之一,对全球数百万糖尿病患者的视力构成威胁。随着病情的进展,糖尿病视网膜病变可以导致从轻微视力模糊到完全失明的不同程度的视觉障碍。这种病变主要是由于高血糖引起的视网膜血管损伤,导致血管泄漏、血管阻塞,甚至新血管的形成,这些新血管易于破裂和出血,进一步恶化视力。

二、皮质类固醇的作用及机制

皮质类固醇在治疗糖尿病视网膜病变中的应用主要是基于其强大的抗炎作用。炎症在糖尿病视网膜病变的发展中扮演着关键角色,皮质类固醇可以有效地抑制炎症介质的释放,减少视网膜的炎症反应。通过减少炎症,皮质类固醇有助于降低血管渗透性,减少视网膜水肿,从而改善或稳定患者的视力。具体机制包括抑制前列腺素、白细胞介素等炎症因子的产生,这些因子在糖尿病视网膜病变中的血管病理过程中起到关键作用。此外,皮质类固醇还能增强视网膜血管的血管紧张性,降低血管的通透性,从而减轻血管泄漏和水肿。

这两个部分的详细信息可以为读者提供对糖尿病视网膜病变及其治疗方式的深入理解,有助于认识到皮质类固醇在治疗该病变中的潜在价值和作用机制。

第二节 皮质类固醇的治疗机制

一、炎症在糖尿病视网膜病变发展中的作用

炎症在糖尿病视网膜病变的发展过程中扮演了关键角色。糖尿病状态下的持续高

血糖环境会促进炎症细胞的激活,增加细胞因子、化学因子和促炎介质的释放,如白细胞介素(ILs)、肿瘤坏死因子α(TNF-α)和血管内皮生长因子。这些炎症介质导致视网膜血管的通透性增加,血管渗漏和水肿,进而引起视网膜结构和功能的破坏。

二、皮质类固醇通过抑制炎症途径改善病情的机制

皮质类固醇通过减少炎症介质的产生和释放来抑制炎症途径,有效减轻视网膜的炎症状态。这类药物通过与细胞内的皮质类固醇受体结合,抑制炎症因子的合成和释放,从而减少血管渗漏和视网膜水肿。此外,皮质类固醇还可以减少糖尿病视网膜病变中微血管的形成,从而有助于防止或延缓病变的进展。

三、抗血管内皮生长因子治疗与皮质类固醇治疗的比较和协同效应

抗血管内皮生长因子治疗和皮质类固醇治疗都是当前治疗糖尿病视网膜病变的重要方法。抗血管内皮生长因子治疗主要针对新生血管,通过抑制血管内皮生长因子来阻断异常血管的生长和渗漏。而皮质类固醇则通过广泛抑制炎症反应来减轻病变。

两者的协同效应表现在联合使用时可以更全面地控制炎症和新生血管,尤其是在治疗糖尿病性黄斑水肿方面。在某些难治性或对单一治疗反应不佳的情况下,联合使用抗血管内皮生长因子和皮质类固醇可以提供更有效的治疗选择,增强治疗效果,减少疾病复发的可能性。

第三节　皮质类固醇的临床应用

一、糖尿病性黄斑水肿的治疗

糖尿病性黄斑水肿是糖尿病视网膜病变中最常见的致盲因素之一。皮质类固醇在治疗糖尿病性黄斑水肿中的作用主要是通过减轻视网膜中的炎症反应和血管渗漏。使用皮质类固醇,特别是通过眼内注射,可以直接将药物送达病变区域,从而有效减少黄斑区的水肿和改善视力。临床研究显示,皮质类固醇眼内植入剂如地塞米松(dexamethasone)和氟轻松醋酸酯(fluocinolone acetonide)能够长期控制糖尿病性黄斑水肿,减少视力下降的风险。

二、局部和全身给药方式的效果和限制

皮质类固醇的给药方式主要包括局部眼部给药和全身给药。

1.局部给药　如眼药水或眼内注射,具有直接作用于目标区域、系统性副作用低的

优点。然而,眼药水的渗透力和药物的持续时间可能有限,而眼内注射则有感染风险和可能引起眼压增高的风险。

2. 全身给药　如口服或注射,可以处理双眼疾病或广泛的炎症,但可能带来更显著的系统性副作用,如体重增加、血糖水平升高或骨密度降低。

三、玻璃体腔注射和 Tenon 囊下注射的方法和疗效

1. 玻璃体腔注射　玻璃体腔注射是将药物直接注入眼球内部的一种方法,这可以使药物直接作用于视网膜,减少药物在全身的分布,从而降低系统性副作用。地塞米松植入剂和三氟氯氟轻松植入剂是常用的玻璃体腔注射药物,其可以持续释放数月至数年,有助于稳定视网膜状况和视力。

2. Tenon 囊下注射　Tenon 囊下注射是一种较少侵入性的方法,将药物注射到眼球表面 Tenon 囊下。这种方法的优点在于减少了直接进入眼内的风险,从而降低了感染和其他眼内并发症的可能性。然而,药物的扩散和吸收可能更不可预测,效果可能不及玻璃体腔注射那么直接或持久。

通过这些治疗方法的应用,皮质类固醇可以有效地控制糖尿病性黄斑水肿和其他形式的糖尿病视网膜病变,尽管每种方法都有其特定的应用场景、优势和潜在的局限性。在实际临床应用中,选择合适的治疗方法需要根据患者的具体病情和需求来决定。

第四节　皮质类固醇治疗的效果评估

一、短期和长期疗效的临床数据分析

皮质类固醇治疗糖尿病视网膜病变,特别是糖尿病性黄斑水肿,在短期内通常能够显著减少视网膜的水肿和改善或稳定视力。短期效果通常在治疗后的几周内明显,患者可经历视力的改善及视网膜厚度的减少。

长期疗效则更依赖于持续的管理和可能的重复治疗。一些长期研究表明,持续的皮质类固醇治疗可以帮助维持视力改善的效果,尤其是对于那些对抗血管内皮生长因子治疗不响应的患者。然而,长期使用皮质类固醇也可能伴随增加的风险,如眼压升高和白内障的发展,这需要定期监测和适当的管理

二、主要研究成果和统计数据概述

皮质类固醇治疗糖尿病视网膜病变的主要研究成果包括多个关键的临床试验和回顾性研究。例如,地塞米松植入剂(Ozurdex)和氟轻松醋酸酯植入剂(Iluvien)在多个随机

对照试验中显示了其在治疗糖尿病性黄斑水肿中的有效性。这些研究报告了治疗后视力的改善持续时间、治疗间隔以及并发症的发生率。

统计数据表明,大约 70% ~90% 的糖尿病性黄斑水肿患者在接受皮质类固醇治疗后短期内视网膜厚度有所减少,视力有所改善。然而,在长期跟踪中,约 20% ~30% 的患者可能需要重复治疗,以维持治疗效果。此外,长期数据也指出,接受皮质类固醇治疗的患者中约有 2% ~25% 可能会经历眼压显著升高,需要使用降压药物或进行手术治疗。

第五节　并发症及管理

皮质类固醇的使用在治疗糖尿病视网膜病变和其他眼部疾病中显著有效,但其副作用,特别是对眼压和晶状体的影响,需特别注意。

一、常见并发症

1. 眼压升高　皮质类固醇能够干扰眼内的房水流动,可能导致眼压升高。这种情况对于有青光眼家族史的患者尤其危险,因为他们对药物引起的眼压变化更为敏感。如果不及时管理,持续的眼压升高可导致视神经损伤,进而可能引起永久性视力丧失。

2. 白内障发展　皮质类固醇的长期使用与加速晶状体老化和混浊有关,尤其是后囊型白内障的形成。白内障的发展降低透光率,影响视力清晰度,可能需要通过外科手术来恢复视力。

二、管理策略和预防措施

对于皮质类固醇治疗可能引起的眼压升高和白内障,以下管理策略和预防措施是至关重要的,以确保患者的视力安全和提高治疗的整体效果。

（一）定期监测

1. 基线评估　在开始使用皮质类固醇之前,进行全面的眼科评估,包括测量眼压和详细的晶状体检查,建立治疗前的基线数据。

2. 随访检查　根据医生的建议,定期进行眼压和晶状体状态的跟踪检查。这些检查有助于及早发现眼压的异常升高或晶状体的任何变化,及时进行干预。

（二）选择合适的药物和剂量

1. 剂量选择　使用最低有效剂量的皮质类固醇,以减少并发症的风险。在剂量和药物选择上需谨慎,考虑到患者的具体情况和治疗需求。

2. 非皮质类固醇替代　在可能的情况下,考虑使用非皮质类固醇药物作为替代治疗选项,尤其是对于那些对皮质类固醇有严重副作用的患者。

（三）使用降眼压药物

1. 降眼压治疗　对于检测到眼压增高的患者,立即使用局部降眼压药物进行治疗。这可以帮助控制眼压,预防青光眼的发展。可以使用局部降眼压药物如 β 阻断剂、前列腺素类似物或碳酸酐酶抑制剂来控制眼压。

2. 手术干预　在药物治疗无效或眼压极高的情况下,可能需要进行手术干预,如房水流出手术或其他相关手术,以控制眼压。在必要时,也可以考虑进行激光治疗或手术干预。及时处理白内障:一旦白内障对患者的视力产生显著影响,推荐进行白内障摘除手术。现代白内障手术安全有效,能够通过植入人工晶体恢复视力。

（四）患者教育

1. 增强意识　教育患者识别皮质类固醇治疗可能引起的并发症症状,如视力模糊、眼胀痛感、看到光晕或视野变窄等,鼓励他们在出现任何症状时及时就医。

2. 治疗合作　鼓励患者与医疗团队密切合作,按时进行治疗和检查,确保治疗方案的适应性和有效性。

通过实施这些综合管理策略和预防措施,可以显著减少皮质类固醇治疗中可能出现的并发症,确保患者获得安全有效的治疗结果。

第六节　未来的研究方向

一、新型皮质类固醇制剂和给药方式的研究进展

随着科技的发展和对疾病机制更深入的理解,未来的皮质类固醇治疗方向致力于提升疗效与患者体验,减少副作用。以下是一些前沿的研究方向。

（一）缓释和控释制剂

新一代皮质类固醇制剂的研发重点是优化药物释放曲线,以实现更加持久和稳定的药效,同时减少给药频次。

1. 长效缓释技术　通过改进药物载体的设计,如微球和微胶囊,实现药物在目标部位的缓慢和连续释放,从而延长药效并减少系统性副作用。

2. 智能控释系统　研发能够响应体内环境变化(如 pH 变化、温度变化或特定酶的存在)的智能药物释放系统,使药物释放更加精准有效。

（二）纳米技术

利用纳米技术优化药物的传递和释放,提高治疗的精确性和效率。

1. 靶向递送系统　开发纳米粒子载体,能够精确识别并靶向病变组织,如通过特定

细胞表面标志物定位到糖尿病视网膜病变的受损区域。

2. 跨屏障递送　利用纳米技术改善药物穿透生物屏障的能力,尤其是提高其在眼部组织中的递送效率,以便直接作用于视网膜。

（三）生物降解材料

研究使用安全、有效的生物降解材料作为新型药物载体,减少患者的手术干预需求。

1. 生物兼容性材料　开发新的生物兼容材料,这些材料可以在体内自然分解,消除了移除植入物的需要,同时确保在药物有效期内提供稳定的药物浓度。

2. 定制化植入物　利用3D打印技术和个性化医疗数据,设计和制造符合个别患者特定需求的药物植入物,以提高治疗的适应性和效果。

这些研究的进展不仅预计能够显著提高皮质类固醇治疗糖尿病视网膜病变的疗效和安全性,也将推动个性化医疗的发展,使患者得到更加精准和有效的治疗方案。

二、探索与抗血管内皮生长因子药物的组合治疗可能性

1. 协同机制研究　①通过深入了解皮质类固醇和抗血管内皮生长因子药物在生理和分子层面上的作用机制,研究这两种药物如何共同调节炎症和血管新生过程。②研究这些药物如何共同影响内皮细胞的增殖、迁移和血管形成。③分析它们在减少视网膜渗漏和水肿中的互补效应。④确定药物协同作用对于减缓视网膜病变进展的长期效果。

2. 临床试验　①实施针对性的临床试验来评估皮质类固醇和抗血管内皮生长因子药物组合治疗的疗效和安全性,尤其是在那些对单一治疗反应不佳的患者群体中。②评估组合治疗对视力改善的即时和持续影响,以及对视网膜结构恢复的效果。③监测组合治疗可能引起的任何副作用或并发症,并与单药治疗进行比较。

3. 个体化治疗　①开发基于个体遗传标志、病理特征和病情严重度的定制治疗计划。②通过先进的诊断工具和生物标志物,预测哪些患者更可能从组合治疗中受益。③优化药物剂量和治疗频率,以最大化疗效并最小化潜在的负面影响。

这些研究方向的开展将有助于精细化糖尿病视网膜病变的治疗策略,使其更为个性化和精准化,同时提高疗效和患者的生活质量。通过科学的方法验证这些治疗组合的安全性和效能,有望在未来将其广泛应用于临床实践,为糖尿病视网膜病变患者提供更全面、更有效的治疗选项。

第七节　小　结

皮质类固醇在治疗糖尿病视网膜病变中扮演了不可或缺的角色,尤其在管理糖尿病性黄斑水肿方面显示了其独特的优势。这类药物通过抑制炎症反应,有效减轻视网膜炎

症和血管渗漏,从而减少水肿,改善或至少稳定患者的视力。其疗效不仅体现在直接改善眼部病变上,还包括为那些对传统抗血管内皮生长因子治疗不敏感的患者提供了有效的治疗选择。

皮质类固醇的研究和应用虽然已在糖尿病视网膜病变的治疗中取得了显著成果,但未来的研究仍面临多项挑战,需进一步优化其治疗效果和安全性。具体研究方向如下。

1. 新型制剂和给药方式的开发　通过创新缓释技术和纳米载体等先进技术,可增强药物在目标组织的作用效果,同时减少系统性副作用和提高患者的依从性。

2. 组合治疗策略　结合皮质类固醇与抗血管内皮生长因子等多种治疗手段,可发挥各自优势,增强治疗效果,尤其适用于复杂或难治的病例。

3. 个性化医疗　基于患者的遗传背景和病理特征进行个性化治疗方案的研究,以精准匹配患者需求,提升治疗的有效性和安全性。

4. 长期安全性研究　通过长期跟踪研究,深入了解长期使用皮质类固醇的安全性,评估和管理其潜在风险,如眼压增高和白内障的发展。

通过这些全面的研究和技术创新,未来的皮质类固醇治疗不仅能提高疗效,还能优化安全性,为糖尿病视网膜病变患者提供更高质量的治疗体验,从而进一步巩固其在眼科治疗中的重要地位。

第十五章　遗传学在糖尿病视网膜病变诊疗中的应用

第一节　概　述

一、糖尿病视网膜病变的遗传易感性

糖尿病视网膜病变的发生不仅与环境因素、代谢控制水平等有关,遗传易感性也是其重要影响因素。多项流行病学研究和家系分析揭示了糖尿病视网膜病变的家族聚集性,暗示遗传因素在其发病机制中的作用。多项研究对糖尿病视网膜病变遗传学的不同方面进行了探索。Bhatwadekar 等人通过候选基因研究、关联研究和全基因组关联研究探讨了糖尿病视网膜病变的遗传贡献,为该病的遗传基础提供了宝贵的见解。此外,在巴勒斯坦人群中调查了醛糖还原酶多态性及其与增殖性糖尿病视网膜病变的关系,突出了糖尿病视网膜病变的特定遗传风险因素。Sharma 等人的研究侧重于了解遗传在糖尿病视网膜病变发病机制中的作用,强调了遗传因素在这种危及视力的并发症发病过程中的重要性。

二、遗传学在理解和治疗糖尿病视网膜病变中的重要性

遗传学在糖尿病视网膜病变的研究中占有不可替代的地位。近年来,随着分子生物学和遗传学技术的快速发展,研究者已经识别出多个与糖尿病视网膜病变发生和发展相关的遗传标记。这些遗传因素的发现不仅增进了我们对糖尿病视网膜病变病理生理学的理解,还为疾病的早期诊断和风险评估提供了新的工具。

通过全基因组关联研究(GWAS)和候选基因分析,研究者已经鉴定出多个与糖尿病视网膜病变易感性相关的遗传标记,涵盖血管生成、炎症反应、氧化应激和神经退行性变等多个生物学途径。更重要的是,遗传学研究揭示了糖尿病视网膜病变发展中的关键分子和信号通路,为开发针对性的治疗策略提供了理论基础。例如,对特定基因变异的理解有助于研究者开发新的药物,这些药物可以针对这些变异导致的具体生物学过程,从而在治疗糖尿病视网膜病变中实现个体化医疗。

此外,基因疗法的进步也为糖尿病视网膜病变的治疗提供了新的可能性。Wang 等人介绍了基因疗法治疗糖尿病视网膜病变的最新进展,强调这种方法与传统疗法相比具有疗效更持久、副作用更小的潜力。此外,针对 Follistatin-likeprotein1(FSTL1)等特定基因的基因疗法已被提出作为治疗增殖性糖尿病视网膜病变的一种潜在策略,为治疗干预指明了前景广阔的方向。

总之,遗传学与糖尿病视网膜病变的交叉为了解疾病过程和开发有针对性的治疗方法提供了一个前景广阔的途径。通过深入研究糖尿病视网膜病变的遗传基础,研究人员希望能彻底改变治疗策略,改善受这种威胁视力的并发症影响的患者的治疗效果。本章旨在综述遗传学易感性对糖尿病视网膜病变影响的研究进展,探讨其在预测、诊断和治疗中的潜在应用。

第二节　糖尿病视网膜病变的遗传学因素

遗传易感性不仅影响糖尿病视网膜病变的风险,还可能决定疾病的进展速度和严重程度。一些基因变异可能加速病程,使得病变在较短时间内快速发展或进展为更高的严重程度。了解糖尿病视网膜病变的遗传易感性对于早期检测和针对性治疗至关重要。

一、影响糖尿病视网膜病变风险的遗传变异

研究显示 SLC5A2 的多态性在 2 型糖尿病患者肾脏葡萄糖重吸收中起关键作用,同时首次发现 SLC4A3 的多态性与糖尿病视网膜病变有关。阿拉伯联合酋长国有关患者的研究表明,遗传因素与 2 型糖尿病患者的视网膜病变及冠状动脉病有关。一项有趣的研究揭示,血糖无关的血红蛋白 A1c 降低的基因变异与糖尿病视网膜病变风险增加有关。增殖性糖尿病视网膜病变患者的外显子组测序揭示了特定基因中的罕见变异和 KIR2DS4 基因中的潜在保护性变异,支持了相关基因的发现。一项 Meta 分析研究表明,血管内皮生长因子 rs3025039 多态性是评估糖尿病视网膜病变风险的潜在生物标志物。大量单核苷酸多态性的研究表明,这些多态性与 2 型糖尿病患者糖尿病视网膜病变风险的增加相关。

此外,全基因组关联研究还发现了一些新的基因位点和基因,如 STT3B、PALM2 和 EHD3,这些位点和基因可导致糖尿病视网膜病变的易感性,但还需要进一步的重复研究来验证这些关联。研究还调查了特定基因变异(如 eNOS 和 α2β1 整合素基因)与 2 型糖尿病患者发生糖尿病视网膜病变的关系,强调了这些基因在调节视网膜血管中的重要作用。此外,血红蛋白 A1c 与特定基因变异之间的相互作用被认为会影响严重糖尿病视网膜病变的风险,这为了解该病的病理生理机制提供了新的视角。

在不同的人群中,基因多态性对糖尿病视网膜病变易感性的影响也得到了探讨,例如对中国南方汉族患者的研究表明,这一特殊群体对增殖性糖尿病视网膜病变具有遗传易感性。此外,在卡塔尔人群中进行的调查强调了 SLMAP 基因变异作为 2 型糖尿病患者易患糖尿病视网膜病变的风险因素的潜在作用。此外,在印度尼西亚巴厘岛进行的研究表明,血管内皮生长因子的多态性可能是该地区 2 型糖尿病患者发生糖尿病视网膜病变的风险因素。

二、糖尿病视网膜病变涉及的主要途径和生物标志物

糖尿病视网膜病变是一种多因素疾病,受各种生物标志物和途径的影响。其中,血管生成、炎症反应和氧化应激是糖尿病视网膜病变发生和发展的关键因素。

(一)血管生成

血管生成是糖尿病视网膜病变发展的一个关键过程,特别是在增殖性糖尿病视网膜病变中。血管内皮生长因子是一种关键的血管生成因子,它通过促进新血管的形成,加剧了糖尿病视网膜病变的进程。血管内皮生长因子的表达受到多种因素的调控,包括低氧环境和炎症。在糖尿病视网膜病变治疗中,针对血管内皮生长因子的抗体药物已被证明可以有效减缓疾病进展。

(二)炎症反应

炎症在糖尿病视网膜病变的发展中也起着关键作用。多种炎症细胞和细胞因子(如 IL-6、TNF-α)在糖尿病视网膜病变的眼内水平升高,提示炎症途径的激活。IL-6、TNF-α 等炎症因子在糖尿病视网膜病变的发展中起着重要作用。这些炎症因子不仅促进血管渗漏和血管新生,还能引发视网膜细胞的死亡。抑制这些炎症途径的策略正在研究中,以期发现新的糖尿病视网膜病变治疗方法。

(三)氧化应激

氧化应激是由自由基过量产生导致的,它在糖尿病视网膜病变的发病机制中扮演着重要角色。氧化应激可以损伤细胞和组织,促进糖尿病视网膜病变的进展。氧化应激在糖尿病视网膜病变的发病机制中占有重要位置。活性氧(ROS)的积累损伤细胞膜、蛋白质和 DNA,促进了糖尿病视网膜病变的病理过程。Carpi-Santos 等人揭示了作为糖尿病视网膜病变潜在治疗靶点的 Müller 细胞,强调了氧化应激和炎症的作用。此外,Calderón 等人描述了氧化应激在糖尿病视网膜病变发展中的作用,并根据疾病阶段提出了治疗方案。其次,氧化应激相关基因的变异如 SOD1 和 SOD2,可能影响个体对氧化应激的反应,从而影响糖尿病视网膜病变的发生。因此,抗氧化剂的使用可能对防治糖尿病视网膜病变有益。

三、家族病史的作用

遗传在糖尿病视网膜病变的发展与严重程度中扮演着核心角色,同时也对治疗策略的选择产生影响。研究表明,特定家族中糖尿病视网膜病变的发生率显著高于一般人群,这一现象被称为遗传聚集,这可能是由于共享遗传背景以及相似的环境和生活方式因素的作用。有家族糖尿病史的个体更易发展为糖尿病视网膜病变,强调了遗传因素在此过程中的重要性。遗传聚集性可能源于家族成员间共享的特定遗传因素或变异,这些因素或变异影响个体对糖尿病及其并发症的易感性,包括糖尿病视网膜病变。遗传学研究已鉴定出多个与糖尿病视网膜病变风险相关的基因和遗传标记,尤其是那些与血管生成、炎症和氧化应激等关键途径相关的基因变异,都可能在家族中传递。

在临床实践中,考虑糖尿病患者的家族病史可以帮助识别糖尿病视网膜病变的高风险群体,促使对这些患者进行更密集的监测和早期干预。建议对有糖尿病视网膜病变家族史的糖尿病患者进行更频繁的眼底检查,及早发现视网膜改变。此外,家族病史的信息还可以指导患者更好地管理血糖和血压,从而减少糖尿病视网膜病变的风险。

尽管家族病史在评估糖尿病视网膜病变风险中的作用已被认可,但如何将这些信息最有效地整合入患者护理仍需深入研究。未来研究应探索家族病史与生活方式、环境因素的交互作用,以及特定遗传变异如何影响糖尿病视网膜病变的风险和进展。开发更精确的遗传标记和风险评估工具将有助于实现针对高风险人群的个性化医疗和预防策略。

总之,家族病史在糖尿病视网膜病变的研究和管理中揭示了遗传易感性的关键作用。通过深入理解这一关系并将其应用于临床决策中,有助于改善糖尿病患者的眼部健康和视力保护。

四、性别

性别对糖尿病视网膜病变的影响是糖尿病并发症研究领域的一个关键课题。作为糖尿病最普遍的眼部并发症,糖尿病视网膜病变严重影响患者的视力及生活质量。已有研究表明,性别不仅影响糖尿病的发病率及进展,还可能对糖尿病视网膜病变的风险、严重程度及治疗响应有所影响。

一些流行病学研究指出,在糖尿病控制不良的情况下,男性比女性更易发展为糖尿病视网膜病变。关于性别对糖尿病视网膜病变严重程度的影响,研究结果不一。虽有研究显示男性发展至糖尿病视网膜病变晚期的风险较高,但也有发现在特定亚群体中,女性更易发展某些糖尿病视网膜病变形式,如糖尿病黄斑水肿。此外,性别还可能影响糖尿病视网膜病变治疗效果。虽研究有限,但初步证据显示对治疗如激光光凝或抗血管内皮生长因子的响应在性别间可能存在差异,提示需要更多临床研究以提供个性化治疗方案。这些差异可能与性激素、遗传背景、生活方式及其环境互作相关。

　　未来需进一步探究性别如何通过生物机制、激素、遗传因素及生活方式影响糖尿病视网膜病变风险及治疗反应。同时,研究应评估性别差异对糖尿病视网膜病变筛查、预防及临床管理的影响,以发展更精准有效治疗方法。总之,性别在糖尿病视网膜病变发展与管理中起重要作用。深入理解性别差异影响糖尿病视网膜病变的机制可为糖尿病患者提供更个性化有效护理,改善视力保护及生活质量。

五、种族和民族

　　种族和民族在糖尿病视网膜病变的发生、发展以及预后中起着显著的作用。研究表明,不同种族和民族群体中糖尿病视网膜病变的发病率、进展速度以及严重程度存在显著差异,这可能受到遗传因素、社会经济状况、生活方式及对糖尿病管理的差异等多种因素的共同影响。

(一)对糖尿病视网膜病变发生的影响

　　统计数据显示,某些种族和民族群体,如非裔美国人、拉丁美洲人和某些亚洲群体(特别是南亚人群),比白人更有可能发展为糖尿病视网膜病变。例如,非裔美国人和墨西哥裔美国人中糖尿病视网膜病变的发病率较高,这可能与这些群体中糖尿病的更高患病率及其管理不当有关。

(二)对糖尿病视网膜病变进展的影响

　　除了在糖尿病视网膜病变发生率上的差异,种族和民族背景还影响糖尿病视网膜病变的进展速度和严重程度。研究指出,相比于白人糖尿病患者,某些种族群体,如非裔和拉丁裔患者,糖尿病视网膜病变进展为需要治疗的增殖性糖尿病视网膜病变或糖尿病黄斑水肿的可能性更大。这可能与遗传倾向、环境因素和糖尿病控制水平有关。

(三)对糖尿病视网膜病变治疗反应的影响

　　治疗反应方面的种族和民族差异也是糖尿病视网膜病变管理中的一个重要考虑因素。尽管有限的研究探讨了这一领域,一些证据表明,不同种族和民族群体对常规糖尿病视网膜病变治疗,如激光治疗和抗血管内皮生长因子药物治疗的反应可能存在差异。这种差异可能需要医生在选择治疗方案时考虑种族和民族背景。

(四)未来研究方向

　　未来的研究需要更深入地探索种族和民族如何影响糖尿病视网膜病变的发生、发展和治疗反应,特别是需要更多地了解遗传背景和社会经济因素的作用。此外,针对不同种族和民族群体开展定制化的预防和治疗策略研究也十分重要,以确保所有糖尿病患者都能获得最有效的眼部保健。

总之,种族和民族是影响糖尿病视网膜病变风险和治疗反应的重要因素。通过更好地理解这些差异,医疗提供者可以为不同背景的糖尿病患者提供更加个性化和有效的管理策略,从而改善其视力和生活质量。

六、遗传变异与环境因素、生活方式因素的交互作用

探索遗传易感性与环境因素之间的交互作用对于深入理解糖尿病视网膜病变中遗传易感性的角色至关重要。研究表明,尽管个体可能携带增加糖尿病视网膜病变风险的遗传变异,但健康的生活方式配合有效的血糖控制策略能够显著降低糖尿病视网膜病变发展的可能性。特别是,血糖控制不仅是影响糖尿病视网膜病变进展的关键环境因素,其与遗传易感性的相互作用还可能促进视网膜损伤的加剧。同理,高血压可增加糖尿病视网膜病变的发病风险,而特定遗传变异可能导致个体对血压调节的敏感性加剧。此外,生活方式选择,如饮食习惯、吸烟行为以及体力活动的程度,亦可通过调节代谢和炎症响应,进而影响糖尿病视网膜病变风险。因此,针对携带特定遗传易感性的个体,通过优化血糖控制、保持正常血压以及采纳健康生活方式,亦能有效降低糖尿病视网膜病变的发展风险。

综上所述,遗传变异、环境因素以及生活方式选择的相互作用在糖尿病视网膜病变的风险评估与管理中扮演着不可忽视的角色。通过整合遗传学研究成果与个性化治疗策略,可望显著优化糖尿病视网膜病变患者的治疗成效。遗传学易感性对糖尿病视网膜病变具有深远的影响,其在疾病的预测、诊断和治疗方面展示出极大的应用潜力。随着遗传学研究的进一步深化与精准医疗技术的持续进步,期待在不远的将来,能够为糖尿病视网膜病变患者提供更加个性化且有效的管理策略,为治疗这一影响视力的复杂并发症开辟新的路径。

第三节　遗传学在糖尿病视网膜病变诊断和治疗中的应用

遗传在糖尿病视网膜病变的诊断和治疗中起着举足轻重的作用。了解糖尿病视网膜病变的遗传基础可以为了解其发病机制和潜在的治疗目标提供宝贵的信息。遗传易感性的识别为糖尿病视网膜病变的个体化管理提供了新的思路。通过对高风险遗传标记的筛查,可以实现糖尿病视网膜病变的早期预测和诊断,为患者制定个性化的监测和治疗方案。此外,基于遗传信息的药物反应预测有助于选择最合适的治疗方法,避免无效治疗和减少不良反应,实现精准医疗。

一、遗传学在诊断中的应用

遗传学在糖尿病视网膜病变诊断中的应用是一个快速发展的领域,有望彻底改变这种常见糖尿病并发症的早期检测和风险评估。研究人员和临床医生利用基因研究的洞察力,旨在识别出糖尿病视网膜病变的高危人群,并及时采取干预措施,从而减轻糖尿病视网膜病变发展为严重视力损害或失明的风险。

(一)用于早期检测的遗传标记

将遗传学应用于糖尿病视网膜病变诊断的核心是确定与患病风险增加相关的遗传标记。大量研究已经确定了导致糖尿病视网膜病变易感性的特定基因和基因变异,包括参与血管生成、炎症和氧化应激途径的基因——这些都是糖尿病视网膜病变发病的关键过程。

(二)基因筛查的进步

全基因组关联研究(GWAS)和第二代测序等基因筛查技术的进步,使得与糖尿病视网膜病变相关的一系列遗传因素得以确定。这些技术为揭示糖尿病视网膜病变遗传的复杂性提供了一种全面的方法,可以识别影响疾病风险的常见和罕见遗传变异。

(三)个性化风险评估

将遗传学应用于糖尿病视网膜病变诊断的最终目标是实现更加个性化的医疗保健方法。通过将遗传风险因素与传统风险因素(如糖尿病病程、血糖和血压控制)相结合,医疗服务提供者可以为患者制定个性化的风险评估。

二、遗传学在治疗中的应用

将遗传学融入糖尿病视网膜病变的治疗是个性化医疗的一大进步,为根据个体遗传特征开发靶向疗法提供了新的途径。这种方法旨在根据糖尿病视网膜病变的易感性、进展和治疗反应的遗传决定因素,量身定制干预措施,从而提高治疗效果,最大限度地减少不良反应。

(一)糖尿病视网膜病变的遗传学启示

要了解糖尿病视网膜病变的遗传基础,就必须找出影响该病风险和严重程度的特定基因和遗传变异。研究发现了许多与糖尿病视网膜病变相关的基因,包括参与血管生成(如血管内皮生长因子 A)、炎症(如 TNF-α)和氧化应激(如 SOD2)的基因,这些基因是糖尿病视网膜病变发生和发展的关键途径。

(二)个性化治疗策略

遗传信息在糖尿病视网膜病变治疗中的应用涉及药物基因组学策略的开发,即根据患者的基因构成选择治疗方法,以优化疗效并降低毒性。例如,抗血管内皮生长因子疗法是治疗增殖性糖尿病视网膜病变和糖尿病性黄斑水肿的标准疗法,但由于个体间血管内皮生长因子-A基因的遗传变异,其疗效和不良反应风险可能各不相同。通过识别对抗血管内皮生长因子药物有积极反应的遗传倾向患者,临床医生可以更准确地开出这些治疗处方。

(三)基因治疗方法

基因疗法是治疗糖尿病视网膜病变的一个前景广阔的前沿领域,其治疗策略侧重于向视网膜输送遗传物质,以纠正或补偿导致疾病发病的基因。例如,基因疗法可用于引入抑制血管内皮生长因子表达的基因,从而直接解决糖尿病视网膜病变中新生血管和黄斑水肿的根本原因。早期临床试验正在探索这种方法的安全性和有效性,凸显了基因疗法与传统疗法相比提供持久疗效的潜力。

三、糖尿病视网膜病变的基因治疗

基因疗法是治疗糖尿病视网膜病变的创新方法,针对糖尿病视网膜病变的潜在遗传和分子机制,旨在提供长期的解决方案而非目前治疗方法所提供的症状缓解。

(一)抗血管生成基因疗法

血管生成,尤其是由血管内皮生长因子介导的血管生成,在增殖性糖尿病视网膜病变的发展过程中起着至关重要的作用。针对血管内皮生长因子和其他血管生成因子的基因治疗策略前景看好。

(二)抗炎基因疗法

炎症是导致糖尿病视网膜病变发病的另一个关键因素。基因治疗方法旨在通过靶向参与糖尿病视网膜病变的细胞因子和趋化因子来调节炎症反应。

(三)减少氧化应激

氧化应激在糖尿病视网膜病变的早期阶段起着重要作用。增强超氧化物歧化酶、过氧化氢酶或谷胱甘肽过氧化物酶等抗氧化酶表达的基因治疗方法旨在减轻视网膜的氧化损伤。

(四)神经保护基因疗法

早期糖尿病视网膜病变还具有神经变性的特征。神经保护性基因疗法的重点是保护视网膜神经节细胞和视网膜的其他神经成分。

四、利用遗传信息实现的个体化治疗

利用遗传信息实现糖尿病视网膜病变的个体化治疗代表着向个性化医学的重要转

变,为遭受这种糖尿病并发症的患者提供了新的希望。糖尿病视网膜病变是工作年龄成人视力损伤和盲目的主要原因,传统上采用的是一种通用的治疗方法。然而,基因组学的出现开始揭示遗传因素与糖尿病视网膜病变之间复杂的相互作用,为定制化治疗策略铺平了道路。

（一）理解遗传易感性

对糖尿病视网膜病变遗传学的研究已经识别出许多与发展该病状的风险增加,以及其严重程度和进展相关的基因和遗传变异。这些包括参与血管生成(如血管内皮生长因子-A)、炎症(如 IL-6、TNF-α)、氧化应激(如 SOD1、SOD2)和葡萄糖代谢(如 AKR1B1)的基因。这些遗传信息有助于识别高风险糖尿病视网膜病变患者或可能进展到严重阶段的患者,如增殖性糖尿病视网膜病变或糖尿病性黄斑水肿,从而实现早期干预。

（二）定制治疗策略

将遗传信息纳入糖尿病视网膜病变的临床管理,允许对治疗采取更细致的方法。例如,带有表明高血管生成风险的遗传标记的患者,在出现增殖性变化之前,就可能从积极的抗血管内皮生长因子疗法中受益。相反,对于有炎症遗传倾向的个体,可能是皮质类固醇或非甾体抗炎药的候选者,以缓解视网膜炎症。

（三）基因治疗:一个充满希望的途径

针对糖尿病视网膜病变遗传基础的基因治疗为患者提供了潜在的治愈方法,而不仅仅是症状性治疗。通过在患者细胞内引入、移除或改变遗传物质,基因治疗旨在纠正或补偿导致糖尿病视网膜病变发病的基因。

（四）挑战和考量

尽管利用遗传信息治疗糖尿病视网膜病变充满希望,但并非没有挑战。这些挑战包括需要进行大规模的遗传筛查、遗传测试和伦理考量,以及遗传信息可能对保险覆盖和就业能力的影响。此外,基于遗传信息的个性化治疗策略的有效性需要在临床试验中得到验证。

（五）未来方向

糖尿病视网膜病变个体化治疗的未来可能会见证基因组技术的进步,导致更多疾病风险、进展和治疗反应的遗传标记被识别出来。此外,生物信息学和机器学习的发展将增强我们解释复杂遗传数据的能力,使个性化治疗更加可行。

第四节　未来的研究方向

尽管遗传学在糖尿病视网膜病变研究中取得了进展,但如何将这些知识转化为临床实践仍面临挑战。未来的研究需要进一步明确不同遗传变异对糖尿病视网膜病变风险的具体贡献,探索遗传与环境因素之间的相互作用,并开发出更为精确的遗传风险评估工具。此外,推动个性化治疗策略的临床验证和应用,以及解决伦理、法律和社会问题,也是未来研究的重要方向。

一、全面的遗传图谱和风险预测

当前研究已经识别了与糖尿病视网膜病变相关的几个遗传位点,但完整的遗传景观仍有待阐明。未来研究应专注于大规模的全基因组关联研究(GWAS)和全基因组测序工作,以识别更多的风险等位基因,特别是那些对个体之间的疾病易感性、严重性和变异性有贡献的等位基因。

二、功能基因组学和途径分析

识别与糖尿病视网膜病变相关的遗传变异只是开始。未来研究需要深入功能基因组学,以了解这些变异如何影响基因表达并导致糖尿病视网膜病变的病理生理。研究这些基因影响的分子途径和网络将至关重要,如血管生成、炎症和氧化应激等。

三、药物遗传学和个性化治疗

对当前糖尿病视网膜病变治疗,如抗血管内皮生长因子注射的反应变异性,突显了个性化医学的需求。未来研究应探索药物遗传学研究,以识别预测治疗反应或不良反应的遗传标记。

四、基因治疗和基因编辑

随着基因治疗和CRISPR-Cas9基因编辑技术的进步,未来研究可以为糖尿病视网膜病变治疗提供革命性的治疗方法。直接针对导致糖尿病视网膜病变发病的特定基因突变或不适应的基因表达模式,可以为预防或逆转糖尿病视网膜病变提供长期解决方案。

五、与系统性糖尿病管理的整合

鉴于糖尿病及其并发症的系统性特点,未来糖尿病视网膜病变的遗传研究不应孤立进行。研究还应考虑糖尿病管理的遗传方面,如血糖控制和对胰岛素治疗的抵抗性,因为这些直接与糖尿病视网膜病变的进展相关。

六、伦理、法律和社会影响

随着糖尿病视网膜病变遗传研究的进步,必须考虑遗传测试和个性化干预的伦理、法律和社会影响。未来研究应解决潜在的遗传歧视、隐私问题以及遗传测试和治疗的公平获取问题。

第五节 小 结

遗传学对于解读糖尿病视网膜病变的复杂性具有关键作用。科学家通过识别与糖尿病视网膜病变相关的遗传变异,揭示了其分子机制,深化了对疾病发展的理解,并为早期诊断与个性化治疗开辟了新途径。利用遗传信息,医生可以优化治疗方案,提升疗效,减少副作用,改善患者生活质量。尽管取得显著进展,遗传学研究仍面临挑战,包括探索未知遗传变异、理解遗传与环境互作、开发新治疗方法,并在个体化医疗发展中平衡隐私与伦理问题。跨学科合作至关重要,涵盖遗传学、生物信息学等领域,为推进糖尿病视网膜病变研究与应用发展提供动力。本章全面阐述遗传学在糖尿病视网膜病变研究与治疗中的角色,展望技术进步将为患者带来更准确、高效的治疗选项,预示着对糖尿病视网膜病变病理学更深入的理解,鼓励科学界共同应对挑战,朝着提升全球患者视力和生活质量的目标迈进。

第十六章 糖尿病视网膜病变治疗的新理念与实践

第一节 概 述

糖尿病视网膜病变是导致全球成年人视力障碍和失明的主要疾病之一,特别是在长期患有糖尿病的人群中尤为常见。糖尿病视网膜病变根据其严重程度分为两个阶段:非增殖性糖尿病视网膜病变和增殖性糖尿病视网膜病变。非增殖性糖尿病视网膜病变是较早期的阶段,特征是视网膜出现由轻到重的血管问题,如微动脉瘤和点状出血。而增殖性糖尿病视网膜病变则是更为严重的阶段,新生血管的形成可能导致视网膜脱落和玻璃体出血,这些都是导致失明的直接原因。

据世界卫生组织(WHO)的统计,全球范围内大约有9300万人受到这种疾病的影响,其中约有1700万人为严重的增殖性糖尿病视网膜病变。糖尿病视网膜病变的患病率随着糖尿病持续时间的增加而增加,从患病5年时的约25%上升到20年以上时的近80%。在美国,根据国家眼科研究所的数据,有40%~45%的糖尿病患者患有某种程度的糖尿病视网膜病变,但仅有一半的患者了解自己的病情,显示出在疾病诊断和管理上存在显著的缺口。

处理糖尿病视网膜病变的治疗过程面临诸多挑战。由于该病症在初期往往不呈现明显的症状,许多患者直到病情发展到较严重阶段时才寻求医疗援助,这通常意味着需要采用更复杂的治疗策略。目前广泛使用的治疗方法包括激光治疗、抗血管内皮生长因子注射和皮质类固醇治疗等。虽然这些治疗手段在控制疾病方面表现出较好的效果,但它们也存在不小的副作用并且通常成本较高。激光治疗,尽管能有效减缓病情进展,却可能带来周边视野损伤的副作用,影响患者的生活质量。抗血管内皮生长因子治疗虽对抑制异常血管增生效果显著,但需要多次注射,治疗周期长,且成本高昂,给患者带来经济和心理的双重压力。此外,长期使用皮质类固醇虽能减轻眼内炎症,但可能引发眼内压升高或白内障等严重眼部问题。

因此,全球的研究团队正加紧努力开发新的治疗方案并改进现有技术,旨在增强治疗的安全性、有效性和经济性。这包括开发能够显著减少副作用的创新药物,实现精准药物递送系统的优化以降低需要治疗的频次,以及利用先进的生物技术探索能够早期有效预测病症进展的生物标志物。特别值得一提的是,最新研究正在探索使用纳米技术和基于 CRISPR 基因编辑技术的治疗方法,这些方法有望在根本上改善药物的递送效率和治疗精度。此外,人工智能技术也正在被整合进疾病监测和管理系统中,通过精确分析患者的医疗数据来预测疾病进展风险,这可以极大地提高治疗方案的个性化和时效性。

本章将全面介绍糖尿病视网膜病变的新疗法并探讨这些治疗手段在控制此复杂疾病中的作用。章节内容将从糖尿病视网膜病变治疗的最新研究进展讲起,深入分析包括基因治疗、细胞治疗和新兴药物治疗等多种前沿技术,并评估这些新疗法在临床试验中的表现。最后,将讨论这些新疗法在实际应用中可能遇到的挑战以及未来的研究方向,为医疗专业人员和研究者提供一个丰富的信息资源,帮助他们在这一领域取得进展。

第二节　新疗法的研究

随着全球糖尿病患者数量的增加,糖尿病视网膜病变已成为导致失明的主要疾病之一。近年来,关于糖尿病视网膜病变的研究越来越深入,涉及多种治疗策略,包括药物治疗、基因治疗、纳米技术和组合疗法,主要如下。

1. 药物治疗　抗血管内皮生长因子疗法因其在临床上的广泛应用和有效性而成为常规选择。研究人员还在探索新型药物,如内皮细胞生长因子抑制剂和炎症途径调节剂,以寻找更有效的治疗方案。这些研究期望通过多角度干预糖尿病视网膜病变的发展,提供更全面的治疗方法。

2. 基因治疗　作为一种革命性的治疗方式,通过修复或替换致病基因,开辟了治疗糖尿病视网膜病变的新途径。这种方法直接针对病理基因,为彻底治疗或大幅度缓解病情提供了可能。

3. 纳米技术　在糖尿病视网膜病变治疗中也显示出巨大潜力,通过使用纳米载体优化药物递送,不仅提高了眼部治疗的效率,还降低了系统性副作用,这为精确医疗提供了新的工具。

4. 组合疗法　通过将药物治疗与激光治疗等其他手段结合,通过多种机制共同作用,以期达到更优的治疗效果。这种策略尤其适合复杂的病理变化,可以为患者提供更有效的治疗选择。

总之,多方面的研究进展不仅丰富了对糖尿病视网膜病变治疗的认知,也为未来提供了更多治疗可能。随着研究的不断深入,预计将有更多创新方法被开发,为糖尿病视网膜病变患者带来希望。

第三节　靶向治疗

一、糖尿病视网膜病变的靶向治疗机制

靶向治疗作为一种先进的治疗策略,在糖尿病视网膜病变的管理中扮演着关键角色。其核心优势在于能够精确调控特定分子或细胞途径,直接针对病变的核心病理过程,从而提高治疗的有效性和安全性。

(一)抑制异常血管增生

在糖尿病视网膜病变治疗中,抑制异常血管增生是一个关键策略。异常血管增生会引起视网膜血管渗漏,导致视网膜水肿和视力下降。通过靶向治疗,特别是对血管内皮生长因子的抑制,可以有效地控制这一过程。血管内皮生长因子是促进血管增生的主要生长因子,使用特定的抗体药物如贝伐珠单抗、雷珠单抗和阿柏西普可以阻断血管内皮生长因子的活性,减少新血管的形成及其相关的渗漏和水肿。此外,研究也在探索针对其他血管生成因子如血小板衍生生长因子(PDGF)和成纤维细胞生长因子(FGF)的治疗,以期达到更全面的治疗效果。

(二)抗炎作用

炎症在糖尿病视网膜病变的发展中扮演着重要角色。长期的炎症反应会加速视网膜细胞和血管的损伤,推进病变的进程。靶向治疗策略包括使用皮质类固醇如曲安西龙和地塞米松,或非甾体抗炎药来抑制炎症介质的活性,控制炎症反应。这些药物可以直接降低炎症细胞因子的释放,从而保护视网膜免受进一步的损害。同时,研究也在探索如何通过调节免疫反应(例如靶向 ICAM-1、TNF-α 等炎症途径)来减轻免疫介导的视网膜损伤。

(三)神经保护

近年研究发现神经退行性也是糖尿病视网膜病变发病的关键因素之一。因此,神经保护已成为治疗糖尿病视网膜病变的新策略。例如,抗氧化剂和抗炎药物能通过减轻氧化应激和炎症反应来抑制细胞死亡相关的基因(如 Bcl-2、BAX)的表达,保护视网膜神经细胞。神经营养因子如睫状神经营养因子(ciliary neurotrophic factor,CNTF)和脑源神经营养因子(brain-derived neurotrophic factor,BDNF),以及钙通道阻断剂等离子通道调节剂,均显示出对神经细胞的保护作用。此外,TGF-β 等转化因子抑制剂也有助于缓解神经炎症。最后,研究发现,某些离子通道调节剂如钙通道阻断剂和钾通道开放剂可以改善神经细胞的生存环境,从而具有潜在的神经保护作用。当前的临床试验已显示,早期

应用神经保护药物可能有助于延缓糖尿病视网膜病变的进程。随着研究的深入,未来可能有更多基于神经保护的治疗手段应用于临床,为糖尿病视网膜病变患者提供新的治疗选项。

(四)抗氧化应激

糖尿病视网膜病变的发病机制涉及各种因素的复杂相互作用,其中氧化应激起着至关重要的作用。氧化应激源于活性氧(ROS)产生与抗氧化防御系统能力之间的不平衡。这种应激涉及由高血糖加剧的多种代谢途径,如多元醇和己糖胺途径、蛋白激酶 C 活化以及晚期糖基化终产品(AGEs)的形成,这些都在糖尿病视网膜病变的发生和进展中扮演关键角色。氧化应激已被证明对糖尿病视网膜病变的发生和发展有重要作用。动物研究表明,氧化应激不仅会导致糖尿病视网膜病变的发生,而且会导致视网膜病变在恢复良好血糖控制后难以逆转。此外,据报道,氧化应激可调节促炎蛋白的表达,而促炎蛋白在早期视网膜病变的发病机制中也起着至关重要的作用。也有研究表明,氧化应激在糖尿病视网膜病变患者和该疾病的动物模型中升高,并且在其发病机制中起着至关重要的作用。

氧化应激还与线粒体功能障碍、血管组织病理学及糖尿病视网膜病变的发生和发展有关。有研究认为,氧化应激和线粒体氧化应激是糖尿病视网膜病变发病机制中的关键事件。慢性炎症和氧化应激参与糖尿病视网膜病变的发病机制已得到大量证据的证实。在糖尿病视网膜病变的早期阶段,氧化应激与视网膜毛细血管的退化有关。氧化应激导致 NADPH 氧化酶介导的 ROS 生成,在糖尿病状态下,这一过程通过表观遗传修改进一步加剧,如 DNA 甲基化和羟甲基化酶的活化,影响 Rac1 的表达和活性,从而在糖尿病视网膜病变的发展中起到关键作用。

总之,氧化应激在糖尿病视网膜病变发病机制中的作用已得到证实。氧化应激促进了疾病的发展和恶化,它与线粒体功能障碍和炎症的相互作用进一步加剧了糖尿病视网膜病变的病理过程。

二、当前研究中的主要靶点

糖尿病视网膜病变和糖尿病性黄斑水肿的治疗已经取得了显著的进展,特别是在靶向治疗方面。以下是当前研究中主要靶点的详细信息,包括血管内皮生长因子抑制剂、抗炎疗法,以及一些新兴靶点的作用和研究进展。

(一)血管内皮生长因子抑制剂

在糖尿病视网膜病变和糖尿病性黄斑水肿的治疗领域中,血管内皮生长因子抑制剂已经成为核心的治疗手。血管内皮生长因子是一种促进血管新生的蛋白质,它在糖尿病视网膜病变及其主要并发症糖尿病性黄斑水肿的发展中扮演着关键角色。通过促进新血管的形成以及增加现有血管的渗透性,血管内皮生长因子可以引起视网膜水肿和视力损害,若未能得到有效控制,最终可能导致失明。

抗血管内皮生长因子抗体药物可以与血管内皮生长因子结合,阻断其与细胞表面受体的相互作用,从而抑制其生物活性。这一机制有效地减少了异常血管的形成和血管渗漏,显著减轻或延缓了视网膜水肿及其他相关并发症的进展。

常见的抗血管内皮生长因子抗体药物有贝伐珠单抗、雷珠单抗和阿柏西普。贝伐珠单抗是一种全人源化单克隆抗体,通过阻止血管内皮生长因子与其受体结合来发挥作用,通常通过眼内注射的方式直接对受影响的视网膜区域进行治疗。雷珠单抗是从贝伐珠单抗中衍生的抗体片段,专门用于眼科治疗,同样是通过眼内注射来减少血管渗漏和新血管形成。阿柏西普则是一种融合蛋白,结合了血管内皮生长因子受体的片段与 Fc 段的部分,它通过高亲和力结合血管内皮生长因子及其他生长因子,通常能提供较长的治疗间隔和可能更优的治疗效果。

广泛的临床研究已经证明,血管内皮生长因子抑制剂能够迅速改善患者的视力,尤其是在管理糖尿病性黄斑水肿时显示出极高的效率。这种治疗为那些对传统激光治疗反应不佳的患者提供了新的治疗选项,也在稳定视网膜病变和减少视力损失方面展示了其长期效果。因此,血管内皮生长因子抑制剂的应用已成为现代眼科疾病管理的标准部分,持续推动着相关治疗方法的创新与优化。

(二)抗炎疗法的靶点

炎症在糖尿病视网膜病变的进展中发挥着关键作用。研究表明,炎症细胞及其相关的细胞因子在糖尿病视网膜病变的发展中具有促进作用,这些炎症介质促进了视网膜的多种病理改变,包括血管渗漏、新生血管生成和视网膜结构破坏,从而加剧了病情发展。

为了抑制这一病理进程,当前的治疗策略包括使用抗炎药物,主要是皮质类固醇(steroids)和非甾体抗炎药(NSAIDs)。这些药物通过不同的机制作用于炎症过程中的多个环节,以实现治疗效果。①皮质类固醇:如地塞米松和曲安西龙,这些药物可以抑制炎症细胞因子的产生,并减少免疫细胞的聚集,从而有效降低炎症反应。它们通常通过眼内注射直接作用于视网膜,目的是减少局部炎症,快速缓解症状。②非甾体抗炎药(NSAIDs):如布洛芬和萘普生,主要通过抑制环氧合酶(COX)酶活性来阻断前列腺素的合成,前列腺素是炎症过程中的重要介质。这些药物常用于控制轻至中度的炎症反应。

抗炎药物的应用形式包括局部注射和眼内植入缓释药物形式。①局部注射:药物被直接注射到眼内,尤其是到玻璃体中,这种方法可以快速缓解眼内炎症,用于急性及重度炎症的控制。②眼内植入缓释装置:如地塞米松植入物(Ozurdex)可以在眼内持续释放药物达数月之久,适合需要长期炎症控制的患者。这种植入装置的优点在于可以显著减少治疗的频率,同时降低患者的全身副作用风险。

通过应用抗炎疗法,可以在糖尿病视网膜病变治疗中显著减轻炎症,帮助防止视网膜的进一步损伤,并改善患者的视力预后。此外,在治疗策略选择时,也应强调综合使用抗炎手段,这对于实现最佳的治疗效果至关重要。

（三）抗氧化应激靶点

由于氧化应激在糖尿病视网膜病变的发病机制中起着核心作用,因此抗氧化疗法在糖尿病视网膜病变中的潜在治疗作用备受关注。研究表明,使用抗氧化剂如褪黑激素可以通过调节自噬、缓解内质网应激和抗炎症来保护视网膜,显示出治疗糖尿病视网膜病变的潜力。目前,抗氧化剂被认为是一种辅助治疗方法,可改善糖尿病视网膜病变的发展和恶化。可用于成人1型和2型糖尿病患者中未出现或轻到中度非增殖性糖尿病视网膜病变的管理,与标准医疗护理联合使用,推荐级别为ⅡB级。将抗氧化剂用于治疗其他慢性疾病需要进行对照临床试验,以认识到抗氧化剂在抑制糖尿病患者视网膜病变发展方面的潜力。与氧化应激相关的变化提供了许多潜在的治疗目标,使这一领域成为开发安全有效的糖尿病视网膜病变治疗方法的重要兴趣所在。

研究表明,补充抗氧化剂可提供一种可实现且廉价的辅助疗法,帮助抑制糖尿病视网膜病变的发展。此外,动物模型已证明,长期服用抗氧化剂可通过抑制氧化修饰DNA的积累和视网膜毛细血管细胞凋亡,抑制糖尿病视网膜病变的发展。此外,抗氧化疗法还能抑制氧化应激、毛细血管细胞凋亡和糖尿病大鼠视网膜病变,改善视网膜基质金属蛋白酶-2及其调节因子的改变。

值得注意的是,虽然抗氧化剂在临床前研究中显示出前景,但其在临床环境中的有效性尚未得到最终证实。不过,通过使用抗氧化剂来抑制或延缓糖尿病视网膜病变发展的潜在治疗目标已得到强调。一项研究回顾了抗氧化剂对糖尿病视网膜病变的治疗潜力,强调了通过抗氧化剂的应用可能改善糖尿病视网膜病变的结构和功能改变。尽管现有治疗方法未能完全阻止糖尿病视网膜病变的进展,但抗氧化剂提供了一种可能的治疗方案来减少并发症。

研究已经关注使用如花青素和多酚类这类天然抗氧化剂。花青素存在于各种水果和蔬菜中,因其强大的抗氧化性而被研究其对抗氧化应激相关疾病的潜力,包括糖尿病视网膜病变。同样,植物中丰富的多酚类物质在减少氧化应激和炎症方面显示出有希望的结果,有可能缓解糖尿病视网膜病变的进展。α-硫辛酸已被广泛研究其对糖尿病患者减轻氧化应激的效果。尽管关于其有效性的结果存在一些争议,但α-硫辛酸在预防和治疗糖尿病视网膜病变方面的潜力仍然受到关注。

总之,抗氧化剂疗法在糖尿病视网膜病变中的潜在治疗作用是一个备受研究和临床关注的话题。虽然临床前研究已显示出良好的效果,但仍需进一步进行临床对照试验,以确定抗氧化疗法在抑制糖尿病视网膜病变的发展和恶化方面的有效性。

（四）新兴靶点

1. Integrin 抑制剂　Integrins 是一类关键的分子,它们在细胞与细胞外基质之间的相互作用中发挥核心作用,尤其在血管增生和炎症过程中显得尤为重要。因此,这些分子成为糖尿病视网膜病变治疗中的重要靶点。Integrin 抑制剂通过干扰细胞与细胞外基质的相互作用来抑制病理性血管增生和炎症反应,减少新血管形成,从而防止血管渗漏和视网膜损伤。目前,多种 Integrin 抑制剂正在临床试验中被评估,这些药物在早期临床试验中已经表现出减轻视网膜水肿和改善视力的效果,显示了控制糖尿病视网膜病变进展的潜力。

2. CCR2/CCR5 抑制剂　CCR2 和 CCR5 是特定的趋化因子受体,它们在调节炎症细胞迁移和活性中起至关重要的作用。通过靶向这些受体的抑制剂可以显著减少炎症细胞迁移到视网膜的数量,从而减轻炎症和血管异常。这种作用对于控制视网膜的炎症损伤和防止视力进一步恶化是至关重要的。CCR2/CCR5 抑制剂已在其他炎症相关疾病中显示出良好的治疗效果,因此也吸引了糖尿病视网膜病变治疗研究者的关注。这些药物治疗糖尿病视网膜病变的潜力正通过临床试验进行验证,且初步结果显示它们能有效减轻糖尿病视网膜病变中的炎症反应。

总之,Integrin 抑制剂和 CCR2/CCR5 抑制剂作为糖尿病视网膜病变治疗的新兴靶点,为管理这一复杂疾病提供了新的治疗方向。这些药物的开发和应用不仅可能改善患者的视力,而且可能提供一种更有效的方法来控制疾病进展。随着进一步的研究和开发,预期这些新兴药物将在未来的糖尿病视网膜病变治疗策略中扮演越来越重要的角色,开辟治疗新局面。

第四节　基因治疗

一、基因治疗的作用机制

基因治疗是通过修正或替换异常基因来治疗疾病的一种方法。在糖尿病视网膜病变的背景下,基因治疗尝试通过直接干预病理过程中的基因表达或蛋白功能来减缓或阻止视网膜的损伤。基因治疗的作用机制主要包括以下几方面。

1. 抗血管生成疗法　这是通过基因治疗最常见的策略之一,旨在抑制视网膜中的异常血管增生。这种治疗通常通过增加抗血管内皮生长因子基因的表达来实现,帮助控制或减少由糖尿病引起的视网膜血管异常。

2. 抗炎疗法　炎症是糖尿病视网膜病变的一个关键因素。通过基因治疗,可以提升抗炎细胞因子的表达或抑制促炎细胞因子的活性,从而减轻炎症反应。

3. 神经保护　糖尿病视网膜病变不仅仅是一种血管病变,还涉及神经退行性变。通过基因疗法增强神经保护因子的表达可能帮助保护视网膜神经细胞,延缓或防止病变的发展。

二、当前研究和临床试验

1. 抗血管生成策略　在临床上,名为"血管内皮生长因子抑制剂基因疗法试验"的 Ⅱ 阶段临床试验正在进行。该试验采用腺相关病毒(AAV)载体将编码抗血管内皮生长因子单克隆抗体的基因传递到眼内,目的是评估治疗后视网膜液体积聚和新生血管形成的减少程度。此外,根据最近的研究,此类治疗策略在动物模型中已经显示出预防糖尿病视网膜病变进展的潜力,并且正在招募参与者进行更广泛的人体测试。

近年的文献还提到了其他几种基因疗法,例如使用可溶性血管内皮生长因子受体-1变体的研究,这表明通过不同机制靶向血管内皮生长因子路径可以提供多种治疗可能。这些研究不仅验证了通过抗血管内皮生长因子治疗可以减少糖尿病视网膜病变中的血管异常,而且还可能改善或稳定患者的视功能,为糖尿病视网膜病变的治疗带来新的希望。

2. 抗炎策略　临床上,一项名为"抗 TNF-α 基因疗法试验"的研究正在进行中,这是一个第一阶段的临床试验。在这项试验中,研究者们通过非病毒性载体将抗 TNF-α 基因直接传递到视网膜中。主要的研究目的是评估通过这种治疗方式能够在多大程度上降低炎症反应。到目前为止,初步的临床数据已经显示出该治疗方法具有良好的耐受性,预示着这种新兴疗法可能在未来为糖尿病视网膜病变患者提供一个有效的治疗选择。这种抗炎基因疗法的开发不仅有助于减轻炎症,还可能改善或稳定患者的视功能,为糖尿病视网膜病变的治疗带来新的希望。

此外,另一项研究展示了双重作用的抗血管生成基因疗法能够在糖尿病小鼠的视网膜中减轻炎症并使新生血管退化,这些发现为使用基因疗法来治疗糖尿病视网膜病变提供了新的可能性。这种抗炎基因疗法的开发不仅有助于减轻炎症,还可能改善或稳定患者的视功能,为糖尿病视网膜病变的治疗带来新的希望。

3. 神经保护策略　临床试验方面,目前有一项名为"BDNF 基因疗法试验"的前期研究正在进行中。在这项试验中,研究人员使用腺相关病毒载体将 BDNF 基因传递到视网膜细胞中。该研究的主要目的是评估提高神经细胞存活率以及是否能够改善视功能。目前,这种方法在动物模型中已显示出显著效果,因此研究团队计划将其推进到人体试验阶段。这项工作展示了基因治疗在治疗糖尿病视网膜病变中的潜力,特别是在防止由糖尿病引起的视网膜神经细胞损伤方面。

此外,最近的进展也包括使用各种基因调控和基因编辑工具来防止视网膜神经元表失,在治疗像青光眼和勒贝尔遗传性视网膜病变等疾病方面展示了基因疗法的潜力。这些工具的开发不仅限于临床试验阶段的应用,它们也在不断的实验室研究中得到测试和改进,使得基因疗法在未来可能成为常规治疗糖尿病视网膜病变的方法之一。

第五节　药物洗脱型植入物技术

一、药物洗脱型植入物的工作原理和类型

药物洗脱型植入物通过一个小型的、可植入的设备持续释放药物,直接作用于眼内,特别是视网膜区域。这种设备通常包含一个药物储存室和一个控制释放的机制,确保药物可以在较长的时间内稳定释放。在最近的研究中,这种设备的设计和功能得到了进一步的优化和创新。

药物洗脱型植入物主要分为两种。

1. 非生物降解型植入物　这类植入物不会在体内降解,需要通过手术移除或替换。例如,弗卢西诺隆植入物(Retisert)是用于治疗糖尿病视网膜病变和视网膜炎的美国食品药品监督管理局(US Food and Druy Administration,FDA)批准的非生物降解型植入物。最近的研究强调了这种植入物在控制视网膜炎症和防止视力丧失方面的效果。

2. 生物降解型植入物　这类植入物可以在体内自然降解,不需要移除手术。氟尼考柳胺植入物(Iluvien)是一个例子,它可以持续释放药物达 36 个月,用于治疗糖尿病视网膜水肿。这种植入物的研究表明,它们提供了一种长期且稳定的治疗方案,特别适合需要持续药物治疗的患者。

这些植入物的研究和开发为慢性眼病如糖尿病视网膜病变和青光眼等提供了新的治疗可能。尤其是生物降解型植入物,在未来可能因其使用便捷性和较低的手术风险而被更广泛地应用。

二、最新的研究成果和临床试验数据

药物洗脱型植入物在眼科疾病治疗领域的最新研究成果和临床试验数据展现了显著的效果,尤其是在生物降解型植入物的应用方面。研究表明,通过微调药物释放速率,可以更有效地控制药物的疗效和副作用,从而改善患者的视网膜健康状况。此外,近期研究还在探索通过纳米技术改进药物释放系统,以实现更精确的药物定位和释放,这可能为未来的眼科治疗提供更高的精确度和效果。

在临床试验方面,Iluvien (https://iluvien.com/) 和 Retisert (https://www.bauschretinarx.com/)两种植入物的使用效果受到了广泛评估。Iluvien 在一项大规模的

多中心临床试验中表现出色,其在治疗糖尿病视网膜水肿中的效果明显优于传统治疗方法。试验结果显示,Iluvien 不仅能显著改善患者视力,还能减少治疗的频率,视力提升的效果从治疗开始后的一年内就可以观察到,并可持续至三年。Retisert 的临床试验显示,虽然患者在接受植入手术后可能暂时经历视力下降,但视力会在之后逐渐恢复并稳定。长期数据还表明,Retisert 能有效控制炎症和视网膜病变的进展,但需要注意的是,植入物可能增加患者发生白内障和眼压增高的风险。

这些研究和试验结果不仅展示了药物洗脱型植入物在现代眼科治疗中的应用潜力,也强调了在使用这些高科技治疗方案时需要注意的潜在风险。通过这些先进的治疗方法,医生和研究人员希望能为患者提供更安全、有效的治疗选择。

第六节　光动力治疗和激光治疗

光动力治疗(photodynamic therapy,PDT)和激光治疗是糖尿病视网膜病变管理中使用的重要方法。这一部分将详细介绍这两种治疗方式的最新进展,以及它们在当前和未来疗法中的地位。

一、光动力治疗的最新进展

在最近几年中,光动力治疗在治疗糖尿病视网膜病变方面取得了显著的进展,成为管理这种复杂眼病的一个有效选项。光动力治疗通过使用特定波长的光来激活注射到眼内的光敏药物,这些药物可以破坏异常的血管,从而达到治疗增殖性糖尿病视网膜病变的效果。

一些最新的临床试验和研究已经开始探索将光动力治疗与其他治疗方法(如抗血管内皮生长因子药物)联合使用。这种组合疗法已在初步研究中显示出整体效果,特别是在复杂的糖尿病视网膜病变患者中。这些研究表明,光动力治疗不仅可以作为独立治疗方法,也可以作为其他疗法的补充,以提高疗效和患者的生活质量。

此外,近期研究强调了光动力治疗在几个关键领域的进展。首先是目标化光凝固技术的创新,这一技术使光凝固过程更加精确,极大地减少了对周围健康组织的损伤,同时保留了患者更多的视力。其次,研发了新型光敏剂,这些光敏剂具有更高的激活门槛并且能更快地从非靶组织中清除,有效减少了副作用,提高了治疗的安全性。此外,研究还发现,将光动力治疗与其他治疗方法如抗血管内皮生长因子药物或皮质类固醇结合使用,可以显著增强治疗效果。这种组合疗法可以同时针对新生血管化和炎症,帮助更好地管理糖尿病视网膜病变的复杂病理生理。此外,先进的成像技术与光动力治疗的结合,可以精确地映射出需要治疗的区域,优化治疗效果。最后,纳米技术的进步促进了纳米给药系统的发展,该系统可通过改善光敏剂向受影响组织的靶向给药,提高光动力疗法的效果。

二、激光治疗在当前治疗策略中的位置和未来发展

激光治疗已经成为治疗糖尿病视网膜病变的核心策略之一,特别是随着靶向视网膜光凝技术(targeted retinal photocoagulation,TRP)的发展,这种治疗方法在精确性和安全性上得到了显著提升。靶向光凝技术能够准确地定位并处理异常血管,相较于传统光凝,它对正常视网膜组织的损伤更小。

未来,激光治疗的发展方向包括个性化治疗策略的实现、联合疗法的应用以及激光设备的技术革新。个性化治疗,通过先进成像技术精确控制光斑大小和形状,将使治疗更加精确有效。此外,与抗血管内皮生长因子药物的联合使用已在初步研究中显示出显著疗效,尤其是在处理复杂或晚期的糖尿病视网膜病变患者时更为有效。技术上的革新也在不断推动激光治疗的发展,新一代激光系统提供了更稳定和均匀的能量输出,增强了治疗的安全性和患者的舒适度。

总之,激光治疗在糖尿病视网膜病变的治疗中占据着不可替代的地位,随着技术的不断进步和治疗策略的优化,未来其在眼科治疗领域的应用前景将更加广阔。

第七节　组合疗法

组合疗法在糖尿病视网膜病变的治疗中正受到越来越多的关注,这种治疗策略通过整合多种治疗手段,针对糖尿病视网膜病变的多个病理过程,以提高治疗效果。该方法不仅增强了治疗效果,还能延长疗效持续的时间,从而提高患者的依从性。

具体来说,组合疗法的一个典型例子是抗血管内皮生长因子药物和激光治疗的结合使用,这种方式可以同时抑制新生血管生成并加强视网膜的结构稳定性。此外,某些药物的组合使用能够延长疗效的持续时间,减少治疗的频次。

组合疗法的潜在优势还包括减少药物剂量,这一点尤为重要,因为它可以降低由单一治疗可能引起的副作用。此外,由于不同患者可能对不同的治疗有不同的反应,组合疗法能够覆盖更广泛的患者群体,为更多的患者提供有效的治疗方案。

随着医学研究的进展,组合疗法的具体案例和研究成果不断展示了其在实际应用中的有效性。这种多方位的治疗方法正在成为糖尿病视网膜病变治疗中一个重要的趋势,其多重治疗机制和潜在的长期效益为患者提供了新的希望和可能。

第八节 未来展望

一、新兴疗法的挑战与机遇

新兴疗法在提供治疗机会的同时,也面临着多种挑战。技术复杂性是主要难题之一,尤其是对于如基因编辑和纳米技术等高端技术,这些方法需要高度专业的知识和设备,这限制了它们的广泛应用。此外,新技术如基因治疗可能带来未知的长期安全性问题,例如基因突变或免疫反应,这需要在进入临床阶段前进行充分的安全性评估。同时,这些高科技治疗通常成本高昂,可能无法普及到所有患者,引发了关于治疗公平性的广泛讨论。

尽管存在挑战,新兴疗法也带来了巨大的机遇。随着生物标志物和分子诊断技术的进步,未来的治疗方法预期将更加个性化,能够根据患者的具体病情定制治疗方案,从而提高疗效。例如,持续释放药物系统和高精度激光设备等新技术提供了提升治疗效果持久性和准确性的可能。此外,通过将已知疗法与新兴技术结合,可能会在治疗糖尿病视网膜病变等复杂疾病中获得前所未有的综合疗效,为病患带来更多的选择和希望。

二、未来的研究方向和新疗法的可能发展

未来的研究方向和新疗法的发展在糖尿病视网膜病变的治疗领域中呈现出多样化和高度创新性的趋势。

1. 免疫调节治疗 正在被探索作为一种新的治疗策略,通过利用免疫系统的调节机制,特别是通过控制炎症反应来阻止或减缓糖尿病视网膜病变的进展。

2. 干细胞治疗 也在研究中,目的是修复或再生受损的视网膜组织,尤其是在视网膜细胞死亡或功能丧失的情况下。

3. 先进的成像技术 其发展也是未来研究的一个重要方向,新的视网膜成像技术有望实现更早和更准确的病变进程诊断,从而提高治疗的时效性和效果。

4. 智能药物洗脱装置 展示了其潜力,这类装置可以根据眼内环境的实时变化自动调节药物的释放速度和剂量。

5. 基因治疗 尤其是利用 CRISPR 等基因编辑技术,预计将引领一系列新的治疗方法进入临床试验阶段,这些方法以其精确性高和针对性强为特点。

6. 环境响应型治疗 也在研发中,例如,新型的环境响应型眼药水可能在特定条件下(如 pH 变化时)自动激活,提供按需治疗,这将大大增强治疗的便利性和效果。

总之,这些创新的研究方向和治疗方法不仅为糖尿病视网膜病变的治疗提供了新的

可能,也为未来的眼科治疗提供了一系列前沿科技和新思路。

第九节　小　结

本章深入探讨了针对糖尿病视网膜病变的新疗法,突出了这些治疗手段的重要性以及它们在未来医疗实践中的应用前景。通过引入基因治疗、细胞治疗和创新药物等前沿科技,我们不仅可以期待治疗效果的显著提升,还可以预见到治疗方法将更加个性化和精准化,以应对患者的具体病情。

这些新疗法的开发和应用凸显了现代医学在应对复杂疾病方面的进步。例如,基因治疗提供了直接修复遗传缺陷的可能,细胞治疗开辟了恢复或替换受损组织的新途径,而新兴药物则可能通过更精准的靶向和更长的作用时间来优化疗效。这些技术的发展不仅可能改善视力,更有可能彻底转变糖尿病视网膜病变的治疗模式。

同时,持续的研究和技术创新在提高糖尿病视网膜病变患者的生活质量中扮演了至关重要的角色。科研人员的不懈努力和创新精神是推动这一领域进步的动力。正是这些持续的努力,使得治疗方法能够不断优化,更加安全和有效地帮助患者。例如,通过改进药物递送系统,可以减少患者的治疗频次,降低治疗过程中的不便和不适,从而显著提升患者的依从性和整体治疗体验。

未来的研究还需要解决当前治疗方法存在的一些局限性,并持续探索更多创新的治疗可能。这包括开发更多无副作用或低副作用的治疗药物,研究更为精确的疾病监测技术,以及优化治疗方案以适应不同患者的具体需求。通过这些研究,我们可以更好地理解糖尿病视网膜病变的病理机制,开发出更为有效和经济的治疗策略,最终帮助全球范围内的患者恢复视力,改善生活质量。

第十七章　糖尿病视网膜病变综合管理中的创新策略

第一节　概　述

糖尿病视网膜病变,作为糖尿病最常见的并发症之一,在全球范围内对患者视力造成的影响日益严重。据世界卫生组织(WHO)预测,目前全球约有1.3亿糖尿病患者面临糖尿病视网膜病变的威胁,而这一数字预计在2030年将近乎增加至2亿。这不仅凸显了全球公共健康领域中迫切需要有效的糖尿病视网膜病变管理策略,也突出了糖尿病视网膜病变作为全球工作年龄人口失明主要原因的重要性。

糖尿病视网膜病变的流行病学数据揭示了全球不同地区之间糖尿病视网膜病变患病率和管理有效性的显著差异。在北美,尤其是美国,约有770万糖尿病患者患有糖尿病视网膜病变,其中视力威胁型糖尿病视网膜病变的患者约为150万人。与之形成鲜明对比的是亚洲,特别是中国,糖尿病患者中约35.1%受到糖尿病视网膜病变的影响,使中国成为全球糖尿病视网膜病变患者数量最多的国家之一。在非洲,尤其是撒哈拉以南的地区,由于对糖尿病的诊断和管理不足,糖尿病视网膜病变的患病率高达60%。

这一现象凸显了全球范围内应对糖尿病视网膜病变挑战的紧迫性和复杂性,特别是在资源有限的环境中。各地区在医疗资源可获取性及糖尿病视网膜病变患病率方面的差异要求全球公共卫生政策和管理策略的制定必须考虑到这些地区特有的需求和限制。此外,近期研究的进展不仅在诊断技术领域,如利用人工智能技术在光学相干断层扫描和眼底照相中的应用,极大提升了糖尿病视网膜病变早期诊断的准确性和效率,也在治疗方法上取得了重大突破,例如非诺贝特(fenofibrate)的应用和抗血管内皮生长因子治疗的研究,这些进展不仅扩展了糖尿病视网膜病变的治疗策略,也提高了治疗的个性化和有效性。

面对糖尿病视网膜病变对全球公共卫生系统构成的日益增长的压力,国际合作和跨学科研究显得尤为重要。这不仅涉及在社区内推广成本效益高的筛查计划以减轻糖尿病视网膜病变引起的视力损失,还包括提高公众对糖尿病视网膜病变的认识、促进早期筛查以及实施综合治疗策略。随着远程医疗和人工智能技术的应用,为偏远和资源有限地区的筛查和治疗提供了新的机遇,未来研究需更多地关注如何将这些先进技术集成到公共卫生策略中,以及如何克服实施过程中的法律、伦理和技术挑战。本章旨在通过全面分析糖尿病视网膜病变的流行病学背景、病理机制、当前治疗策略及未来研究方向,强调解决糖尿病视网膜病变挑战的重要性,旨在加强医学界和公众对糖尿病视网膜病变管理重要性的认识,从而提高疾病的防治效果,改善患者的预后和生活质量。文章强调了采用创新方法和跨学科合作的必要性,为糖尿病视网膜病变的有效管理和预防提供了新的视角和策略。

第二节　糖尿病视网膜病变的风险因素与预防

糖尿病视网膜病变的风险因素与预防措施紧密相关,关键在于综合管理糖尿病及其并发症。以下是针对糖尿病视网膜病变风险因素的详细预防策略。

一、糖尿病控制的重要性

糖尿病控制在预防和管理糖尿病视网膜病变中扮演了至关重要的角色。为了有效降低糖尿病视网膜病变的风险以及减缓其发展速度,糖尿病患者需采取一系列全面的疾病管理策略。首先,合理的饮食控制是管理血糖水平的基本前提,包括限制高糖和高脂食物的摄入,增加纤维丰富食物的比例,以及合理安排饮食和餐量,这些都对维持血糖平稳具有重要意义。研究显示,低糖饮食可显著改善血糖控制,从而减缓糖尿病视网膜病变发展。其次,规律的体育锻炼不仅有助于控制体重,同时也能够提高胰岛素的敏感度,进而帮助降低和维持健康的血糖水平,建议每周至少进行 150 分钟的中等强度运动。目前,强调锻炼的个性化安排,建议结合有氧和力量训练,以最大化提高胰岛素的敏感度。研究证明,结合有氧和力量训练比单一运动方式更能有效改善糖尿病患者的血糖水平。此外,糖尿病患者还应定期进行血糖水平监测,通过自我监测血糖或连续葡萄糖监测系统等工具来评估和调整治疗计划。目前提倡使用连续葡萄糖监测系统以实时、动态地评估血糖波动,为个性化调整治疗方案提供依据。另外,也倡导使用 HbA1c 作为长期血糖控制的标准,目标值应根据个体差异进行调整。新兴研究建议,对于大多数糖尿病患者,将 HbA1c 控制在 7% 以下可以有效减少微血管并发症。良好的糖尿病管理还涉及定期的医疗检查,包括与医疗团队的紧密合作,确保能够及时调整治疗方案以适应患者的个体化需求。

总之,通过综合这些管理策略,糖尿病患者不仅可以有效地控制血糖,还能显著降低糖尿病视网膜病变的风险,进而保护视力并提高整体生活质量。在整个糖尿病管理过程中,患者的积极参与和自我管理是实现治疗目标的关键。

二、生活方式的调整与管理

健康的生活方式在预防糖尿病视网膜病变中扮演了重要角色。均衡的饮食习惯和规律的体育活动是减少糖尿病视网膜病变风险的关键。通过维持健康的体重,戒烟和适度饮酒,糖尿病患者可以有效控制疾病的进展,并减轻对视网膜的损害。特别是,过重或肥胖会增加身体对胰岛素的抵抗性,使得血糖控制更加困难,而定期的锻炼和健康饮食有助于改善胰岛素敏感性,从而直接影响血糖和血压的管理。目前推荐采用个体化的体重管理计划,研究表明,减重可以显著改善糖尿病患者的代谢状态,降低糖尿病视网膜病变的风险。

此外,吸烟不仅会增加心血管疾病的风险,还可能加剧糖尿病的血管损害,加快糖尿病视网膜病变的进展。强调戒烟对防止糖尿病视网膜病变进展的重要性,研究表明,吸烟是糖尿病视网膜病变进展的独立风险因素。因此,尽早戒烟对于保护视网膜健康至关重要。

同样,过量饮酒可能对血糖控制产生负面影响,增加糖尿病视网膜病变的发生风险,建议患者限制酒精摄入。综上所述,对于糖尿病患者来说,采取积极的生活方式变化不仅能够有效管理血糖,还能降低糖尿病视网膜病变和其他并发症的风险,从而显著提升生活质量,减少因糖尿病视网膜病变导致的视力损失风险。

三、血糖和血压的严格控制

除了对血糖的严格控制,血压管理在预防糖尿病视网膜病变的进展中同样扮演着关键角色。高血压是糖尿病患者发展为糖尿病视网膜病变的重要风险因素。研究显示,高血压可以加速视网膜血管的损伤,促进糖尿病视网膜病变的进展。在糖尿病患者中,高血压与视网膜病变的发生密切相关,有效的血压控制能显著减少糖尿病视网膜病变的风险。一项重要的研究,即英国前瞻性糖尿病研究(UK Prospective Diabetes Study,UKPDS)指出,对于 2 型糖尿病患者,每降低 10mmHg 收缩压,可以使糖尿病视网膜病变进展的风险减少 13%。因此,建议糖尿病患者血压保持在 130/80mmHg 以下,以减少糖尿病视网膜病变的风险。为了达到这一目标,糖尿病患者可能需要结合生活方式的改变和药物治疗来管理血压。生活方式的调整,如减少盐摄入、增加体育活动、维持健康体重和限制酒精消费,都对降低血压有益。对于无法仅通过生活方式调整达到控制血压的患者,可能需要加入一种或多种降压药物。在选择降压药物时,医生会考虑到患者的整体健康状况和可能的药物相互作用,以确保治疗方案的个体化和最佳效果。因此,糖尿病患者需要与医疗团队紧密合作,定期监测血压,并调整治疗方案以确保血压控制在最佳水平,以此来最大限度地减少糖尿病视网膜病变的风险。值得指出的是,目前强调个体化的血压目标设置,根据 UKPDS 研究,适当降低血压可以显著减少糖尿病视网膜病变进展的风险。推荐使用 ACE 抑制剂或 ARBs 作为高血压糖尿病患者的首选治疗,以优化血压控制和减少糖尿病视网膜病变风险。

四、血脂的严格控制

根据最新的研究,血脂异常在糖尿病视网膜病变的发展中起着关键作用。研究指出,高水平的低密度脂蛋白(LDL)和甘油三酯会促进视网膜内脂肪沉积,加剧视网膜损伤,特别是对视网膜血管的破坏。这种脂肪沉积不仅影响血管的物理结构,还可能激发炎症反应,进一步恶化视网膜状况。因此,有效的血脂管理对于减缓糖尿病视网膜病变的发展至关重要。

膳食调整和增加运动是控制血脂的基本策略,研究建议糖尿病患者采取富含全谷物、新鲜水果和蔬菜、$\omega-3$ 脂肪酸和低脂肪乳制品的饮食模式,同时每周进行至少 150 分钟的中等强度有氧运动。此外,对于需要额外血脂管理的患者,他汀类药物作为降低 LDL 水平的首选药物,通过抑制肝脏内胆固醇的合成降低血中 LDL 水平,从而显著减少糖尿病视网膜病变进展的风险。糖尿病视网膜病变临床研究网络(Diabetic Retinopathy Clinical Research Network,DRCR. net)的研究进一步强调了对于严重非增殖性糖尿病视网膜病变或增殖性糖尿病视网膜病变的糖尿病患者,良好的血脂控制在预防视力丧失方面的重要性。

第三节　医学治疗策略

针对糖尿病视网膜病变的医学治疗策略包括多种方法,旨在减缓疾病进展、改善或保持视力,以及预防严重视力损失。以下是针对糖尿病视网膜病变治疗策略的详细介绍。

一、早期干预的重要性

在糖尿病视网膜病变的管理中,早期干预是防止视力进一步恶化的关键。糖尿病视网膜病变的早期阶段往往不会引起明显的视觉症状,使得患者无法及时意识到病情的存在和进展。因此,定期进行眼底检查显得尤为重要,这样可以在病变进展到更严重的阶段之前及时发现,从而在最佳时间点进行治疗。通过早期发现和治疗,不仅可以有效控制糖尿病视网膜病变的发展,还可以大大减少患者未来可能需要的更复杂和更具侵入性的治疗措施,如激光光凝治疗或玻璃体手术。早期干预的有效性在很大程度上依赖于对疾病进展的及时监测和评估。这包括对糖尿病患者进行眼部健康教育,强调定期眼科检查的重要性,尤其是对于那些有长期糖尿病史的患者。此外,医生可以利用现代医学技术,如荧光素眼底血管造影和光学相干断层扫描,这些技术能够在微观层面上检测到早期的病变,为早期干预提供可靠的依据。早期干预不仅包括医学治疗,也涉及生活方式的调整,如控制血糖和血压,以减缓糖尿病视网膜病变的进展。在许多情况下,这种综合治疗方法可以有效防止或延缓糖尿病视网膜病变导致的视力丧失,提高患者的生活质量。因此,对于糖尿病患者来说,意识到早期干预的重要性,并积极参与自己的疾病管理,是保持良好视力的关键。

二、抗血管内皮生长因子治疗

抗血管内皮生长因子治疗已经成为糖尿病视网膜病变特别是糖尿病性黄斑水肿和增殖性糖尿病视网膜病变治疗的革命性进步。血管内皮生长因子是一种重要的信号蛋白,它在正常和病理状态下促进血管的形成和渗透。在糖尿病视网膜病变中,过量的血管内皮生长因子释放促进了异常血管的增生和现有血管的渗漏,导致视力损失。

抗血管内皮生长因子治疗的出现,为糖尿病视网膜病变提供了一种有效的治疗选择,能够直接针对疾病的血管异常过程。通过局部眼内注射抗血管内皮生长因子药物,可以显著减少视网膜中的血管内皮生长因子水平,从而减轻血管渗漏,抑制异常新生血管的形成,改善或稳定视力。

目前,有几种抗血管内皮生长因子药物可用于糖尿病视网膜病变治疗,包括贝伐珠单抗、雷珠单抗、阿柏西普等。这些药物虽然在分子结构和药物动力学特性上有所不同,但都显示出了在减少糖尿病性黄斑水肿和控制增殖性糖尿病视网膜病变方面的显著疗效。

抗血管内皮生长因子治疗不仅提高了治疗糖尿病视网膜病变的效果,还因其相对较少的侵入性和较好的耐受性,而成为许多情况下的首选治疗。然而,尽管抗血管内皮生长因子治疗在短期内效果显著,但可能需要多次注射,以维持治疗效果。此外,选择抗血管内皮生长因子治疗方案时,需要考虑个体患者的具体情况,包括糖尿病视网膜病变的严重程度、病变特点,以及患者的整体健康状况。

随着研究的深入和技术的进步,未来可能会有更多的抗血管内皮生长因子药物和改进的给药策略,为糖尿病视网膜病变患者提供更有效、更个性化的治疗选择。此外,对于抗血管内皮生长因子治疗的长期疗效和安全性的进一步研究,将有助于优化糖尿病视网膜病变的治疗方案,改善患者的视力和生活质量。

三、激光光凝治疗与外科手术

激光光凝治疗和外科手术在糖尿病视网膜病变的治疗领域中扮演着关键角色,尤其是对于那些不适用或未能充分响应抗血管内皮生长因子治疗的患者。这些传统方法依然是管理特定糖尿病视网膜病变类型不可或缺的手段,尽管近年来治疗策略中抗血管内皮生长因子药物的使用日益增加。

激光光凝治疗主要针对增殖性糖尿病视网膜病变和部分糖尿病性黄斑水肿患者。通过精确地应用激光光束,可以缩减和封闭异常血管,减轻视网膜渗漏,进而抑制或延缓疾病的进展。

在糖尿病视网膜病变的晚期阶段,尤其是当患者出现玻璃体出血或视网膜脱离时,玻璃体切割术成为一种重要的治疗选择。外科手术不仅能够清除视网膜和玻璃体中的血液和瘢痕组织,还可以对异常新生血管进行治疗,有时候配合内眼填充物(如气体或硅油)来帮助视网膜重贴合。

选择激光治疗或外科手术作为糖尿病视网膜病变治疗方案的一部分,需基于对患者病情的综合评估。这包括考虑糖尿病视网膜病变的类型、病变的范围,以及患者的整体健康状况等因素。在某些情况下,可能需要将这些传统治疗方法与抗血管内皮生长因子治疗结合使用,以实现最佳的治疗效果。

未来,随着新技术的发展和新治疗方法的探索,激光治疗和外科手术在糖尿病视网膜病变管理中的应用将更加个性化和精细化。这需要医生对糖尿病视网膜病变的治疗策略有深入的了解,并能够根据最新的临床研究和技术进展,为患者制定最适合的治疗方案。同时,跨学科的合作也是提高治疗效果和患者满意度的关键。表 17-3-1 比较了糖尿病视网膜病变 4 种治疗策略的特点。

表 17-3-1　糖尿病视网膜病变治疗策略比较

治疗策略	疗效	副作用	成本效益	患者满意度
早期干预	通过定期眼底检查发现早期病变,有效控制糖尿病视网膜病变发展,减少需要更复杂治疗的风险。	依赖于检查和患者教育,基本无副作用。	较高,因为可以减少将来需要更昂贵治疗的可能性。	通常较高,因为通过早期干预减少了需要更侵入性治疗的需求。

续表 17-3-1

治疗策略	疗效	副作用	成本效益	患者满意度
抗血管内皮生长因子治疗	对糖尿病性黄斑水肿和增殖性糖尿病视网膜病变有效,可以显著减少视网膜中的血管内皮生长因子水平,改善视力。	需要眼内注射,可能引起眼内炎症、感染等。	成本较高,但是对于减轻糖尿病性黄斑水肿和控制增殖性糖尿病视网膜病变非常有效,从长期来看可能具有成本效益。	效果显著时患者满意度高,但反复注射可能影响患者体验。
激光治疗	对增殖性糖尿病视网膜病变和部分糖尿病性黄斑水肿患者有效,可以缩减和封闭异常血管,减轻视网膜渗漏。	可能导致视网膜周围健康组织损伤,视野缩小等。	中等成本,对于适应证患者是成本效益的治疗方式。	依赖于治疗效果,一般情况下,若治疗成功,患者满意度较高。
外科手术	对糖尿病视网膜病变晚期患者,尤其是出现玻璃体出血或视网膜脱离者,能有效清除血液和瘢痕组织,有时配合内眼填充物帮助视网膜重贴合。	手术风险较高,包括感染、出血等,需要较长的术后恢复时间。	成本很高,但对于晚期糖尿病视网膜病变患者可能是必要的。	若手术成功,可显著改善视力和生活质量,患者满意度提高,但术后恢复过程可能影响满意度。

综上所述,糖尿病视网膜病变的治疗正处于一个快速发展和转变的时期。随着新治疗方法的研究和开发,我们有理由相信,未来糖尿病视网膜病变的治疗将更加个性化、精准和有效,最终为患者带来更好的视力保护和生活质量改善。这要求持续的科学探索和跨学科合作,以将这些研究成果转化为临床实践中的切实治疗方案。

第四节　患者管理与教育

患者管理与教育在糖尿病视网膜病变的综合治疗中占有举足轻重的地位。以下是针对这一部分的详细介绍。

一、患者自我管理教育的重要性

患者自我管理教育对于控制糖尿病及其包括糖尿病视网膜病变在内的并发症,至关重要。这包括提供关于如何监测和控制血糖水平的知识,理解饮食和运动如何影响血糖,以及如何管理糖尿病的日常生活。这一教育过程旨在深化患者对糖尿病及其并发症的理解,特别是如何有效监控和控制血糖水平,以及饮食和运动对血糖控制的影响。通过这种教育,可以提高患者的自我管理能力,降低疾病进展的风险,并提高生活质量。

二、定期眼科检查与筛查的推荐

进一步而言,对于糖尿病视网膜病变的管理,向患者传授识别糖尿病视网膜病变早期症状的能力并在必要时寻求专业医疗帮助,对预防视力严重损失具有重大意义。在这个过程中,强调定期进行眼科检查的重要性是关键,因为这有助于及早发现和干预糖尿病视网膜病变,从而阻止或减缓疾病的进展。

此外,有效的患者教育不仅关注于疾病知识的传授,更重要的是激发患者的自我管理意识和能力这包括但不限于,建立健康的生活习惯,如均衡饮食和适量运动,以及正确使用药物。通过增强患者的自我管理能力,可以大大降低糖尿病视网膜病变及其他糖尿病并发症的风险,提高患者的生活质量。

三、患者支持与资源

在糖尿病视网膜病变的管理过程中,向患者提供充分的支持与资源是至关重要的。这些支持和资源的范畴广泛,涵盖了患者支持团体、教育资料、在线资源以及专业的糖尿病管理团队。这些资源的核心目的是为糖尿病视网膜病变患者提供全面的信息和指导,包括但不限于疾病的日常管理、可行的治疗选项以及必要的生活方式调整建议。

患者支持团体在提供心理和情感支持方面发挥着不可替代的作用。这种形式的支持不仅帮助患者了解和管理自身的疾病,还为他们提供了一个分享经验、交流治疗心得的平台,极大地减轻了患者的心理负担和孤独感。此外,这种相互支持的环境有助于患者保持积极的心态,面对疾病带来的挑战。

教育材料和在线资源的提供,使患者能够随时获取最新的研究进展、治疗方法和管理策略。这些资源应该易于理解,贴近患者的实际需要,并能够针对患者的疑问提供清晰的解答。同时,这些材料可以帮助患者做出知情的医疗决策,增强他们的自我管理能力。

专门的糖尿病护理团队则为患者提供个性化的医疗服务。这些团队通常由内分泌科医生、眼科医生、糖尿病教育护士、营养师等组成,能够根据患者的具体情况提供综合性的治疗方案和管理建议。这种跨学科的合作模式,确保了患者能够从多个角度得到最佳的治疗与支持。

四、患者教育策略与实践案例

糖尿病视网膜病变管理中的患者教育策略与实践案例中,具体的教育策略和工具的应用对于提高患者的自我管理能力和改善治疗结果至关重要。以下是一些成功的患者教育项目案例和实用的患者教育工具介绍,旨在提升患者对疾病的理解和管理水平:

(一)数字健康平台

数字健康平台,如"眼底 Go"(RetinaGo),为糖尿病患者提供一个互动的学习环境,通过视频、图表和互动测验教育患者关于糖尿病视网膜病变的知识。这些平台能够根据用户的学习进度和理解程度提供个性化的教育内容,有效提升患者对糖尿病视网膜病变管理的认知。

(二)社区健康讲座

在社区中心或医院举办的健康讲座是另一种有效的患者教育方式。例如,"明亮视界计划"(Bright Vision Program)通过邀请眼科医生和营养师,向糖尿病视网膜病变患者和家庭成员提供关于健康饮食、血糖控制和糖尿病视网膜病变预防的讲座和研讨会,增强患者的自我管理意识和能力。

(三)患者支持小组

患者支持小组为糖尿病视网膜病变患者提供了一个分享经验、相互学习和情感支持的平台。通过定期的小组会议,患者可以学习到其他患者的管理策略,获取新的信息和资源,从而更好地应对疾病带来的挑战。例如,"视力守护者"(Vision Guardians)小组通过线上和线下会议,讨论糖尿病视网膜病变管理的最新研究进展和生活调整技巧。

(四)定制化患者教育材料

提供定制化的患者教育材料,如印刷手册、信息图表和提醒卡片,可以帮助患者更好地理解糖尿病视网膜病变的治疗过程和自我管理要点。这些材料应涵盖疾病知识、生活方式调整建议、药物使用指南和常见问题解答,以满足不同患者的需求。

通过上述患者教育策略和工具的实施,可以有效提高患者对糖尿病视网膜病变的认识,促进患者与医疗提供者之间的良好沟通,进而提升患者的治疗依从性和生活质量。重要的是,这些教育项目和工具应当根据患者的具体需要进行调整,确保教育内容的相关性和实用性,以达到最佳的教育效果。

总之,患者支持与资源的提供是糖尿病视网膜病变综合管理策略的重要组成部分。通过有效的信息传递、心理支持和个性化医疗服务,患者能够更好地应对糖尿病及其并发症,从而达到改善生活质量、预防视力丧失的目标。随着糖尿病管理领域的不断进步,对患者支持和资源的需求也将不断增长,需要持续的关注和优化,以满足日益增长的患者需求。

第五节　糖尿病视网膜病变管理中的挑战与对策

糖尿病视网膜病变管理中的挑战与对策是一个复杂的主题,涉及社会经济因素、卫生资源分配、医疗团队协作及患者教育等多方面因素。以下是对这一部分的详细介绍。

一、社会经济因素对糖尿病视网膜病变管理的影响

在糖尿病视网膜病变的管理过程中,社会经济因素扮演着不可忽视的角色。研究表明,社会经济地位较低的人群在获取高质量的糖尿病及糖尿病视网膜病变相关的医疗服务方面面临显著挑战。这些挑战包括但不限于经济负担、交通便利性,以及对健康服务的知识和信息获取的限制。经济困难可能导致患者延迟寻求医疗帮助,错过早期诊断和治疗的关键时机,从而增加了糖尿病视网膜病变进展至严重阶段的风险。

此外,社会经济地位较低的群体往往伴随着较低的健康意识和教育水平,这可能进一步限制他们对疾病预防和管理重要性的理解。这种缺乏意识不仅影响患者主动寻求医疗服务的意愿,也可能影响他们遵循治疗计划的能力。

针对这些问题,采取综合性策略至关重要。首先,政府和相关卫生组织应该推出针对低收入人群的医疗援助计划,减轻他们的经济负担,提高他们接受眼科检查和治疗的可能性。其次,提升公众健康教育水平,特别是在低收入社区,通过社区健康活动、教育研讨会和媒体宣传等方式,增强人们对糖尿病和糖尿病视网膜病变的认识,以及对早期检测和治疗的重要性的理解。最后,利用移动医疗服务等创新手段,通过临时眼科诊所或"医疗巴士"等方式,将医疗资源直接带到偏远或资源有限的社区,从而提高医疗服务的可及性和便利性。这些措施不仅可以帮助低社会经济地位人群获得所需的医疗服务,还能够有效减少糖尿病视网膜病变导致的视力损失和盲目的风险。

综上所述,社会经济因素对糖尿病视网膜病变管理的影响深远,需要通过政策支持、教育提升和服务创新等多方面的努力,为所有糖尿病患者提供平等、高质量的医疗服务。这样的综合策略不仅能够改善患者的疾病管理和生活质量,也会对整个公共卫生系统构成积极影响。

二、多学科团队合作的重要性

在糖尿病视网膜病变的管理过程中,采取多学科团队(MDT)合作模式被认为是提高

治疗效果和患者满意度的关键策略。这种合作模式促进了内分泌科、眼科、营养科、心理健康和社会工作等多个领域专业人员之间的密切协作，为患者提供综合、个性化的治疗方案。多学科团队的核心优势在于能够从多个角度全面评估患者的病情，制定出符合患者特定需求的治疗计划，涵盖从血糖控制到视力保护，再到生活质量提升的全方位管理。

多学科团队的有效运作依赖于团队成员之间的定期沟通和信息共享，这不仅有助于及时发现并解决治疗过程中遇到的问题，也促使团队能够根据患者状况的变化灵活调整治疗方案。此外，团队中的每一位成员都能根据自己的专业知识为患者提供专业指导，如营养师提供的饮食建议、心理健康专家提供的心理支持，以及社会工作者帮助患者解决社会和经济问题，共同努力确保患者获得全面的医疗照顾。

多学科团队合作模式的另一个重要方面是患者教育。通过多学科团队的共同努力，患者能够获得关于疾病管理、药物治疗、日常生活调整等方面的全面知识，从而提高患者的自我管理能力，减少疾病复发和并发症的风险。患者教育还包括鼓励患者参与到治疗决策中来，增强他们对治疗计划的理解和依从性，最终提升治疗效果。

总之，多学科团队合作模式在糖尿病视网膜病变管理中的作用不可或缺，通过促进跨专业领域的协作和信息共享，不仅可以为患者提供个性化和综合的治疗方案，还可以通过患者教育和支持改善患者的整体治疗体验和生活质量。随着医疗模式的不断演进，多学科团队合作模式将继续在糖尿病视网膜病变以及其他慢性疾病的管理中扮演着越来越重要的角色。

三、患者依从性提升策略

在糖尿病视网膜病变的管理过程中，提高患者对治疗方案的依从性是实现治疗成功的关键因素之一。不幸的是，许多患者因为各种原因而未能遵守治疗建议，这可能包括治疗成本、对潜在副作用的担忧、治疗方案的复杂性，或是因为疏忽而遗忘药物服用和医生预约。为了克服这些挑战，医疗团队必须采取多维度策略，确保患者能够理解、接受并遵守治疗计划。

首先，患者教育是提升依从性的基石。通过详细解释疾病本质、治疗方案的重要性以及不遵守治疗计划可能带来的风险，患者可以更好地理解为什么需要遵循医嘱。医生和护士应使用患者容易理解的语言，避免过于专业的术语，确保信息的透明性和可访问性。

其次，采用提醒服务，如手机应用或短信提醒，可以有效帮助患者记住药物服用时间和复诊安排。这些技术手段在现代医疗管理中越来越受到欢迎，它们为患者提供了方便和实时的提醒服务，从而减少因遗忘而降低依从性的问题。

此外，简化治疗方案也是提高依从性的有效方法之一。通过减少每日服药次数或采用长效药物减少注射频率,可以显著降低患者的治疗负担,提高他们遵循治疗计划的意愿和能力。

最后,提供心理支持对于增强患者的自我管理能力和依从性同样重要。面对慢性疾病的压力和不确定性,患者可能会感到焦虑、沮丧或孤立。医疗团队应提供足够的情感支持,帮助患者建立积极的应对机制,鼓励他们积极参与治疗,维持乐观的态度。

四、创新对策与解决方案

面对糖尿病视网膜病变管理的挑战,尤其在资源有限的环境中,采纳创新对策与解决方案变得至关重要。远程医疗技术的运用,诸如手机眼底相机和远程诊断平台,提供了一种有效的手段以扩大医疗服务的覆盖范围,确保偏远地区患者能够获得及时的糖尿病视网膜病变筛查与诊断服务。此技术利用数字化眼底照相与人工智能算法,有效识别糖尿病视网膜病变的早期迹象并实施及时干预,不仅提高了筛查的效率与准确性,也减少了由交通、时间或经济因素带来的医疗服务获取障碍。远程教育工具的引入,进一步提升了医疗专业人员的知识与技能,同时增强了患者对糖尿病视网膜病变的认识。尽管远程医疗在提升筛查率和治疗接入性方面具有显著优势,但其实施仍然面临技术、法律及伦理挑战,如确保充足的网络宽带、数据安全以及解决患者隐私保护和跨境医疗服务的法律规范问题,这些均是推广远程医疗技术必须克服的关键障碍。

在社区层面,通过建立以患者为中心的糖尿病视网膜病变管理模式,培训社区卫生工作者和志愿者进行初筛和基础教育,可以有效提高患者对糖尿病视网膜病变的早期识别和管理意识,同时减轻对高级医疗设施的依赖。这种模式促进了社区参与,强化了早期发现和治疗糖尿病视网膜病变的能力,对于资源有限的环境尤为适用。

针对成本问题,研发经济适用的治疗方法和设备,如低成本的药物释放系统和眼内注射设备,使得先进的治疗方法如抗血管内皮生长因子治疗得以在资源有限的环境中被广泛应用。此外,跨学科合作和知识共享在糖尿病视网膜病变管理中也发挥着关键作用。眼科医生、糖尿病专家、基础研究人员以及公共卫生专家之间的合作,有助于综合不同领域的专业知识,共同探索和实施最佳治疗策略。

政府和非政府组织的政策支持和资金投入对于推动糖尿病视网膜病变管理的创新解决方案的研发和实施至关重要。资助支持远程医疗项目、社区卫生计划以及基础设施建设,不仅可以提高糖尿病视网膜病变的治疗效果,还能提升患者的生活质量。同时,鼓励私营部门投资健康技术的研发,可以进一步促进糖尿病视网膜病变治疗方法的创新和优化。

综上所述,通过上述多方面的努力和创新策略,即使在资源受限的环境下,也能显著提高糖尿病视网膜病变管理的效率和效果,为糖尿病视网膜病变患者带来更加光明的未来。这需要医疗专业人员、政策制定者和社会各界的共同参与和持续努力,确保科技进步能够惠及所有患者。

第六节　未来方向与研究展望

在糖尿病视网膜病变的医学管理领域中,持续的创新和研究正不断开拓新的治疗方法、个性化医疗策略以及利用技术创新提升病患管理效率的可能性。以下是这一领域未来发展的几个关键方向。

一、新兴治疗方法的研究进展

随着医学研究的深入,糖尿病视网膜病变的治疗领域正迎来快速发展,特别是在新治疗方法的探索上,旨在不仅仅控制病情进展,更着眼于治疗疾病的根本原因,以提升患者的视力恢复潜力和生活质量。科学家们正在针对糖尿病视网膜病变的病理机制探索多种治疗靶点,除已广泛应用的抗血管内皮生长因子治疗外,新研究也聚焦于成纤维细胞生长因子(FGF)、血小板衍生生长因子(PDGF)和 Wnt/β-catenin 等关键生物途径,旨现在减少视网膜血管渗漏和异常新生血管形成,全面应对糖尿病视网膜病变引发的视觉损害。基因疗法和干细胞治疗作为治疗糖尿病视网膜病变的革命性领域,前者通过修正致病基因实现疾病的根治性治疗,后者利用干细胞的再生潜力修复受损的视网膜细胞,均展现出巨大潜力。然而,这些治疗方法的安全性、有效性和长期效果还需通过广泛的临床试验来验证。个体化医疗在选择治疗策略时扮演着越来越重要的角色,需基于患者的遗传背景、疾病状态和个人需求来优化。总之,糖尿病视网膜病变的新兴治疗方法正为更深入和个性化的治疗提供了新的大门,随着科学研究的不断进展,未来有望为糖尿病视网膜病变患者提供更加有效、安全和个性化的治疗方案。

二、个性化医疗在糖尿病视网膜病变管理中的应用

个性化医疗,或称精准医疗,是根据患者的遗传信息、生活方式和疾病特征来定制治疗方案的一种方法。在糖尿病视网膜病变管理中,个性化医疗的应用包括利用遗传标志物预测疾病进展风险和治疗反应,从而为患者提供更加精确的治疗选择。此外,个性化医疗策略也可能包括根据患者特定的疾病状态和反应来调整药物剂量和治疗计划,以最大限度地提高疗效并减少副作用。

个性化医疗在糖尿病视网膜病变管理中的应用代表了医学治疗的未来方向,特别是在精准医学领域内。该方法通过综合考虑个体的遗传背景、生物标志物、环境因素及生活方式等因素,能够为每位糖尿病视网膜病变患者提供量身定制的治疗策略。在糖尿病

视网膜病变的背景下,个性化医疗主要涉及以下几个关键方面。

1. 遗传标志物的应用　研究表明,某些遗传标志物与糖尿病视网膜病变的发展和进展密切相关。通过对这些标志物的分析,医生能够识别出高风险患者群体,并提前采取预防措施或选择更为积极的治疗方案。此外,遗传标志物还可以用于预测个体对特定治疗的响应,使医生能够避免使用效果不佳的治疗方法,从而为患者节省宝贵的时间和资源。

2. 个体化药物治疗　不同患者对相同药物的反应可能存在显著差异,这在糖尿病视网膜病变治疗中尤为重要。例如,抗血管内皮生长因子药物虽然在糖尿病视网膜病变治疗中取得了显著成效,但并非所有患者都对其有良好反应。通过个性化医疗,医生可以根据患者的遗传信息和疾病特征来预测药物反应,选择最合适的治疗方法,甚至调整药物剂量和治疗频率,以获得最佳治疗效果。

3. 生活方式干预的个性化　糖尿病视网膜病变的管理不仅限于药物治疗,合适的生活方式调整也对控制疾病进展至关重要。个性化医疗在这一方面的应用,包括根据患者的生活习惯、偏好以及生活环境提供定制化的饮食和运动计划,以及其他可能的生活方式干预措施。这些定制化的干预措施有助于提高患者的依从性和生活质量,同时降低糖尿病视网膜病变进展的风险。

4. 患者教育与支持　个性化医疗还强调在治疗过程中提供个性化的患者教育和支持。通过理解患者的个人需求和偏好,医疗团队能够提供更为精确和有效的健康教育,帮助患者更好地理解自己的疾病状况、治疗方案以及如何进行自我管理,从而提高治疗的依从性和满意度。

总之,个性化医疗在糖尿病视网膜病变管理中的应用展现了精准医学在提高治疗效果、优化患者体验方面的巨大潜力。通过深入了解每位患者的独特情况和需求,医生能够提供更为精准、高效的治疗方案,朝着最终目标——最大程度地保护患者视力,改善其生活质量迈进。随着未来研究的深入和技术的进步,个性化医疗在糖尿病视网膜病变以及其他疾病的管理中将发挥越来越重要的作用。

三、技术创新与远程医疗的潜力

随着技术的快速进步,远程医疗已成为糖尿病视网膜病变管理领域的一大革新。特别是在数字健康技术和人工智能的助力下,为糖尿病视网膜病变的早期筛查、监测和干预提供了前所未有的可能性。这些技术不仅对患者方便、高效的医疗服务需求做出了响应,也为医疗提供者在资源有限的环境中实现高质量眼科护理打开了新路径。

（一）数字视网膜成像技术

数字视网膜成像技术使得视网膜照片的远程传输成为可能,医生可以在没有直接面对面交流的情况下对患者进行评估。这一技术的应用极大地提升了糖尿病视网膜病变筛查程序的效率，使得即使在偏远地区的患者也能获得及时的糖尿病视网膜病变筛查服务。此外，与传统的眼底检查相比，数字视网膜成像技术提供了更高质量的图像，有助于医生进行更准确的病变分析和诊断。

（二）人工智能在糖尿病视网膜病变诊断中的应用

人工智能算法，特别是深度学习技术，在糖尿病视网膜病变图像的自动识别、分类和分析中展现出巨大潜力。人工智能不仅可以快速处理大量的视网膜图像数据，还能准确识别出微小的病变，有时甚至超过人眼的诊断能力。这意味着人工智能技术可以作为一种有效的辅助工具，帮助眼科医生及早发现糖尿病视网膜病变，从而实现更早期的干预。

（三）远程医疗服务的潜力

远程医疗服务通过提供在线咨询、疾病管理建议和患者教育，极大地增强了糖尿病视网膜病变患者的自我管理能力。这种服务模式不仅为患者节约了时间和经济成本，还提高了患者对疾病管理的积极参与度和满意度。远程医疗的另一大优势是它能够提供持续的疾病监测，对于那些因地理位置偏远或行动不便无法频繁访问医院的患者来说尤为重要。

总之，技术创新和远程医疗的融合为糖尿病视网膜病变管理带来了新的视角和方法。通过利用这些先进的技术手段，我们不仅能够提高糖尿病视网膜病变的早期诊断率和治疗效果，还能够为患者提供更加个性化、便捷和高效的医疗服务。未来，随着这些技术的不断发展和完善，其在糖尿病视网膜病变管理中的应用范围和影响力将进一步扩大，为糖尿病视网膜病变患者带来更多的希望和可能。

四、糖尿病视网膜病变医学管理中的伦理挑战与社会影响

面对糖尿病视网膜病变治疗的伦理挑战和技术应用的社会影响，我们不仅要审慎评估每一项新兴治疗方法的安全性和有效性，还需考虑其伦理合理性和对患者生活质量的实际影响。随着基因编辑和干细胞治疗等先进技术在糖尿病视网膜病变治疗中的应用，患者及医疗提供者面临着诸多伦理问题，例如，基因治疗的长期影响尚不明确，其可能带来遗传上的变化引发社会和伦理上的担忧。此外，干细胞治疗涉及的细胞来源问题（如胚胎干细胞的使用）也是伦理争议的焦点。因此，治疗糖尿病视网膜病变的新方法必须经过严格的伦理审查，确保科学研究和临床应用符合道德标准，尊重患者的自主权和利益。

技术应用的社会影响也是我们不能忽视的重要方面。例如，高昂的治疗费用可能加剧社会不平等，使得资源有限的患者难以获得先进的治疗方法。此外，新技术的普及还可能引发公众对隐私保护、数据安全等方面的担忧。因此，在推广新兴治疗技术时，需要

全面考虑其社会影响,通过政策制定、医疗保险覆盖等措施,促进公平获取医疗资源,同时加强对患者隐私和数据保护的关注。

总之,糖尿病视网膜病变的治疗不仅是医学问题,也是伦理和社会问题。面对这些挑战,医生、研究人员、政策制定者和社会各界需共同努力,确保科技进步能够以负责任的方式惠及所有患者,同时最大限度地减少潜在的负面影响。

第七节　小　结

糖尿病视网膜病变,作为糖尿病最常见的并发症之一,在全球范围内对患者的视力和生活质量构成重大威胁。随着全球糖尿病患者数量的持续增加,糖尿病视网膜病变的有效管理显得尤为重要。本章通过全面介绍糖尿病视网膜病变的当前医学管理策略,包括早期诊断、及时干预、血糖和血压的严格控制、生活方式的调整,以及先进治疗方法的应用,突出了个性化治疗计划和患者教育的重要性。通过综合这些策略,我们可以显著降低糖尿病视网膜病变的影响,改善患者的生活质量。

综合管理策略在糖尿病视网膜病变的成功管理中扮演着核心角色,需要多学科团队的共同努力,包括内分泌科医生、眼科医生、护士、营养师和社会工作者。此外,患者的积极参与和自我管理对于提高治疗效果和患者满意度至关重要。随着个性化医疗的发展,基于患者的遗传背景、生活习惯和疾病特点制定的精准治疗计划,有望进一步提高糖尿病视网膜病变管理的效果。

对未来研究方向的展望表明,探索新的治疗方法,如新药物、基因治疗、干细胞治疗以及人工智能和远程医疗技术的应用,将为糖尿病视网膜病变的筛查、诊断和治疗提供更有效、更精确的手段。深入理解糖尿病视网膜病变的发病机制将揭示新的治疗靶点,为糖尿病视网膜病变提供更多治疗选择。

本章强调了对公共健康实践的具体意义,尤其是在提升糖尿病视网膜病变管理效果、促进健康政策制定和执行方面的贡献。通过国际合作和多学科团队的共同努力,以及在资源有限的环境中实施这些创新策略的可能性,为全球范围内减轻糖尿病视网膜病变带来的视力损失负担提供了新的视角和策略。通过促进健康公平性和提高治疗依从性,这些策略有望改善糖尿病患者的预后和生活质量,标志着未来研究的方向,旨在最终通过全球范围内的努力减轻糖尿病视网膜病变的公共健康负担。

参考文献

[1] ABBADE J,KLEMETTI M M,FARRELL A,et al. Increased placental mitochondrial fusion in gestational diabetes mellitus: An adaptive mechanism to optimize feto-placental metabolic homeostasis? [J]. BMJ Open Diabetes Research & Care,2020,8(1):e000923.

[2] ABRAMOFF M D, WHITESTONE N, PATNAIK J L, et al. Autonomous artificial intelligence increases real-world specialist clinic productivity in a cluster-randomized trial [J]. NPJ Digital Medicine,2023,6(1):184.

[3] ACHIGBU E O,ONYIA O E,OGUEGO N C,et al. Assessing the barriers and facilitators of access to diabetic retinopathy screening in sub-Saharan Africa: A literature review[J]. Eye,2024,38(11):2028-2035.

[4] AGARWAL A,INGHAM S A,HARKINS K A,et al. The role of pharmacogenetics and advances in gene therapy in the treatment of diabetic retinopathy[J]. Pharmacogenomics, 2016,17(3):309-320.

[5] AHMAD I,KHAN J,TAHIR M Z,et al. Comparison of targeted retinal photocoagulation versus pan-retinal photocoagulation in the treatment of proliferative diabetic retinopathy [J]. International Journal of Health Sciences,2023,7(S1):111-117.

[6] AL BAIUOMY M,SALEM Y,BEDIER N,et al. Effect of an educational intervention on self-care practices among patients with diabetic retinopathy[J]. Alexandria Scientific Nursing Journal,2021,23(2):22-38.

[7] AL-KHARASHI A S. Role of oxidative stress,inflammation,hypoxia and angiogenesis in the development of diabetic retinopathy[J]. Saudi Journal of Ophthalmology: Official Journal of the Saudi Ophthalmological Society,2018,32(4):318-323.

[8] ALLEN R,WELCH L K. Leveraging the technological advances of virtual reality (VR) to foster engaging and interactive learning,ultimately impacting patient quality of care[J]. Diabetes,2023,72(Supplement_1):499-P.

［9］ALTAF Q A，DODSON P，ALI A，et al. Obstructive sleep apnea and retinopathy in patients with type 2 diabetes. A longitudinal study［J］. American Journal of Respiratory and Critical Care Medicine，2017，196（7）：892−900.

［10］AMBELINA S，DJANAS D，BACHTIAR H. The relationship between magnesium level in pregnancy with gestational diabetes mellitus［J］. Journal Obgin Emas，2021，5（1）：102 −111.

［11］AMOAKU W M，GHANCHI F，BAILEY C，et al. Diabetic retinopathy and diabetic macular oedema pathways and management：UK Consensus Working Group［J］. Eye （London，England），2020，34（Suppl 1）：1−51.

［12］AN J，NIU F，TURPCU A，et al. Adherence to the American Diabetes Association retinal screening guidelines for population with diabetes in the United States［J］. Ophthalmic Epidemiology，2018，25（3）：257−265.

［13］VICTOR A A，SITOMPUL R. Proliferative diabetic retinopathy：An overview of vitreous immune and biomarkers［M］//Early Events in Diabetic Retinopathy and Intervention Strategies：InTech，2018.

［14］ANWAR H，KHALIL I，IKRAM S，et al. Comparison of laser and anti VEGF therapy in treatment of diabetic macular edema［J］. Advances in Ophthalmology & Visual System，2020，10（1）：8−11.

［15］ANWAR S B，ASIF N，NAQVI S A H，et al. Evaluation of multiple risk factors involved in the development of Diabetic Retinopathy［J］. Pakistan Journal of Medical Sciences，2019，35（1）：156−160.

［16］ARRIGO A，ARAGONA E，BANDELLO F. VEGF−targeting drugs for the treatment of retinal neovascularization in diabetic retinopathy［J］. Annals of Medicine，2022，54（1）：1089−1111.

［17］ASHRAF M，SOUKA A，ADELMAN R，et al. Aflibercept in diabetic macular edema：Evaluating efficacy as a primary and secondary therapeutic option［J］. Eye，2017，31（2）：342−345.

［18］ATKINSON−BRIGGS S，JENKINS A，KEECH A，et al. Integrating diabetic retinopathy screening within diabetes education services in Australia's diabetes and indigenous primary care clinics［J］. Internal Medicine Journal，2019，49（6）：797−800.

［19］ATTIKU Y，HE Y，NITTALA M G，et al. Current status and future possibilities of retinal imaging in diabetic retinopathy care applicable to low− and medium−income countries ［J］. Indian Journal of Ophthalmology，2021，69（11）：2968−2976.

［20］AZZAM S K,OSMAN W M,LEE S,et al. Genetic associations with diabetic retinopathy and coronary artery disease in emirati patients with type-2 diabetes mellitus［J］. Frontiers in Endocrinology,2019,10:283.

［21］BAKER C W,JIANG Y,STONE T. Recent advancements in diabetic retinopathy treatment from the Diabetic Retinopathy Clinical Research Network［J］. Current Opinion in Ophthalmology,2016,27(3):210-216.

［22］BANDYOPADHYAY M. Gestational diabetes mellitus:A qualitative study of lived experiences of South Asian immigrant women and perspectives of their health care providers in Melbourne,Australia［J］. BMC Pregnancy and Childbirth,2021,21(1):500.

［23］BARAKAT S,ABUJBARA M,BANIMUSTAFA R,et al. Sleep quality in patients with type 2 diabetes mellitus［J］. Journal of Clinical Medicine Research,2019,11(4):261 -266.

［24］BARRANGOU R,DOUDNA J A. Applications of CRISPR technologies in research and beyond［J］. Nature Biotechnology,2016,34(9):933-941.

［25］BASAK S,MALLICK R,DUTTAROY A K. Maternal docosahexaenoic acid status during pregnancy and its impact on infant neurodevelopment ［J］. Nutrients, 2020, 12 (12):3615.

［26］BASILIOUS A,MUNI R H,JUNCAL V R. Anti-VEGF therapy in pregnancy and breastfeeding［J］. Canadian Eye Care Today,2023,2(2):16-19.

［27］BATS M L,BOUGARAN P,PEGHAIRE C,et al. Therapies targeting Frizzled-7/β-catenin pathway prevent the development of pathological angiogenesis in an ischemic retinopathy model［J］. FASEB Journal:Official Publication of the Federation of American Societies for Experimental Biology,2020,34(1):1288-1303.

［28］BEASER R S,TURELL W A,HOWSON A. Strategies to improve prevention and management in diabetic retinopathy:Qualitative insights from a mixed-methods study［J］. Diabetes Spectrum:a Publication of the American Diabetes Association,2018,31(1):65 -74.

［29］BEBU I,LACHIN J M. Optimal screening schedules for disease progression with application to diabetic retinopathy［J］. Biostatistics,2018,19(1):1-13.

［30］BEGUM T,RAHMAN A,NOMANI D,et al. Diagnostic accuracy of detecting diabetic retinopathy by using digital fundus photographs in the peripheral health facilities of Bangladesh:Validation study ［J］. JMIR Public Health and Surveillance, 2021, 7 (3):e23538.

［31］BEHERA U C,BRAR A S. Socioeconomic status and diabetic retinopathy in India［J］. Indian Journal of Ophthalmology,2021,69(11):2939-2943.

［32］BEK T. The risk for developing vision threatening diabetic retinopathy is influenced by heredity to diabetes［J］. Current Eye Research,2022,47(9):1322-1328.

［33］BELLEMO V,LIM Z W,LIM G,et al. Artificial intelligence using deep learning to screen for referable and vision-threatening diabetic retinopathy in Africa:A clinical validation study［J］. The Lancet. Digital Health,2019,1(1):e35-e44.

［34］BHARGAVI K. Telemedicine - Based Diabetic Care Powered With Artificial Intelligence:"],"issued":{"date-parts":[[2022]]},"references-count":27," URL":"http:// dx. doi. org/10. 4018/978-1-7998-7709-7. ch020","ISSN":["2328 - 1243","2328 - 126X［M］//Advances in Healthcare Information Systems and Administration:IGI Global,2022:340-353.

［35］BHASKARANAND M, RAMACHANDRA C, BHAT S, et al. The value of automated diabetic retinopathy screening with the EyeArt system:A study of more than 100,000 consecutive encounters from people with diabetes［J］. Diabetes Technology & Therapeutics, 2019,21(11):635-643.

［36］BHATWADEKAR A D, KANSARA V, LUO Q Y, et al. Anti - integrin therapy for retinovascular diseases［J］. Expert Opinion on Investigational Drugs,2020,29(9):935 -945.

［37］BHATWADEKAR A D,SHUGHOURY A,BELAMKAR A,et al. Genetics of diabetic retinopathy,a leading cause of irreversible blindness in the industrialized world［J］. Genes, 2021,12(8):1200.

［38］BIKBOV M M,GILMANSHIN T R,ZAINULLIN R M,et al. Prevalence and associated factors of diabetic retinopathy in a Russian population. the Ural eye and medical study ［J］. Diabetes, Metabolic Syndrome and Obesity:Targets and Therapy,2021,14:4723 -4734.

［39］BISWAS S,FENG B,CHEN S L,et al. The long non-coding RNA HOTAIR is a critical epigenetic mediator of angiogenesis in diabetic retinopathy ［J］. Investigative Ophthalmology & Visual Science,2021,62(3):20.

［40］BORA A,BALASUBRAMANIAN S,BABENKO B,et al. Predicting the risk of developing diabetic retinopathy using deep learning［J］. The Lancet. Digital Health,2021,3(1):e10 -e19.

［41］BOURRY J,COURTEVILLE H,RAMDANE N,et al. Progression of diabetic retinopathy and predictors of its development and progression during pregnancy in patients with type 1 diabetes：A report of 499 pregnancies［J］. Diabetes Care,2021,44(1):181−187.

［42］BOUSKILL K,SMITH−MORRIS C,BRESNICK G,et al. Blind spots in telemedicine：A qualitative study of staff workarounds to resolve gaps in diabetes management［J］. BMC Health Services Research,2018,18(1):617.

［43］BOYER D S,KAISER P K,MAGRATH G N,et al. The safety and biological activity of OTT166,a novel topical selective integrin inhibitor for the treatment of diabetic eye disease：A phase 1b study［J］. Ophthalmic Surgery, Lasers & Imaging Retina,2022,53 (10):553−560.

［44］BRAR A S,SAHOO J,BEHERA U C,et al. Prevalence of diabetic retinopathy in urban and rural India：A systematic review and meta − analysis ［J］. Indian Journal of Ophthalmology,2022,70(6):1945−1955.

［45］BROADBENT D M,WANG A M,CHEYNE C P,et al. Safety and cost−effectiveness of individualised screening for diabetic retinopathy：The ISDR open−label,equivalence RCT ［J］. Diabetologia,2021,64(1):56−69.

［46］BROWN D M,OU W C,WONG T P,et al. Targeted retinal photocoagulation for diabetic macular edema with peripheral retinal nonperfusion：Three − year randomized DAVE trial［J］. Ophthalmology,2018,125(5):683−690.

［47］BRYL A,MRUGACZ M,FALKOWSKI M,et al. The effect of diet and lifestyle on the course of diabetic retinopathy − a review of the literature ［J］. Nutrients, 2022, 14 (6):1252.

［48］BUGGY A,MOORE Z. The impact of the multidisciplinary team in the management of individuals with diabetic foot ulcers：A systematic review［J］. Journal of Wound Care,2017, 26(6):324−339.

［49］BULUM T,TOMI C M,DUVNJAK L. Total serum cholesterol increases risk for development and progression of nonproliferative retinopathy in patients with type 1 diabetes without therapeutic intervention：Prospective,observational study［J］. Archives of Medical Research,2017,48(5):467−471.

［50］CABRERA A P,MANKAD R N,MAREK L,et al. Genotypes and phenotypes：A search for influential genes in diabetic retinopathy ［J］. International Journal of Molecular Sciences,2020,21(8):2712.

［51］CABRERA A P,MONICKARAJ F,RANGASAMY S,et al. Do genomic factors play a role in diabetic retinopathy? ［J］. Journal of Clinical Medicine,2020,9(1):216.

[52]CAI C X,LI Y X,ZEGER S L,et al. Social determinants of health impacting adherence to diabetic retinopathy examinations[J]. BMJ Open Diabetes Research & Care,2021,9(1):e002374.

[53]CALDERON G D,JUAREZ O H,HERNANDEZ G E,et al. Oxidative stress and diabetic retinopathy:Development and treatment[J]. Eye (London,England),2017,31(8):1122-1130.

[54]CAO M F,TIAN Z H,ZHANG L,et al. Genetic association of *AKR1B1* gene polymorphism rs759853 with diabetic retinopathy risk:A meta-analysis[J]. Gene,2018,676:73-78.

[55]CAPITÃO M,SOARES R. Angiogenesis and inflammation crosstalk in diabetic retinopathy[J]. Journal of Cellular Biochemistry,2016,117(11):2443-2453.

[56]CARPI-SANTOS R,DE MELO REIS R A,GOMES F C A,et al. Contribution of Müller cells in the diabetic retinopathy development:Focus on oxidative stress and inflammation[J]. Antioxidants (Basel,Switzerland),2022,11(4):617.

[57]Cassidy FC, Lafferty S, Coleman CM, editors. The Role of Gender in the Onset, Development and Impact of Type 2 Diabetes Mellitus and Its Co-Morbidities2020.

[58]CASTELLANOS-CANALES D,FAWZI A A. Global challenges in the management of diabetic retinopathy in women with pre-gestational diabetes[J]. Clinical & Experimental Ophthalmology,2022,50(7):711-713.

[59]CECILIA O M,JOSÉ ALBERTO C G,JOSÉ N P,et al. Oxidative stress as the main target in diabetic retinopathy pathophysiology[J]. Journal of Diabetes Research,2019,2019:8562408.

[60]CHAMPION M L,JAUK V C,BIGGIO J R,et al. Early gestational diabetes screening based on ACOG guidelines[J]. American Journal of Perinatology,2024,41(S 01):e641-e647.

[61]CHANDRASEKARAN P R,MADANAGOPALAN V G,NARAYANAN R. Diabetic retinopathy in pregnancy - A review[J]. Indian Journal of Ophthalmology,2021,69(11):3015-3025.

[62]CHANWIMOL K,BALASUBRAMANIAN S,NASSISI M,et al. Retinal vascular changes during pregnancy detected with optical coherence tomography angiography[J]. Investigative Ophthalmology & Visual Science,2019,60(7):2726-2732.

[63]CHAUDHARY V. Tele-retina screening for diabetic retinopathy[J]. Canadian Journal of Ophthalmology. Journal Canadien D'ophtalmologie,2020,55(1 Suppl 1):1.

[64]CHELONI R,GANDOLFI S A,SIGNORELLI C,et al. Global prevalence of diabetic

retinopathy：Protocol for a systematic review and meta－analysis［J］. BMJ Open,2019,9 （3）：e022188.

［65］CHERCHI S, GIGANTE A, SPANU M A, et al. Sex－gender differences in diabetic retinopathy［J］. International Journal of Diabetology,2020,1（1）:1－10.

［66］CHETAN M R, MIKSZA J K, LAWRENCE I, et al. The increased risk of microvascular complications in South Asians with type 1 diabetes is influenced by migration［J］. Diabetic Medicine：a Journal of the British Diabetic Association,2020,37（12）:2136 －2142.

［67］CHEUNG C Y, TANG F Y, TING D S W, et al. Artificial intelligence in diabetic eye disease screening［J］. Asia－Pacific Journal of Ophthalmology,2019,8（2）:158－164.

［68］CHEUNG N, CHEE, KLEIN R, et al. Incidence and progression of diabetic retinopathy in a multi－ethnic US cohort：The Multi－Ethnic Study of Atherosclerosis［J］. The British Journal of Ophthalmology,2022,106（9）:1264－1268.

［69］CHOO P P, DIN N M, AZMI N, et al. Review of the management of sight－threatening diabetic retinopathy during pregnancy［J］. World Journal of Diabetes,2021,12（9）:1386 －1400.

［70］COLE E D, NOVAIS E A, LOUZADA R N, et al. Contemporary retinal imaging techniques in diabetic retinopathy：A review［J］. Clinical & Experimental Ophthalmology,2016,44 （4）:289－299.

［71］INTERACT CONSORTIUM. Investigation of gene－diet interactions in the incretin system and risk of type 2 diabetes：The EPIC－InterAct study［J］. Diabetologia,2016,59（12）: 2613－2621.

［72］CURRAN D M, KIM B Y, WITHERS N, et al. Telehealth screening for diabetic retinopathy：Economic modeling reveals cost savings［J］. Telemedicine Journal and e－ Health,2022,28（9）:1300－1308.

［73］CURRAN K, PIYASENA P, CONGDON N, et al. Inclusion of diabetic retinopathy screening strategies in national－level diabetes care planning in low－ and middle－income countries：A scoping review［J］. Health Research Policy and Systems,2023,21（1）:2.

［74］D'ALOISIO R, GIGLIO R, NICOLA M D, et al. Diagnostic accuracy of digital retinal fundus image analysis in detecting diabetic maculopathy in type 2 diabetes mellitus［J］. Ophthalmic Research,2019,61（2）:100－106.

［75］DANKOLY U S, VISSERS D, FARKOUCH Z E, et al. Perceived barriers, benefits, facilitators, and attitudes of health professionals towards multidisciplinary team care in type 2 diabetes management：A systematic review［J］. Current Diabetes Reviews，2021，17（6）：e111020187812.

［76］ DAS A. Diabetic retinopathy：Battling the global epidemic ［J］. Investigative Ophthalmology & Visual Science，2016，57（15）：6669−6682.

［77］DAS A，STROUD S，MEHTA A，et al. New treatments for diabetic retinopathy［J］. Diabetes，Obesity & Metabolism，2015，17（3）：219−230.

［78］DAZA J，SY J，RONDARIS M V，et al. Telemedicine screening of the prevalence of diabetic retinopathy among type 2 diabetic filipinos in the community［J］. Journal of Medicine，University of Santo Tomas，2022，6（2）：999−1008.

［79］DE FÁTIMA RIBEIRO DOS ANJOS G，DE FREITAS M A R，DOS SANTOS M C A，et al. Doppler indices of the ophthalmic artery in pregnant women with pregestational diabetes mellitus with and without retinopathy［J］. Journal of Ultrasound in Medicine：Official Journal of the American Institute of Ultrasound in Medicine，2021，40（2）：251−257.

［80］DEBELE G R，KANFE S G，WELDESENBET A B，et al. Incidence of diabetic retinopathy and its predictors among newly diagnosed type 1 and type 2 diabetic patients：A retrospective follow−up study at tertiary health−care setting of Ethiopia［J］. Diabetes，Metabolic Syndrome and Obesity：Targets and Therapy，2021，14：1305−1313.

［81］DEBUC D C. The role of retinal imaging and portable screening devices in tele−ophthalmology applications for diabetic retinopathy management［J］. Current Diabetes Reports，2016，16（12）：132.

［82］DEGIRMENCI I，OZBAYER C，KEBAPCI M N，et al. Common variants of genes encoding TLR4 and TLR4 pathway members TIRAP and IRAK1 are effective on MCP1，IL6，IL1β，and TNFα levels in type 2 diabetes and insulin resistance［J］. Inflammation Research，2019，68（9）：801−814.

［83］DEHDASHTIAN E，MEHRZADI S，YOUSEFI B，et al. Diabetic retinopathy pathogenesis and the ameliorating effects of melatonin：involvement of autophagy，inflammation and oxidative stress［J］. Life Sciences，2018，193：20−33.

［84］HAN D A. Analysis of the effects of health education on patients with diabetic retinopathy ［J］. Diabetes New World，2015.

［85］DO D V，HAN G N，ABARIGA S A，et al. Blood pressure control for diabetic retinopathy ［J］. The Cochrane Database of Systematic Reviews，2023，3（3）：CD006127.

［86］ DUH E J，SUN J K，STITT A W. Diabetic retinopathy：Current understanding，mechanisms，and treatment strategies［J］. JCI Insight，2017，2（14）：e93751.

[87] DULULL N, KWA F, OSMAN N, et al. Recent advances in the management of diabetic retinopathy[J]. Drug Discovery Today, 2019, 24(8):1499−1509.

[88] DURAISAMY A J, MISHRA M, KOWLURU A, et al. Epigenetics and regulation of oxidative stress in diabetic retinopathy [J]. Investigative Ophthalmology & Visual Science, 2018, 59(12):4831−4840.

[89] EGAN A M, MCVICKER L, HEEREY A, et al. Diabetic retinopathy in pregnancy: A population−based study of women with pregestational diabetes[J]. Journal of Diabetes Research, 2015, 2015:310239.

[90] EGUNSOLA O, DOWSETT L E, DIAZ R, et al. Diabetic retinopathy screening: A systematic review of qualitative literature[J]. Canadian Journal of Diabetes, 2021, 45(8):725−733. e12.

[91] EID S, SAS K M, ABCOUWER S F, et al. New insights into the mechanisms of diabetic complications: Role of lipids and lipid metabolism[J]. Diabetologia, 2019, 62(9):1539−1549.

[92] ELLIS M P, LENT−SCHOCHET D, LO T, et al. Emerging concepts in the treatment of diabetic retinopathy[J]. Current Diabetes Reports, 2019, 19(11):137.

[93] EMOTO N, OKAJIMA F, SUGIHARA H, et al. A socioeconomic and behavioral survey of patients with difficult−to−control type 2 diabetes mellitus reveals an association between diabetic retinopathy and educational attainment[J]. Patient Preference and Adherence, 2016, 10:2151−2162.

[94] EMOTO N, SOGA A, FUKUDA I, et al. Irrational responses to risk preference questionnaires by patients with diabetes with or without retinopathy and comparison with those without diabetes [J]. Diabetes, Metabolic Syndrome and Obesity: Targets and Therapy, 2020, 13:4961−4971.

[95] ENIKUOMEHIN A, KOLAWOLE B A, SOYOYE O D, et al. Influence of gender on the distribution of type 2 diabetic complications at the obafemi awolowo teaching hospital, Ile−Ife, *Nigeria*[J]. African Health Sciences, 2020, 20(1):294−307.

[96] EREQAT S, ABDELHAFEZ M, IRIQAT S, et al. Aldose reductase (−106) C/T gene polymorphism and associated risk factors with proliferative diabetic retinopathy in Palestine: A cross sectional study[J]. Health Science Reports, 2023, 6(10):e1605.

[97] FAURA G, BOIX−LEMONCHE G, HOLMEIDE A K, et al. Colorimetric and electrochemical screening for early detection of diabetes mellitus and diabetic retinopathy−application of sensor arrays and machine learning[J]. Sensors, 2022, 22(3):718.

［98］FENNER B J，WONG R L M，LAM W C，et al. Advances in retinal imaging and applications in diabetic retinopathy screening：A review［J］. Ophthalmology and Therapy，2018，7（2）：333-346.

［99］FENWICK E K，XIE J，MAN R E，et al. Moderate consumption of white and fortified wine is associated with reduced odds of diabetic retinopathy［J］. Journal of Diabetes and Its Complications，2015，29（8）：1009-1014.

［100］FIORI A，TERLIZZI V，KREMER H，et al. Mesenchymal stromal/stem cells as potential therapy in diabetic retinopathy［J］. Immunobiology，2018，223（12）：729-743.

［101］FLORES R，DONOSO R，ANGUITA R. Management of diabetic retinopathy using telemedicine and network integration［J］. Revista Medica De Chile，2019，147（4）：444-450.

［102］FORRESTER J V，KUFFOVA L，DELIBEGOVIC M. The role of inflammation in diabetic retinopathy［J］. Frontiers in Immunology，2020，11：583687.

［103］FRESTA C G，FIDILIO A，CARUSO G，et al. A new human blood-retinal barrier model based on endothelial cells, pericytes, and astrocytes［J］. International Journal of Molecular Sciences，2020，21（5）：1636.

［104］FU P，HUANG Y L，WAN X B，et al. Efficacy and safety of pan retinal photocoagulation combined with intravitreal anti-VEGF agents for high-risk proliferative diabetic retinopathy：A systematic review and meta-analysis［J］. Medicine，2023，102（39）：e34856.

［105］GALIERO R，PAFUNDI P C，NEVOLA R，et al. The importance of telemedicine during COVID-19 pandemic：A focus on diabetic retinopathy［J］. Journal of Diabetes Research，2020，2020：9036847.

［106］GARCIA-MEDINA J J，RUBIO-VELAZQUEZ E，FOULQUIE-MORENO E，et al. Update on the effects of antioxidants on diabetic retinopathy：*in vitro* experiments，animal studies and clinical trials［J］. Antioxidants，2020，9（6）：561.

［107］GARDNER T W，CHEW E Y. Future opportunities in diabetic retinopathy research［J］. Current Opinion in Endocrinology，Diabetes，and Obesity，2016，23（2）：91-96.

［108］GARDNER T W，SUNDSTROM J M. A proposal for early and personalized treatment of diabetic retinopathy based on clinical pathophysiology and molecular phenotyping［J］. Vision Research，2017，139：153-160.

［109］GARGEYA R，LENG T. Automated identification of diabetic retinopathy using deep learning［J］. Ophthalmology，2017，124（7）：962-969.

[110] GÁZQUEZ A, LARQUÉ E. Towards an optimized fetal DHA accretion: Differences on maternal DHA supplementation using phospholipids *vs*. triglycerides during pregnancy in different models[J]. Nutrients,2021,13(2):511.

[111] GIBLIN M J, SMITH T E, WINKLER G, et al. Nuclear factor of activated T-cells (NFAT) regulation of IL-1β-induced retinal vascular inflammation[J]. Biochimica et Biophysica Acta. Molecular Basis of Disease,2021,1867(12):166238.

[112] GILBERT C, GORDON I, MUKHERJEE C R, et al. Guidelines for the prevention and management of diabetic retinopathy and diabetic eye disease in India: A synopsis [J]. Indian Journal of Ophthalmology,2020,68(Suppl 1):S63-S66.

[113] GOMUŁKA K,RUTA M. The role of inflammation and therapeutic concepts in diabetic retinopathy—a short review[J]. International Journal of Molecular Sciences,2023,24 (2):1024.

[114] GOONESEKERA S D,YANG M H,HALL S A,et al. Racial ethnic differences in type 2 diabetes treatment patterns and glycaemic control in the Boston Area Community Health Survey[J]. BMJ Open,2015,5(5):e007375.

[115] GOULIOPOULOS N S,KALOGEROPOULOS C,LAVARIS A,et al. Association of serum inflammatory markers and diabetic retinopathy: A review of literature [J]. European Review for Medical and Pharmacological Sciences,2018,22(21):7113-7128.

[116] GRAHAM-ROWE E,LORENCATTO F,LAWRENSON J G,et al. Barriers and enablers to diabetic retinopathy screening attendance: Protocol for a systematic review [J]. Systematic Reviews,2016,5(1):134.

[117] GRAUSLUND J, ANDERSEN N, ANDRESEN J, et al. Evidence-based Danish guidelines for screening of diabetic retinopathy[J]. Acta Ophthalmologica,2018,96(8): 763-769.

[118] GRAY S G, MCGUIRE T M, COHEN N, et al. The emerging role of metformin in gestational diabetes mellitus[J]. Diabetes, Obesity & Metabolism,2017,19(6):765 -772.

[119] GROENEVELD Y, TAVENIER D, BLOM J W, et al. Incidence of sight-threatening diabetic retinopathy in people with Type 2 diabetes mellitus and numbers needed to screen: A systematic review[J]. Diabetic Medicine: a Journal of the British Diabetic Association,2019,36(10):1199-1208.

[120] GU C F,LHAMO T,ZOU C,et al. Comprehensive analysis of angiogenesis-related genes and pathways in early diabetic retinopathy [J]. BMC Medical Genomics, 2020, 13

（1）:142.

［121］GULSHAN V,PENG L,CORAM M,et al. Development and validation of a deep learning algorithm for detection of diabetic retinopathy in retinal fundus photographs［J］. JAMA, 2016,316(22):2402–2410.

［122］GUNASEKERAN D V, TING D S W, TAN G S W, et al. Artificial intelligence for diabetic retinopathy screening,prediction and management［J］. Current Opinion in Ophthalmology,2020,31(5):357–365.

［123］GUO V Y,CAO B,WU X Y,et al. Prospective association between diabetic retinopathy and cardiovascular disease–a systematic review and meta–analysis of cohort studies［J］. Journal of Stroke and Cerebrovascular Diseases,2016,25(7):1688–1695.

［124］GUPTA Y, KALRA B, BARUAH M P, et al. Updated guidelines on screening for gestational diabetes［J］. International Journal of Women's Health,2015,7:539–550.

［125］Habbu K,Singh RP. Anti–VEGF in diabetic retinopathy and diabetic macular edema ［J］. Expert Review of Ophthalmology. 2016,11:443 – 451.

［126］HAIDER S,THAYAKARAN R,SUBRAMANIAN A,et al. Disease burden of diabetes, diabetic retinopathy and their future projections in the UK:Cross–sectional analyses of a primary care database［J］. BMJ Open,2021,11(7):e050058.

［127］HAINSWORTH D P,BEBU I,AIELLO L P,et al. Risk factors for retinopathy in type 1 diabetes:The DCCT/EDIC study［J］. Diabetes Care,2019,42(5):875–882.

［128］HALL C E,HALL A B,KOK G,et al. A needs assessment of people living with diabetes and diabetic retinopathy［J］. BMC Research Notes,2016,9:56.

［129］HAMMER S S,BUSIK J V. The role of dyslipidemia in diabetic retinopathy［J］. Vision Research,2017,139:228–236.

［130］HAMPTON B M,SCHWARTZ S G,BRANTLEY M A Jr,et al. Update on genetics and diabetic retinopathy［J］. Clinical Ophthalmology,2015,9:2175–2193.

［131］HAN J, LANDO L, SKOWRONSKA – KRAWCZYK D, et al. Genetics of diabetic retinopathy［J］. Current Diabetes Reports,2019,19(9):67.

［132］HAN J H. Research progress on single nucleotide polymorphisms of genes associated with diabetic retinopathy ［J］. Chinese Journal of Experimental Ophthalmology, 2019, 37: 390–395.

［133］HANSEN M B,ABRÀMOFF M D,FOLK J C,et al. Results of automated retinal image analysis for detection of diabetic retinopathy from the nakuru study, Kenya［J］. PLoS One,2015,10(10):e0139148.

［134］HARDING J L,PAVKOV M E,MAGLIANO D J,et al. Global trends in diabetes compli-
    cations:A review of current evidence［J］. Diabetologia,2019,62(1):3-16.

［135］HAYDINGER C D, OLIVER G F, ASHANDER L M, et al. Oxidative stress and its
    regulation in diabetic retinopathy［J］. Antioxidants,2023,12(8):1649.

［136］HENDRICK A M,GIBSON M V,KULSHRESHTHA A. Diabetic retinopathy［J］. Primary
    Care,2015,42(3):451-464.

［137］HEYDON P, EGAN C, BOLTER L, et al. Prospective evaluation of an artificial
    intelligence-enabled algorithm for automated diabetic retinopathy screening of 30000
    patients［J］. The British Journal of Ophthalmology,2021,105(5):723-728.

［138］HONASOGE A,NUDLEMAN E,SMITH M,et al. Emerging insights and interventions for
    diabetic retinopathy［J］. Current Diabetes Reports,2019,19(10):100.

［139］HORTON M B, BRADY C J, CAVALLERANO J,et al. Practice guidelines for ocular
    telehealth-diabetic retinopathy,third edition［J］. Telemedicine Journal and e-Health,
    2020,26(4):495-543.

［140］HOSSEINI S S, SHAMSI M, KHORSANDI M, et al. The effect of educational program
    based on theory of planned behavior on promoting retinopathy preventive behaviors in
    patients with type 2 diabetes:RCT［J］. BMC Endocrine Disorders,2021,21(1):17.

［141］HOTA D D. Study of progression of diabetic retinopathy in pregnancy & its correlation
    with glycemic control in a tertiary health care center in state of *Odisha*［J］. Journal of
    Medical Science and Clinical Research,2019,7(12):7.

［142］HSIAO Y T,SHEN F C,WENG S W,et al. Multiple single nucleotide polymorphism
    testing improves the prediction of diabetic retinopathy risk with type 2 diabetes mellitus
    ［J］. Journal of Personalized Medicine,2021,11(8):689.

［143］HU T T,VANHOVE M,PORCU M,et al. The potent small molecule integrin antagonist
    THR-687 is a promising next-generation therapy for retinal vascular disorders［J］. Ex-
    perimental Eye Research,2019,180:43-52.

［144］HUANG J,YI Q Y,YOU Y H,et al. Curcumin suppresses oxidative stress via regulation
    of ROS/NF-κB signaling pathway to protect retinal vascular endothelial cell in diabetic
    retinopathy［J］. Molecular & Cellular Toxicology,2021,17(3):367-376.

［145］HUANG X,WANG H,SHE C Y,et al. Artificial intelligence promotes the diagnosis and
    screening of diabetic retinopathy［J］. Frontiers in Endocrinology,2022,13:946915.

［146］HUEMER J,WAGNER S K,SIM D A. The evolution of diabetic retinopathy screening
    programmes:A chronology of retinal photography from 35 mm slides to artificial

intelligence[J]. Clinical Ophthalmology,2020,14:2021-2035.

[147] IMAMURA M, TAKAHASHI A, MATSUNAMI M, et al. Genome-wide association studies identify two novel loci conferring susceptibility to diabetic retinopathy in Japanese patients with type 2 diabetes[J]. Human Molecular Genetics,2021,30(8):716-726.

[148] IMANI N P. Evaluation of anti-VEGF and pan-retinal photocoagulation laser therapies in proliferative diabetic retinopathy patients:A systematic review[J]. Pharmaceutical Sciences and Research,2023,10(2):67-77.

[149] Isildak H,Schwartz SG,Brantley MA. Chapter 12 - Genetics of diabetic retinopathy. In: Gao XR,editor. Genetics and Genomics of Eye Disease:Academic Press; 2020. p. 203 -218.

[150] Isildak H,Schwartz SG,Brantley MA. Genetics of diabetic retinopathy[J]. Genetics and Genomics of Eye Disease. 2020

[151] JÄÄSKELÄINEN T, KLEMETTI M M. Genetic risk factors and gene-lifestyle interactions in gestational diabetes[J]. Nutrients,2022,14(22):4799.

[152] JALILIAN E,ELKIN K,SHIN S R. Novel cell-based and tissue engineering approaches for induction of angiogenesis as an alternative therapy for diabetic retinopathy[J]. International Journal of Molecular Sciences,2020,21(10):3496.

[153] JARAB A S, AL-QEREM W, ALQUDAH S, et al. Blood pressure control and its associated factors in patients with hypertension and type 2 diabetes[J]. Electronic Journal of General Medicine,2023,20(3):em477.

[154] JENG C J,HSIEH Y T,YANG C M,et al. Diabetic retinopathy in patients with diabetic nephropathy:Development and progression[J]. PLoS One,2016,11(8):e0161897.

[155] JENKINS A J, JOGLEKAR M V, HARDIKAR A A, et al. Biomarkers in diabetic retinopathy[J]. The Review of Diabetic Studies:RDS,2015,12(1/2):159-195.

[156] JIA G H,SOWERS J R. Hypertension in diabetes:An update of basic mechanisms and clinical disease[J]. Hypertension,2021,78(5):1197-1205.

[157] JIN J, MIN H, KIM S J, et al. Development of diagnostic biomarkers for detecting diabetic retinopathy at early stages using quantitative proteomics[J]. Journal of Diabetes Research,2016,2016:6571976.

[158] JUNG C H,CHOI K M. Impact of high-carbohydrate diet on metabolic parameters in patients with type 2 diabetes[J]. Nutrients,2017,9(4):322.

[159] KAFEEL S,NANGREJO K M,GONZALEZ-SALINAS R. Genetic association of vascular endothelial growth factor (VEGF) gene variants with the risk for diabetic retinopathy:

A meta-analysis[J]. International Journal of Diabetes in Developing Countries,2021,41 (2):180-188.

[160]KALLINIKOU D,TSENTIDIS C,KEKOU K,et al. Homozygosity of the Z-2 polymorphic variant in the aldose reductase gene promoter confers increased risk for neuropathy in children and adolescents with Type 1 diabetes[J]. Pediatric Diabetes,2022,23(1):104 -114.

[161] KANG Q Z, YANG C X. Oxidative stress and diabetic retinopathy: Molecular mechanisms,pathogenetic role and therapeutic implications[J]. Redox Biology,2020, 37:101799.

[162]KASHIM R M,NEWTON P,OJO O. Diabetic retinopathy screening:A systematic review on patients' non-attendance[J]. International Journal of Environmental Research and Public Health,2018,15(1):157.

[163] KHAIRAT S, LIU S Z, ZAMAN T, et al. Factors determining patients' choice between mobile health and telemedicine: Predictive analytics assessment [J]. JMIR MHealth and UHealth,2019,7(6):e13772.

[164] KHALAF F R, FAHMY H M, IBRAHIM A K, et al. Does a diabetic retinopathy educational program raise awareness among elderly diabetic patients? [J]. Diabetes, Metabolic Syndrome and Obesity:Targets and Therapy,2019,12:1867-1875.

[165]KHAN M I H,WAQAR A,RIAZ A, et al. Gender Specific Distribution Of different patterns of Diabetic Retinopathy in Patients With Type 2 Diabetes Mellitus. A Cross-Sectional Study From a tertiary care specialized center in Lahore,Pakistan[J]. Pakistan Postgraduate Medical Journal,2020,30(1):32-35.

[166]KHAN S Z,AJMAL N,SHAIKH R. Diabetic retinopathy and vascular endothelial growth factor gene insertion/deletion polymorphism[J]. Canadian Journal of Diabetes,2020,44 (3):287-291.

[167] KIM S H, LEE S Y, KIM C W, et al. Impact of socioeconomic status on health behaviors,metabolic control,and chronic complications in type 2 diabetes mellitus[J]. Diabetes & Metabolism Journal,2018,42(5):380-393.

[168]KIRTHI V,REED K I,GUNAWARDENA R,et al. Do Black and Asian individuals wait longer for treatment? A survival analysis investigating the effect of ethnicity on time-to-clinic and time-to-treatment for diabetic eye disease[J]. Diabetologia,2021,64(4): 749-757.

[169] KLEMETTI M M, LAIVUORI H, TIKKANEN M, et al. White's classification and

pregnancy outcome in women with type 1 diabetes：A population-based cohort study [J]. Diabetologia,2016,59(1):92-100.

[170]KLEN J,GORI ČAR K,DOLŽAN V. Genetic variability in sodium-glucose cotransporter 2 influences glycemic control and risk for diabetic retinopathy in type 2 diabetes patients [J]. Journal of Medical Biochemistry,2020,39(3):276-282.

[171] KOMOR A C, BADRAN A H, LIU D R. CRISPR-based technologies for the manipulation of eukaryotic genomes[J]. Cell,2017,169(3):559.

[172]KOTHARI N,RELHAN N,FLYNN H W Jr. Optical coherence tomography angiography showing perifoveal capillary stability 30 years after fluorescein angiography [J]. American Journal of Ophthalmology Case Reports,2018,9:31-33.

[173]KROENKE K. Telemedicine screening for eye disease[J]. JAMA,2015,313(16):1666 -1667.

[174] KULKARNI S, PATIL V, KASHIKAR R, et al. Social determinants of diabetic retinopathy and impact of sight-threatening diabetic retinopathy：A study from Pune, India[J]. Indian Journal of Ophthalmology,2023,71(2):358-362.

[175] KUMAR B, KOWLURU A, KOWLURU R A. Lipotoxicity augments glucotoxicity-induced mitochondrial damage in the development of diabetic retinopathy[J]. Investigative Ophthalmology & Visual Science,2015,56(5):2985-2992.

[176]KUMAR S,KUMAR G,VELU S,et al. Patient and provider perspectives on barriers to screening for diabetic retinopathy：An exploratory study from southern India[J]. BMJ Open,2020,10(12):e037277.

[177]KUMAR S,MOHANRAJ R,RAMAN R,et al. "I don't need an eye check-up". A qualitative study using a behavioural model to understand treatment-seeking behaviour of patients with sight threatening diabetic retinopathy (STDR) in India[J]. PLoS One, 2023,18(6):e0270562.

[178]KUMARI N,KARMAKAR A,GANESAN S K. Targeting epigenetic modifications as a potential therapeutic option for diabetic retinopathy[J]. Journal of Cellular Physiology, 2020,235(3):1933-1947.

[179] KUO J, LIU J C, GIBSON E, et al. Factors associated with adherence to screening guidelines for diabetic retinopathy among low-income metropolitan patients[J]. Missouri Medicine,2020,117(3):258-264.

[180]LAKE A J, REES G, SPEIGHT J. Clinical and psychosocial factors influencing retinal screening uptake among young adults with type 2 diabetes [J]. Current Diabetes

Reports,2018,18(7):41.

[181]LANE M,MATHEWSON P A,SHARMA H E,et al. Social deprivation as a risk factor for late presentation of proliferative diabetic retinopathy[J]. Clinical Ophthalmology (Auckland,N.Z.),2015,9:347−352.

[182]LEE S W H,NG K Y,CHIN W K. The impact of sleep amount and sleep quality on glycemic control in type 2 diabetes:A systematic review and meta−analysis[J]. Sleep Medicine Reviews,2017,31:91−101.

[183]LI X J,LI C Y,BAI D,et al. Insights into stem cell therapy for diabetic retinopathy:A bibliometric and visual analysis[J]. Neural Regeneration Research,2021,16(1):172 −178.

[184]LIANG Z,GAO K P,WANG Y X,et al. RNA sequencing identified specific circulating miRNA biomarkers for early detection of diabetes retinopathy[J]. American Journal of Physiology. Endocrinology and Metabolism,2018,315(3):E374−E385.

[185]LIN S,RAMULU P,LAMOUREUX E L,et al. Addressing risk factors,screening,and preventative treatment for diabetic retinopathy in developing countries:A review[J]. Clinical & Experimental Ophthalmology,2016,44(4):300−320.

[186]LIN Z C,DENG A J,HOU N,et al. Advances in targeted retinal photocoagulation in the treatment of diabetic retinopathy[J]. Frontiers in Endocrinology,2023,14:1108394.

[187]LIU G D,WANG F. Macular vascular changes in pregnant women with gestational diabetes mellitus by optical coherence tomography angiography[J]. BMC Ophthalmology, 2021,21(1):170.

[188]LIU L,QUANG N D,BANU R,et al. Hypertension,blood pressure control and diabetic retinopathy in a large population−based study[J]. PLoS One,2020,15(3):e0229665.

[189]LIU Y X,WU N. Progress of nanotechnology in diabetic retinopathy treatment[J]. International Journal of Nanomedicine,2021,16:1391−1403.

[190]LÓPEZ M,COS F X,ÁLVAREZ−GUISASOLA F,et al. Prevalence of diabetic retinopathy and its relationship with glomerular filtration rate and other risk factors in patients with type 2 diabetes mellitus in Spain. DM2 HOPE study[J]. Journal of Clinical & Translational Endocrinology,2017,9:61−65.

[191]LOU P A,QIN Y,ZHANG P,et al. Association of sleep quality and quality of life in type 2 diabetes mellitus:A cross−sectional study in China[J]. Diabetes Research and Clinical Practice,2015,107(1):69−76.

[192]Led OSPP. A smartphone application for personalized approach to diabetic eye disease

[J]. Journal of Eye Study and Treatment,2019,2019(1):33-39.

[193]LU J M,ZHANG Z Z,MA X,et al. Repression of microRNA-21 inhibits retinal vascular endothelial cell growth and angiogenesis via PTEN dependent - PI3K/Akt/VEGF signaling pathway in diabetic retinopathy [J]. Experimental Eye Research, 2020, 190:107886.

[194]LUND S H,ASPELUND T,KIRBY P,et al. Individualised risk assessment for diabetic retinopathy and optimisation of screening intervals: A scientific approach to reducing healthcare costs[J]. The British Journal of Ophthalmology,2016,100(5):683-687.

[195]LUO D W,ZHENG Z,XU X,et al. Systematic review of various laser intervention strategies for proliferative diabetic retinopathy[J]. Expert Review of Medical Devices, 2015,12(1):83-91.

[196]LUO H B,BELL R A,GARG S,et al. Trends and racial/ethnic disparities in diabetic retinopathy among adults with diagnosed diabetes in north *Carolina*,2000-2015[J]. North Carolina Medical Journal,2019,80(2):76-82.

[197]MADEIRA C,LOPES M,LAIGINHAS R,et al. Changing trends in the prevalence of diabetic retinopathy in type 1 diabetes mellitus from 1990 to 2018:A retrospective study in a Portuguese population [J]. Diabetes Research and Clinical Practice, 2019, 158:107891.

[198]MADONNA R,GIOVANNELLI G,CONFALONE P,et al. High glucose-induced hyperosmolarity contributes to COX-2 expression and angiogenesis:Implications for diabetic retinopathy[J]. Cardiovascular Diabetology,2016,15:18.

[199]Magliano DJ,Boyko EJ,committee IDFDAtes. IDF Diabetes Atlas. IDF diabetes atlas. Brussels:International Diabetes Federation; 2021.

[200]MAHJABEEN S,RAHMAN A K M S,HOSSAIN M,et al. Insulin sensitivity and insulin secretion estimated by homeostatic model assessment (*HOMA*) in gestational diabetes mellitus[J]. Journal of Biosciences and Medicines,2020,8(7):44-54.

[201]MALERBI F K,ANDRADE R E,MORALES P H,et al. Diabetic retinopathy screening using artificial intelligence and handheld smartphone-based retinal camera[J]. Journal of Diabetes Science and Technology,2022,16(3):716-723.

[202]MALHOTRA N A,GREENLEE T E,IYER A I,et al. Racial, ethnic, and insurance-based disparities upon initiation of anti-vascular endothelial growth factor therapy for diabetic macular edema in the US[J]. Ophthalmology,2021,128(10):1438-1447.

[203]MANJULA S,BHARDWAJ M,PUNAM K,et al. An overview of dietary approaches to

prevent the development of diabetic retinopathy[J]. The Indian Journal of Nutrition and Dietetics,2018,55(3):367.

[204]MANSOUR S E,BROWNING D J,WONG K,et al. The evolving treatment of diabetic retinopathy[J]. Clinical Ophthalmology,2020,14:653−678.

[205]MATEEN M,WEN J H,HASSAN M,et al. Automatic detection of diabetic retinopathy: A review on datasets,methods and evaluation metrics[J]. IEEE Access,2020,8:48784 −48811.

[206]MATUSZEWSKI W,BARANOWSKA−JURKUN A,STEFANOWICZ−RUTKOWSKA M M,et al. Prevalence of diabetic retinopathy in type 1 and type 2 diabetes mellitus patients in north−east Poland[J]. Medicina,2020,56(4):164.

[207]MAURYA R P, GUPTA A, SINGH A, et al. Gender, sex hormones and diabetic retinopathy:A review[J]. Indian Journal of Clinical and Experimental Ophthalmology, 2021,7(1):181−189.

[208]MAURYA R P, GUPTA A, SINGH A, et al. Gender, sex hormones and diabetic retinopathy:A review[J]. Indian Journal of Clinical and Experimental Ophthalmology, 2021,7(1):181−189.

[209]MELO L G N,MORALES P H,DRUMMOND K R G,et al. Current epidemiology of diabetic retinopathy in patients with type 1 diabetes:A national multicenter study in Brazil[J]. BMC Public Health,2018,18(1):989.

[210] MILLER K, FORTUN J A. Diabetic macular edema:Current understanding, pharmacologic treatment options,and developing therapies[J]. Asia−Pacific Journal of Ophthalmology,2018,7(1):28−35.

[211]MISHRA B,SWAROOP A,KANDPAL R P. Genetic components in diabetic retinopathy [J]. Indian Journal of Ophthalmology,2016,64(1):55−61.

[212]MOEMEN L A A A, EL SHAHAT EBEID M, A ABDELAZEEM A, et al. Tumour necrosis factor α − 308G/a and − 238G/a polymorphisms as predicator of diabetic retinopathy in Egyptians[J]. Archives of Physiology and Biochemistry,2023,129(5): 1143−1151.

[213]Mohamed SS,Mohamed RF,Mohamed SH. Impact of Educational Intervention Program on Diabetic Retinopathy Patient's Compliance [J]. American Journal of Nursing Research. 2019,7(6):1000−1008.

[214]MOHAMMED A A,ABDELRAHMAN H M,ALY M M. Evaluation of choroidal changes during pregnancy[J]. The Egyptian Journal of Hospital Medicine,2019,75(1):2036

-2042.

[215]MORRISON S L, DUKHOVNY D, PAUL CHAN R V P, et al. Cost-effectiveness of artificial intelligence-based retinopathy of prematurity screening [J]. JAMA Ophthalmology,2022,140(4):401-409.

[216]MOSHFEGHI D M,KAISER P K,MICHELS S,et al. The role of anti-VEGF therapy in the treatment of diabetic macular edema[J]. Ophthalmic Surgery, Lasers & Imaging Retina,2016,47(6 Suppl):S4-S14.

[217]MOSTAFA A. Effect of Educational Program on Knowledge of critically ill patients having Diabetic Retinopathy[J]. Menoufia Nursing Journal,2023,8(2):63-77.

[218]MOUNIROU B A M, ADAM N D, YAKOURA A K H, et al. Diabetic retinopathy:An overview of treatments[J]. Indian Journal of Endocrinology and Metabolism,2022,26(2):111-118.

[219]AL MULAGUNDLA SRIDEVI E. Image processing and deep learning integration for enhancing diabetic retinopathy diagnosis through advanced telemedicine [J]. International Journal on Recent and Innovation Trends in Computing and Communication,2023,11(8):393-400.

[220]MUNZAR R, ANAYA J A, LASALLE C, et al. Effectiveness and financial viability of telehealth physician extenders for re-engagement of patients with diabetic retinopathy [J]. Telemedicine Journal and e-Health,2023,29(8):1195-1202.

[221]MURRAY C M,SHAH B R. Diabetes self-management education improves medication utilization and retinopathy screening in the elderly[J]. Primary Care Diabetes,2016,10(3):179-185.

[222]MWANGI N, AMISSAH-ARTHUR K N, BRAIMAH I Z,et al. International collaboration for the development of clinical guidelines in low and middle-income countries:Case study on the development of a national framework and clinical guidelines for diabetic retinopathy in Ghana[J]. Eye,2022,36(Suppl 1):12-16.

[223]NAJI A, ABED R. Effectiveness of an educational program on diabetic patients' knowledge about preventive measures for retinopathy[J]. Rawal Medical Journal,2023,48(2):334.

[224]DCCT/EDIC RESEARCH GROUP, NATHAN D M, BEBU I, et al. Frequency of evidence-based screening for retinopathy in type 1 diabetes[J]. The New England Journal of Medicine,2017,376(16):1507-1516.

[225]NG K K K,CHEUNG C Y Y,LEE C H,et al. Possible modifying effect of hemoglobin

A1c on genetic susceptibility to severe diabetic retinopathy in patients with type 2 diabetes[J]. Investigative Ophthalmology & Visual Science,2020,61(10):7.

[226]NHS. What is diabetic eye screening? 2022 [cited 2024 March 15]. Available from: https://www. nhs. uk/conditions/diabetic-eye-screening/.

[227]NIU R,NIE Z T,LIU L,et al. Follistatin-like protein 1 functions as a potential target of gene therapy in proliferative diabetic retinopathy[J]. Aging,2021,13(6):8643 -8664.

[228]NØRGAARD M F,GRAUSLUND J. Automated screening for diabetic retinopathy-A systematic review[J]. Ophthalmic Research,2018,60(1):9-17.

[229]OBAYYA M,NEMRI N,NOUR M K,et al. Explainable artificial intelligence enabled TeleOphthalmology for diabetic retinopathy grading and classification [J]. Applied Sciences,2022,12(17):8749.

[230]LI J O,LIU H R,TING D S J,et al. Digital technology,tele-medicine and artificial intelligence in ophthalmology:A global perspective[J]. Progress in Retinal and Eye Research,2021,82:100900.

[231]OLVERA-BARRIOS A,OWEN C G,ANDERSON J,et al. Ethnic disparities in progression rates for sight-threatening diabetic retinopathy in diabetic eye screening:A population-based retrospective cohort study[J]. BMJ Open Diabetes Research & Care, 2023,11(6):e003683.

[232]ORTEGA-CONTRERAS B,ARMELLA A,APPEL J,et al. Pathophysiological role of genetic factors associated with gestational diabetes mellitus [J]. Frontiers in Physiology,2022,13:769924.

[233]OYEWOLE K,TSOGKAS F,WESTCOTT M,et al. Benchmarking cataract surgery outcomes in an ethnically diverse and diabetic population:Final post-operative visual acuity and rates of post-operative cystoid macular oedema[J]. Eye,2017,31(12):1672 -1677.

[234]ÖZTÜRK KURT H P,KARAGÖZ ÖZEN D S,GENÇ I,et al. Comparison of selenium levels between diabetic patients with and without retinopathy[J]. Journal of Surgery and Medicine,2023,7(1):58-62.

[235]PADHY S K,TAKKAR B,CHAWLA R,et al. Artificial intelligence in diabetic retinopathy:A natural step to the future[J]. Indian Journal of Ophthalmology,2019,67 (7):1004-1009.

[236]PALAR R,SUJATHA G. Impact of structured teaching program on knowledge regarding

prevention of diabetic retinopathy[J]. International Journal of Advances in Nursing Management,2023:165-171.

[237]PAN C W,WANG S,XU C L,et al. Combined effect of glycemic and blood pressure control on diabetic retinopathy among Chinese with type-2 diabetes mellitus[J]. Diabetology & Metabolic Syndrome,2018,10:73.

[238]PANDEY R,MORGAN M M,MURPHY C,et al. Irish National Diabetic RetinaScreen Programme:Report on five rounds of retinopathy screening and screen-positive referrals. (INDEAR study report no. 1)[J]. The British Journal of Ophthalmology,2022,106 (3):409-414.

[239]PANDIT S,HO A C,YONEKAWA Y. Recent advances in the management of proliferative diabetic retinopathy[J]. Current Opinion in Ophthalmology,2023,34(3): 232-236.

[240]PAPPOT N,DO N C,VESTGAARD M,et al. Prevalence and severity of diabetic retinopathy in pregnant women with diabetes-time to individualize photo screening frequency[J]. Diabetic Medicine:a Journal of the British Diabetic Association,2022,39 (7):e14819.

[241]PARK Y G,ROH Y J. New diagnostic and therapeutic approaches for preventing the progression of diabetic retinopathy[J]. Journal of Diabetes Research,2016,2016:1753584.

[242]PARVEEN S,BHATNAGAR K,SINGH P,et al. Ganglion cell complex and retinal nerve fiber layer thickness in gestational diabetes mellitus[J]. Journal of Ophthalmology, 2022,12(4):444-451.

[243]PEI X T,YAO X,YANG Y R,et al. Efficacy of artificial intelligence-based screening for diabetic retinopathy in type 2 diabetes mellitus patients[J]. Diabetes Research and Clinical Practice,2022,184:109190.

[244]Peiyu L,Wang H,Fan Z-x,et al. ,editors. Identification of Key Biomarkers for Early Warning of Diabetic Retinopathy Using BP Neural Network Algorithm and Hierarchical Clustering Analysis. medRxiv;2023.

[245]PHAM B,THOMAS S M,LILLIE E,et al. Anti-vascular endothelial growth factor treatment for retinal conditions:A systematic review and meta-analysis[J]. BMJ Open, 2019,9(5):e022031.

[246]PHILLIPS J L,RAJA V,MEHROTRA C,et al. Introduction of diabetic retinopathy screening into an antenatal clinic:Impact on maternal screening and diagnosis rates[J]. The Australian & New Zealand Journal of Obstetrics & Gynaecology,2022,62(6):

906−909.

[247] PIYASENA M M P N, MURTHY G V S, YIP J L Y, et al. Systematic review on barriers and enablers for access to diabetic retinopathy screening services in different income settings[J]. PLoS One, 2019, 14(4): e0198979.

[248] PLATANIA C B M, LEGGIO G M, DRAGO F, et al. Computational systems biology approach to identify novel pharmacological targets for diabetic retinopathy [J]. Biochemical Pharmacology, 2018, 158: 13−26.

[249] POMYTKINA N V, SOROKIN E L. Clinical features of diabetic retinopathy in pregnancy [J]. Vestnik Oftalmologii, 2019, 135(3): 55−66.

[250] PORTA M, TOPPILA I, SANDHOLM N, et al. Variation in SLC19A3 and protection from microvascular damage in type 1 diabetes[J]. Diabetes, 2016, 65(4): 1022−1030.

[251] POWERS M, GREVEN M, KLEINMAN R, et al. Recent advances in the management and understanding of diabetic retinopathy[J]. F1000Research, 2017, 6: 2063.

[252] POWERS M, BARDSLEY J K, CYPRESS M, et al. Diabetes self−management education and support in type 2 diabetes[J]. The Diabetes Educator, 2015, 41: 417−430.

[253] PRADEEPA R, RAJALAKSHMI R, MOHAN V. Use of telemedicine technologies in diabetes prevention and control in resource−constrained settings: Lessons learned from emerging economies[J]. Diabetes Technology & Therapeutics, 2019, 21(S2): S29−S216.

[254] PRADEEPA R, SURENDAR J, INDULEKHA K, et al. Relationship of diabetic retinopathy with coronary artery disease in Asian Indians with type 2 diabetes: The Chennai Urban Rural Epidemiology Study (CURES) Eye Study—3 [J]. Diabetes Technology & Therapeutics, 2015, 17(2): 112−118.

[255] PRETORIUS M, HUANG C. Beta − cell adaptation to pregnancy − role of calcium dynamics[J]. Frontiers in Endocrinology, 2022, 13: 853876.

[256] PRIŠČÁKOVÁ P, MINÁRIK G, REPISKÁ V. Candidate gene studies of diabetic retinopathy in human[J]. Molecular Biology Reports, 2016, 43(12): 1327−1345.

[257] PRIYADARSHINI N, GUPTA P, KOHLI C M. Importance of combination of intravitreal bevacizumab and panretinal photocoagulation in proliferative diabetic retinopathy[J]. UP Journal of Ophthalmology, 2023, 11(1): 8−16.

[258] PUSPARAJAH P, LEE L H, ABDUL KADIR K. Molecular markers of diabetic retinopathy: Potential screening tool of the future? [J]. Frontiers in Physiology, 2016, 7: 200.

[259] QIE R R, HAN M H, HUANG S B, et al. Association of *TCF7L2* gene

polymorphisms, methylation, and gene – environment interaction with type 2 diabetes mellitus risk:A nested case–control study in the Rural Chinese Cohort Study [J]. Journal of Diabetes and Its Complications,2021,35(3):107829.

[260] QIN L L, AN M X, LIU Y L, et al. MicroRNA–126:A promising novel biomarker in peripheral blood for diabetic retinopathy[J]. International Journal of Ophthalmology, 2017,10(4):530–534.

[261] RAHIM S S, PALADE V, SHUTTLEWORTH J, et al. Automatic screening and classification of diabetic retinopathy and maculopathy using fuzzy image processing[J]. Brain Informatics,2016,3(4):249–267.

[262] RAJAGOPAL R. Weight reduction as an adjunctive management strategy for diabetic retinopathy[J]. Missouri Medicine,2022,119(1):42–48.

[263] RAJALAKSHMI R. The impact of artificial intelligence in screening for diabetic retinopathy in India[J]. Eye,2020,34(3):420–421.

[264] RAJALAKSHMI R, ARULMALAR S, USHA M, et al. Validation of smartphone based retinal photography for diabetic retinopathy screening [J]. PLoS One, 2015, 10 (9):e0138285.

[265] RAMAN P, LIVINGSTONE B I. Advanced diabetic eye disease in pregnancy[J]. Journal of Clinical Gynecology and Obstetrics,2018,7(3/4):72–75.

[266] RAMAN R, RAMASAMY K, RAJALAKSHMI R, et al. Diabetic retinopathy screening guidelines in India:All India Ophthalmological Society diabetic retinopathy task force and Vitreoretinal Society of India Consensus Statement [J]. Indian Journal of Ophthalmology,2021,69(3):678–688.

[267] RASOULINEJAD S A, MAROUFI F. CRISPR – based genome editing as a new therapeutic tool in retinal diseases[J]. Molecular Biotechnology, 2021, 63(9):768 –779.

[268] RASQUINHA S D, RASQUINHA V, DHUMAL S. The association of serum ferritin levels in predicting the outcome in GDM pregnancies[J]. International Journal of Clinical Obstetrics and Gynaecology,2021,5(2):17–20.

[269] REDDY M A, ZHANG E L, NATARAJAN R. Epigenetic mechanisms in diabetic complications and metabolic memory[J]. Diabetologia,2015,58(3):443–455.

[270] REDDY S K, BALLAL A R, SHAILAJA S, et al. Small extracellular vesicle–loaded bevacizumab reduces the frequency of intravitreal injection required for diabetic retinopathy [J]. Theranostics,2023,13(7):2241–2255.

[271] RETNAKARAN R, SHAH B R. Impact of twin gestation and fetal sex on maternal risk of diabetes during and after pregnancy[J]. Diabetes Care,2016,39(8):e110-e111.

[272] REZZOLA S, LODA A, CORSINI M, et al. Angiogenesis-inflammation cross talk in diabetic retinopathy: Novel insights from the chick embryo chorioallantoic membrane/human vitreous platform[J]. Frontiers in Immunology,2020,11:581288.

[273] ROBLES-RIVERA R R, CASTELLANOS-GONZÁLEZ J A, OLVERA-MONTAÑO C, et al. Adjuvant therapies in diabetic retinopathy as an early approach to delay its progression: The importance of oxidative stress and inflammation[J]. Oxidative Medicine and Cellular Longevity,2020,2020:3096470.

[274] RODRÍGUEZ J E, CAMPBELL K M. Racial and ethnic disparities in prevalence and care of patients with type 2 diabetes[J]. Clinical Diabetes: a Publication of the American Diabetes Association,2017,35(1):66-70.

[275] ROGELIO PNA, SANTIAGO DE. Prevalence and incidence of diabetic retinopathy in women with gestational diabetes and overt diabetes first diagnosed in pregnancy[J]. Acta Medica Philippina,2021,56(17):26-33.

[276] ROLEV K D, SHU X S, YING Y. Targeted pharmacotherapy against neurodegeneration and neuroinflammation in early diabetic retinopathy[J]. Neuropharmacology,2021,187:108498.

[277] ROMERO-AROCA P, VERGES R, PASCUAL-FONTANILLES J, et al. Effect of lipids on diabetic retinopathy in a large cohort of diabetic patients after 10 years of follow-up[J]. Journal of Clinical Medicine,2023,12(20):6674.

[278] ROSENTHAL J M, JOHNSON M W. Management of retinal diseases in pregnant patients[J]. Journal of Ophthalmic & Vision Research,2018,13(1):62-65.

[279] ROSS E L, HUTTON D W, STEIN J D, et al. Cost-effectiveness of aflibercept, bevacizumab, and ranibizumab for diabetic macular edema treatment: Analysis from the diabetic retinopathy clinical research network comparative effectiveness trial[J]. JAMA Ophthalmology,2016,134(8):888-896.

[280] ROSSINO M G, CASINI G. Nutraceuticals for the treatment of diabetic retinopathy[J]. Nutrients,2019,11(4):771.

[281] RUSSELL W R, BAKA A, BJ&#XF; RCK I, et al. Impact of diet composition on blood glucose regulation[J]. Critical Reviews in Food Science and Nutrition,2016,56(4):541-590.

[282] KAJAL SEEMA S, JAYALEKSHMI T, MANASA S, et al. Effect of glycemic control on

diabetic retinopathy and diabetic macular edema: A prospective observational study[J]. International Journal of Advances in Medicine,2021,8(2):177.

[283]SABANAYAGAM C,BANU R,CHEE M L,et al. Incidence and progression of diabetic retinopathy: A systematic review[J]. The Lancet. Diabetes & Endocrinology,2019,7 (2):140-149.

[284]SABANAYAGAM C,YIP W,TING D S,et al. Ten emerging trends in the epidemiology of diabetic retinopathy[J]. Ophthalmic Epidemiology,2016,23(4):209-222.

[285]SADIKIN I S,LESTARI Y D,VICTOR A A. The role of cadre in the community on diabetic retinopathy management and its challenges in low-middle income countries: A scoping review[J]. BMC Public Health,2024,24(1):177.

[286]SADIQ M A,HALIM M S,HASSAN M,et al. Pharmacological agents in development for diabetic macular edema[J]. International Journal of Retina and Vitreous,2020,6:29.

[287] SAFAAN N, AHMED N, KOTTB A, et al. Effect of an educational intervention on knowledge and awareness of patients with diabetic retinopathy [J]. Menoufia Nursing Journal,2023,8(2):181-195.

[288]SAHLSTEN J,JASKARI J,KIVINEN J,et al. Deep learning fundus image analysis for diabetic retinopathy and macular edema grading [J]. Scientific Reports, 2019, 9 (1):10750.

[289] SAINT-PIERRE C, PRIETO F, HERSKOVIC V, et al. Team collaboration networks and multidisciplinarity in diabetes care: Implications for patient outcomes[J]. IEEE Journal of Biomedical and Health Informatics,2020,24(1):319-329.

[290] SAKAMOTO R, YAMAKAWA T, TAKAHASHI K, et al. Association of usual sleep quality and glycemic control in type 2 diabetes in Japanese: A cross sectional study. Sleep and Food Registry in Kanagawa (SOREKA) [J]. PLoS One, 2018, 13 (1):e0191771.

[291]SALA-VILA A,DÍAZ-LÓPEZ A,VALLS-PEDRET C,et al. Dietary marine ω-3 fatty acids and incident sight-threatening retinopathy in middle-aged and older individuals with type 2 diabetes: Prospective investigation from the PREDIMED trial[J]. JAMA Ophthalmology,2016,134(10):1142-1149.

[292] SALONGCAY R P, SILVA P S. The role of teleophthalmology in the management of diabetic retinopathy[J]. Asia-Pacific Journal of Ophthalmology,2018,7(1):17-21.

[293]SANTOS D C,DE MELO L G N,PIZARRO M H,et al. Genomic ancestry as a risk factor for diabetic retinopathy in patients with type 1 diabetes from an admixed population: A

nested case-control study in Brazil[J]. Acta Diabetologica,2020,57(8):937-945.

[294] SATTAR AN, TUFAILI HA. Risk factors for diabetic retinopathy in type 2 diabetes mellitus[J]. Journal of Health,Medicine and Nursing,2020,70:58-63.

[295] SCHROEDER P H, MANDLA R, FLOREZ J C, et al. 186-OR: Genetic variants that lower hemoglobin A1c independently of glycemia are associated with higher diabetic retinopathy risk in diverse ancestries[J]. Diabetes,2023,72(Supplement_1):186-OR.

[296] SEETHARAM K, KAGIYAMA N, SENGUPTA P P. Application of mobile health, telemedicine and artificial intelligence to echocardiography[J]. Echo Research and Practice,2019,6(2):R41-R52.

[297] SHARMA A, BANAIT S. Anti-VEGF therapy in ophthalmology[J]. Journal of Pharmaceutical Research International,2021:91-97.

[298] SHARMA A,VALLE M L,BEVERIDGE C,et al. Unraveling the role of genetics in the pathogenesis of diabetic retinopathy[J]. Eye,2019,33(4):534-541.

[299] SHARMA P, SINGH A, K MAHOPATRA T, et al. Physical physiological and biochemical changes during pregnancy[J]. Santosh University Journal of Health Sciences,2020,4(2):58-62.

[300] SHEEMAR A, SONI D, TAKKAR B, et al. Inflammatory mediators in diabetic retinopathy:Deriving clinicopathological correlations for potential targeted therapy[J]. Indian Journal of Ophthalmology,2021,69(11):3035-3049.

[301] SHI R, ZHAO L, WANG F, et al. Effects of lipid-lowering agents on diabetic retinopathy:A Meta-analysis and systematic review[J]. International Journal of Ophthalmology,2018,11(2):287-295.

[302] SIENKIEWICZ-SZŁAPKA E,FIEDOROWICZ E,KRÓL-GRZYMAŁA A,et al. The role of genetic polymorphisms in diabetic retinopathy:Narrative review[J]. International Journal of Molecular Sciences,2023,24(21):15865.

[303] SILVA M,PENG T M,ZHAO X,et al. Recent trends in drug-delivery systems for the treatment of diabetic retinopathy and associated fibrosis[J]. Advanced Drug Delivery Reviews,2021,173:439-460.

[304] ŠIMJÁK P,CINKAJZLOVÁ A,ANDERLOVÁ K,et al. The role of obesity and adipose tissue dysfunction in gestational diabetes mellitus[J]. The Journal of Endocrinology,2018,238(2):R63-R77.

[305] SIMÓ R,HERNÁNDEZ C. Novel approaches for treating diabetic retinopathy based on recent pathogenic evidence[J]. Progress in Retinal and Eye Research, 2015, 48:

160-180.

[306]SIMÓ R,HERNÁNDEZ C. New insights into treating early and advanced stage diabetic retinopathy[J]. International Journal of Molecular Sciences,2022,23(15):8513.

[307]SIMÓ-SERVAT O, HERNÁNDEZ C, SIMÓ R. Diabetic retinopathy in the context of patients with diabetes[J]. Ophthalmic Research,2019,62(4):211-217.

[308]SINGH R P, ELMAN M J, SINGH S K, et al. Advances in the treatment of diabetic retinopathy[J]. Journal of Diabetes and Its Complications,2019,33(12):107417.

[309] SIVAPRASAD S, RAMAN R, RAJALAKSHMI R, et al. Protocol on a multicentre statistical and economic modelling study of risk-based stratified and personalised screening for diabetes and its complications in India (SMART India)[J]. BMJ Open, 2020,10(12):e039657.

[310] SIVAPRASAD S, SEN S, CUNHA-VAZ J. Perspectives of diabetic retinopathy - challenges and opportunities[J]. Eye,2023,37(11):2183-2191.

[311] SJØBERG K A, FRØSIG C, KJØBSTED R, et al. Exercise increases human skeletal muscle insulin sensitivity via coordinated increases in microvascular perfusion and molecular signaling[J]. Diabetes,2017,66(6):1501-1510.

[312]SKOL A D,JUNG S C,SOKOVIC A M,et al. Integration of genomics and transcriptomics predicts diabetic retinopathy susceptibility genes[J]. eLife,2020,9:e59980.

[313] Song L, Li Z, editors. Application of digital imaging of telemedicine on diabetic retinopathy screening2019.

[314]SONG P G,YU J Y,CHAN K Y,et al. Prevalence,risk factors and burden of diabetic retinopathy in China:A systematic review and meta-analysis[J]. Journal of Global Health,2018,8(1):010803.

[315] SOSALE B, ARAVIND S R, MURTHY H, et al. Simple, Mobile-based Artificial Intelligence Algorithm in the detection of Diabetic Retinopathy (SMART) study[J]. BMJ Open Diabetes Research & Care,2020,8(1):e000892.

[316]STEBBINS K,KIELTYKA S,CHAUM E. Follow-up compliance for patients diagnosed with diabetic retinopathy after teleretinal imaging in primary care[J]. Telemedicine Journal and e-Health,2021,27(3):303-307.

[317]STITT A W,CURTIS T M,CHEN M,et al. The progress in understanding and treatment of diabetic retinopathy[J]. Progress in Retinal and Eye Research,2016,51:156-186.

[318]STOLTE S,FANG R G. A survey on medical image analysis in diabetic retinopathy[J]. Medical Image Analysis,2020,64:101742.

[319] STRAIN W D, COS X, PRÜNTE C. Considerations for management of patients with diabetic macular edema: Optimizing treatment outcomes and minimizing safety concerns through interdisciplinary collaboration[J]. Diabetes Research and Clinical Practice, 2017,126:1-9.

[320] SUI R. Understanding of progress and challenges in elucidating the susceptibility genes of diabetic retinopathy: Improving research quality of susceptibility genes of diabetic retinopathy[J]. Chinese Journal of Ocular Fundus Diseases, 2016,32:122-125.

[321] SUN C L, SUN L, XI S G, et al. Mobile phone-based telemedicine practice in older Chinese patients with type 2 diabetes mellitus: Randomized controlled trial[J]. JMIR MHealth and UHealth, 2019,7(1):e10664.

[322] SUN Q M, JING Y L, ZHANG B J, et al. The risk factors for diabetic retinopathy in a Chinese population: A cross-sectional study[J]. Journal of Diabetes Research, 2021, 2021:5340453.

[323] SUN W J, AN X D, ZHANG Y H, et al. The ideal treatment timing for diabetic retinopathy: The molecular pathological mechanisms underlying early-stage diabetic retinopathy are a matter of concern[J]. Frontiers in Endocrinology, 2023,14:1270145.

[324] SUN X, ZHANG Z D, NING H, et al. Sitagliptin down-regulates retinol-binding protein 4 and reduces insulin resistance in gestational diabetes mellitus: A randomized and double-blind trial[J]. Metabolic Brain Disease, 2017,32(3):773-778.

[325] SUNDHARAMURTHY G, KALIAPPAN V K. Cloud-based onboard prediction and diagnosis of diabetic retinopathy[J]. Concurrency and Computation: Practice and Experience, 2021,33(24):33.

[326] SUPURAN C T. Agents for the prevention and treatment of age-related macular degeneration and macular edema: A literature and patent review[J]. Expert Opinion on Therapeutic Patents, 2019,29(10):761-767.

[327] SZYMANSKA M, MAHMOOD D, YAP T E, et al. Recent advancements in the medical treatment of diabetic retinal disease[J]. International Journal of Molecular Sciences, 2021,22(17):9441.

[328] TAN T E, WONG T Y. Diabetic retinopathy: Looking forward to 2030[J]. Frontiers in Endocrinology, 2022,13:1077669.

[329] TANG L, XU G T, ZHANG J F. Inflammation in diabetic retinopathy: Possible roles in pathogenesis and potential implications for therapy[J]. Neural Regeneration Research, 2023,18(5):976-982.

［330］TATENDA LEWIS M，MENA W N，SALISSOU M T M. Diabetes retinopathy prevalence and risk factors among diabetic patients seen at highland eye clinic mutare Zimbabwe：A retrospective study［J］. International Journal of Integrated Health Sciences，2022，10（2）：51-58.

［331］TEO Z L，THAM Y C，YU M，et al. Global prevalence of diabetic retinopathy and projection of burden through 2045：Systematic review and meta-analysis［J］. Ophthalmology，2021，128（11）：1580-1591.

［332］THOMAS C G，CHANNA R，PRICHETT L，et al. Racial/ethnic disparities and barriers to diabetic retinopathy screening in youths［J］. JAMA Ophthalmology，2021，139（7）：791-795.

［333］THOMAS R L，HALIM S，GURUDAS S，et al. IDF Diabetes Atlas：A review of studies utilising retinal photography on the global prevalence of diabetes related retinopathy between 2015 and 2018［J］. Diabetes Research and Clinical Practice，2019，157：107840.

［334］THOMAS R L，NG S M. Risks and prevalence of diabetic retinopathy in children and young people with type 1 diabetes mellitus［J］. Journal of Diabetes and Clinical Research，2020，2（3）：68-74.

［335］TIKKANEN-DOLENC H，WADÉN J，FORSBLOM C，et al. Frequent physical activity is associated with reduced risk of severe diabetic retinopathy in type 1 diabetes［J］. Acta Diabetologica，2020，57（5）：527-534.

［336］TING D S W，CHEUNG G C M，WONG T Y. Diabetic retinopathy：Global prevalence，major risk factors，screening practices and public health challenges：A review［J］. Clinical & Experimental Ophthalmology，2016，44（4）：260-277.

［337］TING D S W，CHEUNG C Y，LIM G，et al. Development and validation of a deep learning system for diabetic retinopathy and related eye diseases using retinal images from multiethnic populations with diabetes［J］. JAMA，2017，318（22）：2211-2223.

［338］TING D S W，LAMOUREUX E，WONG T Y. Innovative approaches in delivery of eye care：Diabetic retinopathy［M］//KHANNA R，RAO G，MARMAMULA S. Innovative Approaches in the Delivery of Primary and Secondary Eye Care. Cham：Springer，2019：127-145.

［339］TING D S W，PASQUALE L R，PENG L，et al. Artificial intelligence and deep learning in ophthalmology［J］. The British Journal of Ophthalmology，2019，103（2）：167-175.

［340］TIWARI M，CHANDER A，SINGH V K. Association of serum lipids and random plasma glucose levels with severity of diabetic retinopathy[J]. Indian Journal of Clinical and Experimental Ophthalmology,2023,9(2):155-160.

[341] TOMITA Y, LEE D, TSUBOTA K, et al. PPARα agonist oral therapy in diabetic retinopathy[J]. Biomedicines,2020,8(10):433.

[342] TRAN K, PAKZAD-VAEZI K. Multimodal imaging of diabetic retinopathy[J]. Current Opinion in Ophthalmology,2018,29(6):566-575.

[343] TSUJIMOTO T, KAJIO H. Four-year screening interval and vision-threatening retinopathy in type 2 diabetes patients with good glycemic control[J]. Mayo Clinic Proceedings,2021,96(2):322-331.

[344] TU Y Y, SONG E, WANG Z Z, et al. Melatonin attenuates oxidative stress and inflammation of Müller cells in diabetic retinopathy via activating the Sirt1 pathway[J]. Biomedicine & Pharmacotherapy,2021,137:111274.

[345] ULUDAG G, HASSAN M, MATSUMIYA W, et al. Efficacy and safety of intravitreal anti-VEGF therapy in diabetic retinopathy:What we have learned and what should we learn further? [J]. Expert Opinion on Biological Therapy,2022,22(10):1275-1291.

[346] UPADHYAY R, ROBAY A, FAKHRO K, et al. Role of SLMAP genetic variants in susceptibility of diabetes and diabetic retinopathy in Qatari population [J]. Journal of Translational Medicine,2015,13:61.

[347] VAGHEFI E, YANG S, XIE L, et al. THEIA™ development, and testing of artificial intelligence-based primary triage of diabetic retinopathy screening images in New Zealand [J]. Diabetic Medicine:a Journal of the British Diabetic Association, 2021, 38 (4):e14386.

[348] VAN DIJK J W, VAN LOON L J. Exercise strategies to optimize glycemic control in type 2 diabetes:A continuing glucose monitoring perspective [J]. Diabetes Spectrum:a Publication of the American Diabetes Association,2015,28(1):24-31.

[349] VEDARETHINAM V, HUANG L, ZHANG M C, et al. Vanadium core-shell nanorods inspect metabolic changes of diabetic retinopathy[J]. Advanced Functional Materials, 2020,30(35):2002791.

[350] VEERAPPAN PASRICHA M, SO J, MYUNG D, et al. Nonmydriatic photographic screening for diabetic retinopathy in pregnant patients with pre-existing diabetes in a safety net population:1 year results from the diabetic retinopathy in pregnant patients study[J]. Women's Health Reports,2020,1(1):436-443.

[351] Venkataswamy, Narsaiah C, Patruni M, editors. Study to ascertain the relation of lipid

profile among diabetic retinopathy patients attending ophthalmology unit,RVM hospital, Siddipet,Telangana state2020.

[352]VIJAY N. Evaluation of serum magnesium level in pregnant women with and without gestational diabetes mellitus[J]. International Journal of Biochemistry and Biophysics, 2018,6(2):33-36.

[353]VINDEIRINHO J,SANTIAGO A R,CAVADAS C,et al. The adenosinergic system in diabetic retinopathy[J]. Journal of Diabetes Research,2016,2016:4270301.

[354]VISHVA N,VASANTH A,VISHNUPRIYA M,et al. Diabetes-induced retinopathy:An updated review on risk factors,diagnosis,and management strategies[J]. World Journal of Biology Pharmacy and Health Sciences,2023,15(1):217-220.

[355]VISWANATHAN V. Preventing microvascular complications in type 1 diabetes mellitus [J]. Indian Journal of Endocrinology and Metabolism,2015,19(Suppl 1):S36-S38.

[356]VUJOSEVIC S,ALDINGTON S J,SILVA P,et al. Screening for diabetic retinopathy: New perspectives and challenges[J]. The Lancet. Diabetes & Endocrinology,2020,8(4):337-347.

[357]WALLACE D,PERRY J,YU J,et al. Assessing the need for mobile health (mHealth) in monitoring the diabetic lower extremity[J]. JMIR MHealth and UHealth,2019,7(4):e11879.

[358]WAN T T,LI X F,SUN Y M,et al. Recent advances in understanding the biochemical and molecular mechanism of diabetic retinopathy[J]. Biomedecine & Pharmacotherapie, 2015,74:145-147.

[359]WANG J H,LING D,TU L L,et al. Gene therapy for diabetic retinopathy:Are we ready to make the leap from bench to bedside? [J]. Pharmacology & Therapeutics,2017, 173:1-18.

[360]WANG J H,ROBERTS G E,LIU G S. Updates on gene therapy for diabetic retinopathy [J]. Current Diabetes Reports,2020,20(7):22.

[361]WANG J R,CHEN Z L,YANG K,et al. Association between neutrophil-to-lymphocyte ratio,platelet-to-lymphocyte ratio,and diabetic retinopathy among diabetic patients without a related family history[J]. Diabetology & Metabolic Syndrome,2020,12:55.

[362]WANG W,LO A C Y. Diabetic retinopathy:Pathophysiology and treatments[J]. International Journal of Molecular Sciences,2018,19(6):1816.

[363]WAT N,WONG R L,WONG I Y. Associations between diabetic retinopathy and systemic risk factors[J]. Medical Journal = Xianggang Yi Xue Za Zhi,2016,22(6):

589-599.

[364] WAY K L,HACKETT D A,BAKER M K,et al. The effect of regular exercise on insulin sensitivity in type 2 diabetes mellitus:A systematic review and meta-analysis[J]. Diabetes & Metabolism Journal,2016,40(4):253-271.

[365] WHITE N H,PAN Q,KNOWLER W C,et al. Risk factors for the development of retinopathy in prediabetes and type 2 diabetes:The diabetes prevention program experience[J]. Diabetes Care,2022,45(11):2653-2661.

[366] WHITEHEAD M,WICKREMASINGHE S,OSBORNE A,et al. Diabetic retinopathy:A complex pathophysiology requiring novel therapeutic strategies[J]. Expert Opinion on Biological Therapy,2018,18(12):1257-1270.

[367] WHITEHEAD M,WICKREMASINGHE S,OSBORNE A,et al. Diabetic retinopathy:A complex pathophysiology requiring novel therapeutic strategies[J]. Expert Opinion on Biological Therapy,2018,18(12):1257-1270.

[368] WIDYAPUTRI F,LIM L L. Diabetic retinopathy in pregnancy:A growing problem[J]. Clinical & Experimental Ophthalmology,2023,51(3):192-194.

[369] WIDYAPUTRI F,ROGERS S L,KANDASAMY R,et al. Global estimates of diabetic retinopathy prevalence and progression in pregnant women with preexisting diabetes:A systematic review and meta-analysis[J]. JAMA Ophthalmology,2022,140(5):486-494.

[370] WIDYAPUTRI F,ROGERS S L,KHONG E W C,et al. Prevalence of diabetic retinopathy in women with pregestational diabetes during pregnancy and the postpartum[J]. Clinical & Experimental Ophthalmology,2022,50(7):757-767.

[371] WIJAYA A R,SURUDARMA I W,WIHANDANI D M,et al. Polymorphisms of vascular endothelial growth factor-2578C/a rs699947 are risk factors for diabetic retinopathy in type-2 diabetes mellitus patients in Bali,Indonesia[J]. BioMedicine,2021,11(2):11-17.

[372] Wong TY,Cheung CM,Larsen M,et al. Diabetic retinopathy[J]. Nat Rev Dis Primers. 2016,2:16012.

[373] WONG T Y,SABANAYAGAM C. The war on diabetic retinopathy:Where are we now? [J]. Asia-Pacific Journal of Ophthalmology,2019,8(6):448-456.

[374] WONG T Y,SABANAYAGAM C. Strategies to tackle the global burden of diabetic retinopathy:From epidemiology to artificial intelligence[J]. Ophthalmologica. Journal International D'ophtalmologie. International Journal of Ophthalmology. Zeitschrift Fur

Augenheilkunde,2020,243(1):9-20.

[375]WRIGHT P H,KHALID H,KEANE P A. The utility of wide-field optical coherence tomography angiography in diagnosis and monitoring of proliferative diabetic retinopathy in pregnancy[J]. American Journal of Ophthalmology Case Reports,2022,25:101280.

[376]Wykoff CC. Management of Diabetes-Related Retinopathy. Prevention and Management of Diabetes-Related Eye Disease:American Diabetes Association;2019. p.11-16.

[377]XIAO A,ZHONG H F,XIONG L,et al. Sequential and dynamic variations of IL-6, CD18,ICAM,TNF-α ,and microstructure in the early stage of diabetic retinopathy[J]. Disease Markers,2022,2022:1946104.

[378]XIE J,JIANG Z X,ZHANG L,et al. Analysis of genetic susceptibility to proliferative diabetic retinopathy in Han patients with type 2 diabetes from Southern China by whole exome sequencing and SnaPshot[J]. Chinese Journal of Experimental Ophthalmology, 2018,36:774-779.

[379]XU X Y,YANG W,DENG Y,et al. Association of socioeconomic status with glycated haemoglobin level and risk factors for diabetic retinopathy:A cross-sectional study in Sichuan,Western China[J]. BMJ Open,2023,13(2):e067475.

[380]YANG J,LIU Z S. Mechanistic pathogenesis of endothelial dysfunction in diabetic nephropathy and retinopathy[J]. Frontiers in Endocrinology,2022,13:816400.

[381]YANG L,WU Q H,HAO Y H,et al. Self-management behavior among patients with diabetic retinopathy in the community:A structural equation model[J]. Quality of Life Research:an International Journal of Quality of Life Aspects of Treatment,Care and Rehabilitation,2017,26(2):359-366.

[382]YANG Y,LIU Y,LI Y P,et al. MicroRNA-15b targets VEGF and inhibits angiogenesis in proliferative diabetic retinopathy [J]. The Journal of Clinical Endocrinology and Metabolism,2020,105(11):3404-3415.

[383]YARIBEYGI H,ATKIN S L,SIMENTAL-MENDÍA L E,et al. Molecular mechanisms by which aerobic exercise induces insulin sensitivity[J]. Journal of Cellular Physiology, 2019,234(8):12385-12392.

[384]YE C J,NIU J Y,ZHAO Z Y,et al. Genetic susceptibility,family history of diabetes and healthy lifestyle factors in relation to diabetes:A gene-environment interaction analysis in Chinese adults[J]. Journal of Diabetes Investigation,2021,12(11):2089-2098.

[385]YUN S H,ADELMAN R A. Recent developments in laser treatment of diabetic retinopathy[J]. Middle East African Journal of Ophthalmology,2015,22(2):157-163.

[386] ZENTENO J C, CHACÓN – CAMACHO O F, ORDOÑEZ – LABASTIDA V, et al. Identification of genetic variants for diabetic retinopathy risk applying exome sequencing in extreme phenotypes[J]. BioMed Research International,2024,2024:2052766.

[387] ZHAN H Q, ZHOU J L, ZHANG J, et al. Conbercept combined with laser photocoagulation in the treatment of diabetic macular edema and its influence on intraocular cytokines[J]. World Journal of Diabetes,2023,14(8):1271–1279.

[388] ZHANG J L, WANG Y T, LI L, et al. Diabetic retinopathy may predict the renal outcomes of patients with diabetic nephropathy [J]. Renal Failure, 2018, 40 (1): 243–251.

[389] ZHANG X D. Multidisciplinary approach in the management of diabetic retinopathy[J]. Chinese Journal of Ocular Fundus Diseases,2017,33:224–229.

[390] ZHAO Y M,LI Y Y,ZHUANG Z H,et al. Associations of polysocial risk score,lifestyle and genetic factors with incident type 2 diabetes:A prospective cohort study[J]. Diabetologia,2022,65(12):2056–2065.

[391] ZHAO Y,SINGH R P. The role of anti–vascular endothelial growth factor (anti–VEGF) in the management of proliferative diabetic retinopathy[J]. Drugs in Context,2018, 7:212532.

[392] ZHOU T, DU S, SUN D, et al. Prevalence and trends in gestational diabetes mellitus among women in the United States,2006–2017:A population–based study[J]. Frontiers in Endocrinology,2022,13:868094.

[393] ZHOU X Q, YU G X, YAO L. Efficacy of laser photocoagulation plus ranibizumab in patients with diabetic retinopathy and their effect on VEGF[J]. American Journal of Translational Research,2023,15(1):193–201.

[394] ZHU W,MENG Y F,WU Y,et al. Association of alcohol intake with risk of diabetic retinopathy:A meta–analysis of observational studies[J]. Scientific Reports,2017,7(1):4.

[395] ZHU Y Y, SIDELL M A, ARTERBURN D, et al. Racial/ethnic disparities in the prevalence of diabetes and prediabetes by BMI:Patient outcomes research to advance learning (PORTAL) multisite cohort of adults in the U. S[J]. Diabetes Care,2019,42 (12):2211–2219.

[396] ZIMMER–GALLER I E,KIMURA A E,GUPTA S. Diabetic retinopathy screening and the use of telemedicine[J]. Current Opinion in Ophthalmology,2015,26(3):167–172.